# 新编 临床护理学

XINBIAN LINCHUANG HULIXUE

黄 方 ◎ 主编

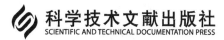

科学技术文献出版社
SCIENTIFIC AND TECHNICAL DOCUMENTATION PRESS

·北京·

**图书在版编目（CIP）数据**

新编临床护理学 / 黄方主编. —北京：科学技术文献出版社，2021.7（2022.7重印）
ISBN 978-7-5189-7776-5

Ⅰ.①新… Ⅱ.①黄… Ⅲ.①护理学 Ⅳ.① R47

中国版本图书馆 CIP 数据核字（2021）第 059898 号

## 新编临床护理学

| 策划编辑：张　波 | 责任编辑：彭　玉　张　波 | 责任校对：张吲哚 | 责任出版：张志平 |

出　版　者　科学技术文献出版社
地　　　址　北京市复兴路15号　邮编 100038
编　务　部　（010）58882938，58882087（传真）
发　行　部　（010）58882868，58882870（传真）
邮　购　部　（010）58882873
官　方　网　址　www.stdp.com.cn
发　行　者　科学技术文献出版社发行　　全国各地新华书店经销
印　刷　者　北京虎彩文化传播有限公司
版　　　次　2021 年 7 月第 1 版　2022 年 7 月第 2 次印刷
开　　　本　787×1092　　1/16
字　　　数　288千
印　　　张　14.5
书　　　号　ISBN 978-7-5189-7776-5
定　　　价　58.00元

# 主编简介

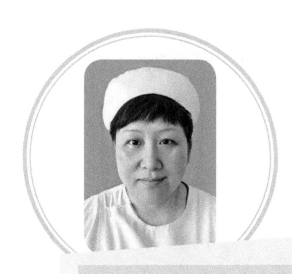

### 黄 方

青岛第八人民医院神经内科护师

从事护理工作 20 余年，有丰富的临床工作经验，主编、副主编著作各 1 部，申请实用新型专利 3 件。

# 前　言

　　随着社会经济的发展和人们生活水平的提高，大家对健康和医疗服务质量提出了更新、更高的要求。医疗体制改革和卫生事业的发展，给医疗护理工作带来了新的机遇和挑战。面对新形势、新任务，如何加强管理、改进服务、提高医疗护理质量，已成为医院的重大研究课题。护理工作是医疗服务的重要组成部分，是医疗质量最基本的保证，必须贯彻以患者为中心的整体护理理念，建立科学的管理制度，应用科学的管理方法，形成科学的护理工作流程，制定科学的评价考核体系，以改进和完善护理管理，使广大患者能够得到更优质的护理服务。

　　本书紧密结合目前国家卫生健康委员会组织开展的责任制整体护理的要求，即责任护士按护理程序对患者进行全面、系统和连续的整体护理。全书主要涉及内科常见病的基本护理，尤其以神经内科护理为主，在疾病护理中详细介绍病因、发病机制、护理评估、护理诊断、护理措施及护理评价，为从事护理工作的人员打下了扎实的基础。

# 目　录

# 第一章　脑血管疾病的护理

## 第一节　概述

脑血管疾病是指导致脑功能障碍的一类疾病的总称，主要包括血管腔闭塞或狭窄、血管破裂、血管畸形、血管壁损伤或通透性发生改变等引发的局限性或弥漫性脑功能障碍，但不包括血流动力学异常等因素导致的全脑缺血或缺氧所引发的弥漫性脑功能障碍，如心搏骤停引起的全脑缺血。脑卒中为脑血管疾病的主要临床类型，包括缺血性脑卒中和出血性脑卒中，以突然发病、迅速出现局限性或弥散性脑功能缺损为共同临床特征，是一组器质性脑损伤导致的脑血管疾病。不同类型的脑血管疾病表现都有一定的相似性，不过多数患者在前期没有任何征兆，通常会突然发病。

### 一、脑血管疾病的分类

脑血管疾病的分类是临床进行疾病诊断、治疗和预防的标准，根据不同的角度提出不同的分类方法：按病程发展可分为短暂性脑缺血发作、进展性脑卒中和完全性脑卒中；按脑的病理改变可分为缺血性脑卒中和出血性脑卒中，前者包括脑血栓形成、脑栓塞和腔隙性脑梗死，后者包括脑出血和蛛网膜下腔出血。1995年全国第四届脑血管病学术会议，将我国脑血管疾病进行如下分类。

（1）短暂性脑缺血发作：①颈动脉系统；②椎－基底动脉系统。

（2）脑卒中

1）蛛网膜下腔出血：①动脉瘤破裂引起：先天性动脉瘤、动脉硬化性动脉瘤及感染性动脉瘤；②血管畸形；③颅内异常血管网症；④其他；⑤原因未明。

2）脑出血：①高血压脑出血；②继发于梗死的出血；③肿瘤性出血；④血液病引

起；⑤淀粉样脑血管病；⑥动脉炎引起；⑦药物引起；⑧脑血管畸形或动脉瘤引起；⑨其他；⑩原因未明。

3）脑梗死：①动脉粥样硬化性血栓性脑梗死；②脑栓塞：心源性、动脉源性及其他；③腔隙性梗死；④出血性梗死；⑤无症状性梗死；⑥其他；⑦原因未明。

（3）椎 – 基底动脉供血不足。

（4）脑血管性痴呆。

（5）高血压脑病。

（6）颅内动脉瘤：①先天性动脉瘤；②动脉硬化性动脉瘤；③感染性动脉瘤；④外伤性假动脉瘤；⑤其他。

（7）颅内血管畸形：①脑动静脉畸形；②海绵状血管瘤；③静脉性血管畸形；④Galen 静脉瘤；⑤颈内动脉海绵窦瘘；⑥毛细血管扩张症；⑦毛细血管瘤；⑧脑 – 面血管瘤病；⑨颅内 – 颅外血管交通性动静脉畸形；⑩其他。

（8）脑动脉炎：①感染性动脉炎；②大动脉炎（主动脉弓综合征）；③系统性红斑狼疮；④结节性多动脉炎；⑤颞动脉炎；⑥闭塞性血栓性脉管炎；⑦其他。

（9）其他动脉疾病：①脑动脉盗血综合征；②颅内异常血管网症；③动脉肌纤维发育不良；④淀粉样血管病；⑤动脉壁夹层病变；⑥其他。

（10）颅内静脉病、静脉窦及脑部静脉血栓形成：①海绵窦血栓形成；②上矢状窦血栓形成；③直窦血栓形成；④横窦血栓形成；⑤其他。

（11）颅外段静脉疾病：①颈动脉、椎动脉狭窄或闭塞；②颈动脉扭曲；③颈动脉、椎动脉瘤；④其他。

# 二、大脑的解剖

## 1. 大脑

大脑是脑组织构成的最大部分，其表面集中了脑部约 90% 的神经细胞，2 个大脑半球由胼胝体相连，每个半球分别掌管对侧身体，当损伤了一侧半球会出现对侧身体的功能异常。每侧大脑半球被脑裂和沟分为：额叶、顶叶、枕叶和颞叶。

（1）额叶：位于大脑最前方，即中央沟前方、外侧裂之上，控制人体的随意运动、语言和精神活动。

（2）顶叶：位于大脑半球最上方，即中央沟之后，顶枕线之前和外侧裂延长线的上方，主要掌管人体的精细感觉。

（3）枕叶：位于大脑半球后部即顶枕裂和枕前切迹连线的后方，是人体的视觉中枢。

（4）颞叶：位于大脑半球的外侧，即大脑外侧裂下方，顶枕线前方，是人体嗅觉、味觉、记忆力等的中枢。

### 2.小脑

小脑位于枕叶后下方，也分为左右 2 个半球，其作用是保持身体平衡、调节肌肉张力和协调动作的准确执行。

### 3.间脑

间脑位于大脑半球之间，连接脑干和大脑半球，是人体的自主神经中枢，管理人体的基本生命活动。

### 4.脑干

脑干包括中脑、脑桥和延髓，是中枢神经与周围神经相连的唯一通道，同时也是呼吸、循环等生命中枢的所在部位。

### 5.内囊

内囊也位于大脑半球深部，位于间脑的两侧，是大脑皮质信息进出的交通要道。

## 三、大脑的血液供应

正常成年人大脑的重量约为 1500 g，占体重的 2% ~ 3%。大脑有丰富的血供和较完善的血液代偿系统，耗氧量约占人体的 1/6，血流量占人体的 1/5，对缺血、缺氧极为敏感（图 1-1-1）。

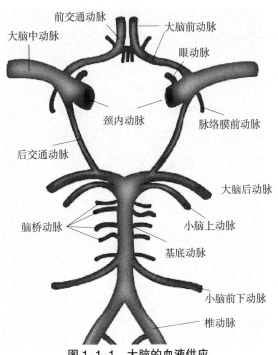

**图 1-1-1 大脑的血液供应**

## 1. 大脑的动脉系统

大脑的动脉系统包括颈内动脉系统和椎－基底动脉系统，为大脑提供血液（表1-1-1）。

表1-1-1　大脑的动脉系统

| 分类 | 穿行路径 | 涉及动脉 | 主要分支 | 血液供应部位 |
|---|---|---|---|---|
| 颈内动脉系统（前循环） | 起自颈动脉，沿咽侧壁上升到颅底，穿行颈动脉管道海绵窦，进入蛛网膜下腔 | 眼动脉 | | 眼部和大脑半球前3/5 |
| | | 脉络前动脉 | 纹状体、海马、外侧膝状体、大脑脚、灰结节等 | |
| | | 后交通动脉 | 与椎－基底动脉系统连接组成脑底动脉环（Willis环） | |
| | | 大脑前动脉 | 皮质支：大脑半球内侧面的前3/4和额顶叶背侧面上1/4部的皮质及质下白质；深穿支：内囊前肢和部分膝部、尾状核及豆状核前部等 | |
| | | 大脑中动脉 | | 大脑半球背外侧2/3 |
| 椎－基底动脉系统（后循环） | 起自锁骨下动脉 | 椎动脉 | 分支有脊髓后动脉、脊髓前动脉、延髓动脉和小脑后下动脉 | 大脑半球后2/5，包括脑干、小脑、大脑半球后部及部分间脑 |

大脑前动脉是颈内动脉的终支，大脑中动脉是颈内动脉的直接延续，大脑后动脉是基底动脉的终末支。

脑动脉血管壁较薄，其中膜和外膜均薄于相同管径的颅外血管。颈内动脉与椎－基底动脉通过几组吻合支形成了丰富的侧支循环，以脑底动脉环（Willis环）最为重要，其组成动脉有：双侧大脑的前动脉、颈内动脉、大脑后动脉、前交通动脉及后交通动脉，具有脑血流调节和代偿作用，但脑深穿支动脉因为吻合支较少，因此，血液的调节和代偿作用较差。

## 2. 大脑的静脉系统

大脑的静脉系统由大脑静脉和静脉窦组成，包括大脑浅静脉和大脑深静脉。

# 四、脑血管疾病的危险因素

## 1. 不可干预的危险因素

虽不可改变，但可明确后加强预防。

（1）年龄：脑卒中发病率与年龄呈正相关。脑血管发病率随年龄增加而上升，55 岁以后年龄每增加 10 岁，脑卒中风险将增加 1 倍。

（2）性别：男性高于女性，男女比例为 1.34∶1，但每年有更多女性死于脑卒中，这可能与女性寿命更长有关。

（3）家族史：是脑卒中的独立危险因素，有脑卒中家族史的患病率明显高于无家族史。

2. 可以干预的危险因素

《中国缺血性脑卒中一级预防指南》中指出可干预危险因素有：高血压、吸烟和被动吸烟、糖尿病、心房颤动、颈动脉狭窄、血脂异常、镰状细胞病、活动不足和肥胖等。通过对这些因素进行干预，以降低脑卒中危险。

（1）高血压：是脑卒中最重要的可干预的危险因素。血管内持续高压会导致动脉粥样硬化斑块的形成，斑块破裂和血栓形成则可导致脑卒中。高血压也增加了小的薄壁动脉（如豆纹动脉）破裂的可能性，从而导致脑出血。77% 的脑卒中与高血压有关。高血压患者发生脑卒中的危险是非高血压患者的 3 ~ 4 倍，临界高血压发生脑卒中的危险是非高血压患者的 1.5 倍。血压越高，脑卒中风险就越大；收缩压每升高 10 mmHg，脑卒中发病的相对危险就增加 49%；舒张压每增加 5 mmHg，脑卒中发病的相对危险就增加 46%。因此，早期发现并有效控制高血压是预防脑卒中的关键。

（2）吸烟和被动吸烟：香烟烟雾中含有一氧化碳、尼古丁及其他在动脉粥样硬化中起作用的有毒化合物。吸烟可增加血小板的聚集、加快凝血时间及增加血液黏度，损伤血管壁。吸烟可使缺血性脑卒中的危险增高近 1 倍，使出血性脑卒中的风险增高 2 ~ 4 倍。脑卒中风险与吸烟量、持续时间相关，戒烟 2 年后，脑卒中风险才会降低；戒烟 5 年后，脑卒中的风险才可降到不吸烟者的水平。

（3）酒精：适度饮酒可增加高密度脂蛋白胆固醇（HDL-C）水平，并产生内源性组织纤溶酶原激活物，降低冠状动脉粥样硬化性心脏病（简称冠心病）的危险，所以，适度饮酒的人发生脑卒中的概率比不喝酒的人低。但另一方面，酒精可增加甘油三酯水平，引起心律失常，导致心脏衰竭，所以，酗酒者患脑卒中的风险比正常人高 1.6 ~ 1.8 倍。

（4）心脏疾病：各种心脏疾病都会显著增加脑卒中的风险。心肌梗死可能会导致心壁损伤或诱发心房颤动，心肌病、心脏瓣膜病和先天性心脏缺陷也是导致心源性脑卒中的危险因素。房颤患者脑卒中的风险比正常人高 5 倍，约 20% 的缺血性脑卒中由房颤引起。

（5）糖尿病：可导致血管内皮细胞功能紊乱，加速动脉粥样硬化斑块的形成，进而增加脑卒中的危险。糖尿病患者较非糖尿病患者缺血性脑卒中的发病提早 10 ~ 20 年，即使血糖水平得到很好的控制，糖尿病患者发生缺血性脑卒中的可能性仍比正常人高 1.8 ~ 6 倍。

（6）血脂异常：高脂血症可增加血黏度，加速脑动脉硬化过程，增加脑卒中风险。升高的低密度脂蛋白和总胆固醇都可增加动脉粥样硬化风险。动脉粥样硬化合并冠心病的缺血性脑卒中患者应接受他汀类降脂药物治疗进行预防。无冠心病高脂血症患者通过行为干预降低脑卒中的风险。

（7）颈动脉狭窄：当粥样硬化斑块使颈动脉狭窄超过70%时，脑卒中的风险是无颈动脉狭窄患者的2倍。对狭窄达70%以上的有症状的患者施行动脉内膜切除术，可在18个月内降低患脑卒中的风险。

（8）缺乏体力活动：是脑卒中的独立危险因素。适当的运动有助于控制肥胖和糖尿病，增加高密度脂蛋白胆固醇的水平，并可降低血压。选择适合自己的有氧运动、合理安排运动强度，可有效降低脑卒中的风险。

（9）肥胖：是缺血性脑卒中的一个独立危险因素，其与脑卒中的多种因素有关，包括血压、血脂、血糖。建议体重指数保持在18.5 ~ 24.0，可以通过适当的体力劳动、锻炼和健康饮食来减轻体重。

## 五、脑血管疾病的预防

### 1. 脑卒中一级预防

脑卒中一级预防是指对存在脑卒中危险因素但尚无脑卒中症状的人群开展预防。其方法是消除或尽可能地控制脑卒中的危险因素，降低脑卒中的风险。脑卒中的一级预防主要是对可干预的脑卒中危险因素进行干预。

（1）了解脑卒中的危险因素。

（2）控制血压：早期发现高血压，并有效控制血压是脑卒中一级预防的重点之一。

1）药物控制：目前用于降血压的6类药物主要为利尿剂、β受体阻滞剂、钙通道阻滞剂、血管紧张素转化酶抑制剂、血管紧张素Ⅱ受体拮抗剂和α受体阻滞剂。选择降压药的原则：从小剂量开始合理的联合用药；如所用药物的疗效差或不能耐受，可换另一种降压药；选择降压疗效能维持24小时的长效药物。

2）非药物控制：控制体重，少吃糖类，适度饮酒且戒烟，增加及保持适当的体力活动，保持乐观的心态。

（3）降低心脏病的威胁：使用抗血小板药或口服抗凝剂来防止心脏病患者心内膜或心室内形成的血栓，华法林效果较好。

（4）控制血糖：通过调节饮食、减轻体重、口服降糖药、注射胰岛素等控制血糖水平，并戒烟以减少继发性糖尿病。对于糖尿病症状较严重，且血糖 > 13.9 mmol/L，伴有体重下降的患者，早期使用胰岛素是较安全的治疗方法。

（5）控制血脂：主要通过低脂饮食，增加体力运动，使用他汀类药物或其他药物降低血脂。

（6）治疗颈动脉狭窄：目标是防止在现有的动脉粥样硬化斑块上形成血栓，且通过扩大颈动脉的管腔来增加脑部的血流量。

1）药物：包括抗血小板药，如阿司匹林、氯吡格雷（波立维）、双嘧达莫（潘生丁）等。

2）手术：包括动脉内膜切除术、血管成形术及支架置入术。

（7）烟酒方面：适度饮酒，避免大量饮酒或嗜酒，戒烟，控制体重，体重指数应保持在18.5 ～ 24。

（8）活动：选择适合自己的有氧运动，合理安排运动强度。运动强度是否合适可通过主观感觉和运动时的有效心率进行客观判定。主观感觉：出现轻度的呼吸急促、心悸等症状，在 5 分钟内恢复即可；客观判断：运动后脉搏是否在最高心率（男：205- 年龄数；女：220- 年龄数）60% ～ 80% 的范围内，低于最高心率 60%，说明运动强度过低，锻炼效果不好，高于最高心率 80%，说明运动强度过大，患者会感到不适。每周应进行 4 ～ 5次锻炼，每次持续 20 ～ 30 分钟。

（9）阿司匹林的使用：在脑卒中的一级预防中恰当地使用阿司匹林，可以极大地避免心肌梗死和脑卒中的发生。

2.脑卒中二级预防

在脑卒中患者急性期病情控制后，针对存在的各种危险因素进行干预。减少并发症和后遗症，防止脑卒中事件再次发生。二级预防应该从急性期就开始实施，主要措施是抗血小板、降脂及外科治疗。

（1）改变不良的生活方式：同脑卒中一级预防。

（2）定时测量血压、血脂、血糖。

（3）抗血小板治疗：阿司匹林是目前应用最广泛的抗血小板聚集剂。

（4）脑卒中后有吞咽困难者可进行营养评定，再进行肠内或肠外营养支持，减少营养不良的发生，增强机体抵抗力。

（5）配合康复治疗：脑卒中急性期后由康复治疗师进行康复，减少后遗症。

# 第二节 短暂性脑缺血发作的护理

## 一、概述

### 1.概念

短暂性脑缺血发作（transient ischemic atlack）是指因脑血管病变引起的短暂性、局限性脑功能缺失或视网膜功能障碍，临床症状一般持续 10 ~ 20 分钟，多在 1 小时内缓解，最长不超过 24 小时，不遗留神经功能缺损症状，影像学（CT、MRI）检查无责任病灶。凡临床症状持续超过 1 小时且神经影像学检查有明确病灶者，不宜称为短暂性脑缺血发作。

短暂性脑缺血发作是脑卒中的高危因子，1 次短暂性脑缺血发作后，脑卒中发生率 1 个月内为 4% ~ 8%，1 年内为 12% ~ 13%，5 年内为 24% ~ 29%。短暂性脑缺血发作频繁发作者 48 小时内发生缺血性脑卒中的概率可达 50%。

我国短暂性脑缺血发作的人群患病率为每年 180/100 000，男女比例约为 3:1。短暂性脑缺血发作的发病率随年龄的增加而增加。由于短暂性脑缺血发作时间的限定尚有争议，短暂性脑缺血发作的发病率差异较大。

**2. 病因及发病机制**

短暂性脑缺血发作的病因与动脉粥样硬化、动脉狭窄、心脏病、血液成分改变及血流动力学变化等有关，主要的发病机制有以下几种。

（1）血流动力学改变：由各种原因（如动脉粥样硬化和动脉炎等）所致的颈内动脉系统或椎 – 基底动脉系统的动脉严重狭窄，在此基础上血压的急剧波动导致原来靠侧支循环维持的脑区发生一过性缺血。此型短暂性脑缺血的发作频率较高，每天或每周可数次发作，每次发作持续时间多不超过 10 分钟。

（2）微栓子形成：微栓子主要来源于动脉粥样硬化的不稳定斑块或附壁血栓的破碎脱落、瓣膜性或非瓣膜性心源性栓子及胆固醇结晶等。微栓子阻塞小动脉常导致其供血区域脑组织缺血，当栓子破碎或溶解移向远端时，血流恢复，症状缓解。此型短暂性脑缺血发作的临床症状多变，发作频率不高，数周或数月发作 1 次，每次发作持续时间较长，可达数十分钟。

（3）其他因素：如锁骨下动脉盗血综合征，某些血液系统疾病如真性红细胞增多症、血小板增多、各种原因所致的严重贫血和高凝状态等，也可导致短暂性脑缺血发作。

## 二、临床表现

**1. 一般特点**

短暂性脑缺血好发于中老年人（50 ~ 70 岁），男性多于女性，患者多伴有高血压、动脉粥样硬化、糖尿病或高血脂等，发病突然，历时短暂，最长时间不超过 24 小时。局灶性脑或视网膜功能障碍，恢复完全，不留后遗症，反复发作，每次发作表现基本相似。

**2. 颈内动脉系统短暂性脑缺血发作**

颈内动脉系统短暂性脑缺血发作临床表现与受累血管分布有关。大脑中动脉供血区的短暂性脑缺血发作可出现缺血对侧肢体的瘫痪、面瘫和舌瘫，可伴有偏身感觉障碍和对侧同向偏盲，优势半球受损常出现失语和失用，非优势半球受损可出现空间定向障碍。大脑前动脉供血区缺血可出现人格和情感障碍、对侧下肢无力等。颈内动脉主干短暂性脑缺血发作主要表现为眼动脉交叉瘫，即病侧单眼一过性黑蒙、失明和（或）对侧偏瘫及感觉障碍，Horner 交叉瘫（病侧 Horner 征、对侧偏瘫）。

3. 椎 - 基底动脉系统短暂性脑缺血发作

最常见表现是眩晕、平衡障碍、眼球运动异常和复视，可有单侧或双侧面部、口周麻木，单独出现或伴有对侧肢体瘫痪、感觉障碍，呈现典型或不典型的脑干缺血综合征。此外，椎 - 基底动脉系统短暂性脑缺血发作还可出现下列几种特殊表现。

（1）跌倒发作：表现为患者转头或仰头时，下肢突然失去张力而跌倒，无意识丧失，常可很快自行站起，系下部脑干网状结构缺血所致。

（2）短暂性全面遗忘症：发作时出现短时间记忆丧失，患者对此有自知力，持续数分钟至数十分钟，发作时对时间、地点有定向障碍，但谈话、书写和计算能力正常，是大脑后动脉颞支缺血累及边缘系统的颞叶海马、海马旁回和穹隆所致。

（3）双眼视力障碍发作：双侧大脑后动脉距状支缺血导致枕叶视皮层受累，引起暂时性皮质盲。

值得注意的是，椎 - 基底动脉系统短暂性脑缺血发作患者很少出现孤立的眩晕、耳鸣、恶心、晕厥、头痛、尿便失禁、嗜睡或癫痫等症状，往往合并其他脑干或大脑后动脉供血区缺血症状。

## 三、辅助检查

CT 或 MRI 检查大多正常，部分病例（发作时间＞ 60 分钟者）于弥散加权 MRI 可见片状缺血灶。CT 血管造影（CT angiography，CTA）、磁共振血管造影（magnetic resonance angiography，MRA）及数字减影血管造影（digital subtraction angiography，DSA）检查可见血管狭窄和动脉粥样硬化斑块。经颅多普勒（ton crush day，TCD）检测可发现颅内动脉狭窄，并可进行血流状况评估和微栓子监测。血常规和生化检查也是必要的，神经心理学检查可能会发现轻微的脑功能损害。

## 四、诊断及鉴别诊断

1. 诊断

大多数短暂性脑缺血发作患者就诊时临床症状已消失，故诊断主要依靠患者病史。

中老年患者突然出现局灶性脑功能损害症状，符合颈内动脉或椎－基底动脉系统及其分支缺血表现，并在短时间内症状完全恢复（多不超过 1 小时），应高度怀疑为短暂性脑缺血发作。CT 灌注扫描（CT Perfusion，CTP）、单光子发射计算机断层成像术（single-photo emission computer tomography，SPECT）和正电子发射层成像术（positron emission tomography，PET）有助于短暂性脑缺血发作的诊断。

2. 鉴别诊断

（1）癫痫的部分性发作：特别是单纯部分性发作，常表现为持续数秒至数分钟的肢体抽搐或麻木针刺感，从躯体的一处开始，并向周围扩展，可有脑电图（electroencephalogram，EEG）异常，CT 或 MRI 检查可能发现脑内局灶性病变。

（2）梅尼埃病（Ménière disease）：发作性眩晕、恶心、呕吐与椎－基底动脉短暂性脑缺血发作相似，但每次发作持续时间往往超过 24 小时，伴有耳鸣、耳阻塞感，反复发作后听力减退等症状，除眼球震颤外，无其他神经系统定位体征，发病年龄多在 50 岁以下。

（3）心脏疾病：阿－斯综合征（Adams-Stokes syndrome），严重心律失常如室上性心动过速、多源性室性期前收缩、室速或室颤、病态窦房结综合征等，可因阵发性全脑供血不足出现头昏和意识丧失，但常无神经系统局灶性症状，动态心电图、超声心动图检查常有异常发现。

（4）其他：颅内肿瘤和（或）脓肿、慢性硬膜下血肿、脑内寄生虫等也可出现类似短暂性脑缺血发作的症状。原发或继发性自主神经功能不全也可因血压或心律的急剧变化出现短暂性全脑供血不足，出现发作性意识障碍。基底动脉型偏头痛，常有后循环缺血发作，应注意排除。

# 五、治疗

治疗的目的是消除病因、预防复发及保护脑功能。

1. 病因治疗

对有明确病因者应尽可能针对病因治疗，如高血压患者应控制血压，使血压＜140/90 mmHg（脑低灌注引起者除外），糖尿病伴高血压的患者血压宜控制在更低水平（血压＜130/85 mmHg）。有效地控制糖尿病、高脂血症（胆固醇＜5.2 mmol/L，低密度脂蛋白＜2.58 mmol/L）、血液系统疾病、心律失常等也很重要。对有明显动脉粥样硬化斑块、狭窄（＞70%）或血栓形成，影响脑内供血并有反复短暂性脑缺血发作者，可行颈动脉内膜剥离术、颅内外动脉吻合术或血管内介入治疗等。

2. 预防性药物治疗

（1）抗血小板聚集剂：可减少微栓子发生，减少短暂性脑缺血反复发作。

1）阿司匹林：75 ~ 150 mg/d，餐后服用，可引起胃肠道不适；也可选用阿司匹林25 mg 与双嘧达莫 200 mg 联合应用，2 次 / 日。

2）氯吡格雷：75 mg/d，不良反应较阿司匹林明显减少，建议高危人群或对阿司匹林不能耐受者选用。

3）奥扎格雷：是静脉抗血小板药物，目前因缺乏大规模临床观察，疗效尚未确定。

（2）抗凝药物：目前尚无有力临床证据支持，抗凝治疗可作为短暂性脑缺血发作的常规治疗，但临床伴有房颤、频繁发作的患者可以考虑应用，主要包括低分子肝素和华法林。

1）对有心源性栓塞性短暂性脑缺血发作伴发房颤和冠心病的患者，推荐口服抗凝剂治疗，治疗目标为国际标准化比值（international normalized ratio，INR）达到 2 ~ 3 或凝血酶原时间为正常值的 1.5 倍。

2）对频繁发作的或椎 – 基底动脉系统短暂性脑缺血发作患者，对抗血小板聚集剂治疗无效的病例可考虑抗凝治疗。

3）对心脏瓣膜置换术后已进行抗凝剂治疗的短暂性脑缺血发作患者，可用小剂量阿司匹林或与双嘧达莫联合治疗。在口服抗凝剂华法林、双香豆素乙酯等期间，应动态监测患者的凝血功能（凝血酶原时间和凝血酶原活动度），并及时调整药量。

（3）其他：对有高纤维蛋白原血症的短暂性脑缺血发作患者，可通过降纤酶治疗。对短暂性脑缺血发作并有抗血小板聚集剂禁忌证或抵抗性者，可通过中医辨证进行活血化瘀治疗。

3. 短暂性脑缺血发作的外科治疗

对有颈动脉或椎 – 基底动脉严重狭窄（＞ 70%）的短暂性脑缺血发作患者，经抗血小板聚集治疗和（或）抗凝治疗效果不佳或病情有恶化趋势者，可酌情选择血管内介入治疗、动脉内膜切除术或动脉搭桥术治疗。

# 六、护理

1. 健康教育

短暂性脑缺血发作快，持续时间短，往往到医院时，患者症状已消失，已无阳性体征存在。所以，健康教育是短暂性脑缺血发作护理的重点。

（1）了解脑卒中的危险因素及预防。

（2）病情观察：认识和了解短暂性脑缺血发作的各种表现。日常生活中发现类似症状时应注意每次发病的持续时间和间隔时间的变化，并及时就医。

（3）根据天气变化及时增减衣物，注意保暖；按时进餐，避免暴饮暴食，清淡饮食；体胖者，适当减少体重；频繁发作期间，减少工作量，避免劳累，稳定情绪；适当进行体育锻炼，增强体质。

### 2.良好的支持系统

家庭是短暂性脑缺血发作患者重要的支持系统，为患者创造一个温馨舒适的家庭环境，鼓励患者积极配合治疗，协助患者进行康复锻炼等，这对患者有着不可估量的积极作用。

### 3.心理护理

绝大多数患者有焦虑、恐惧、易激惹，或抑郁、萎靡等不良情绪及心理，这时心理护理显得尤为重要。理解、同情患者，耐心倾听患者诉说，对患者提出的问题要给予明确的回答，建立良好的护患关系，用恰当的语言介绍病情，帮其树立战胜疾病的信心。

（1）治疗环境对心理护理的影响：①病房空间设置要和谐，物品应干净，摆放整齐；②医护人员应态度和蔼，语言亲切，动作轻柔。

（2）患者家属对心理护理的影响：①责任护士应与患者家属紧密配合，做好患者的思想工作；②杜绝在患者面前谈论与病情有关的刺激性言论。

（3）青年患者的心理护理：①尽可能把青年患者安排在同一病室；②调动患者的积极性，使其主动配合治疗。

（4）中年患者的心理护理：①劝导患者认真对待疾病；②鼓励患者充分发挥主观能动性。

（5）老年患者的心理护理：①与老年患者说话时要专心，回答询问要慢，声音要大些；②尽量照顾老年患者的生活习惯。

# 第三节　缺血性脑卒中的护理

缺血性脑卒中（ischemic stroke）是各种原因引起的脑部血液供应障碍，使局部脑组织发生不可逆性损伤，导致脑组织缺血、缺氧性坏死。缺血性脑卒中主要为动脉血栓性脑梗死、腔隙性脑梗死及脑分水岭梗死。

## 一、动脉血栓性脑梗死的护理

### 1.概述

动脉血栓性脑梗死（arterothrombotic cerebral nifarction）是脑梗死中最常见的类型，是指在脑动脉血管壁发生病理性改变的基础上（常见脑动脉粥样硬化），血流缓慢、血液成分改变或血黏度增加等情况下形成脑血栓，造成局部脑组织因血液供应中断而发生缺血、缺氧，而引起的相应神经系统症状。

2. 病因和发病机制

本病最常见的病因为动脉粥样硬化。高血压、高脂血症和糖尿病等可加速脑动脉粥样硬化的发展。其他病因有非特异性脑动脉炎、动脉瘤、脑淀粉样血管病等。

动脉粥样硬化的发病机制：血清中低密度脂蛋白胆固醇水平升高是动脉粥样硬化的开始，当低密度脂蛋白胆固醇水平升高、高血压、吸烟或糖尿病等危险因素存在时，血管内皮受到损害，导致其通透性增加。此时，血液中的低密度脂蛋白胆固醇可通过受损的血管内膜进入内膜下，之后形成氧化低密度脂蛋白胆固醇，引发一系列炎症反应。氧化的低密度脂蛋白胆固醇吸引单核细胞进入血管壁，单核细胞进入血管壁后变为巨噬细胞，吞噬氧化的低密度脂蛋白，形成泡沫细胞。泡沫细胞死亡后释放游离的低密度脂蛋白，并不断堆积形成脂质核心，斑块开始形成。随着脂质核心不断增大，血管内皮平滑肌细胞的移行和增生，以及纤维组织的沉积，斑块体积不断增大，并引起结构的变化，使斑块被纤维帽覆盖。斑块的逐渐增大可引起血管腔狭窄，有些斑块纤维帽比较薄，容易破裂，使脂质核心里的导致血栓的物质暴露在血液中，引起急性血栓栓塞，造成脑卒中、心肌梗死、猝死等急性事件。

3. 病理

脑组织梗死后，由于缺血、缺氧发生软化和坏死。在脑动脉闭塞的早期，肉眼尚见不到明显病变，在脑梗死数小时后，肉眼才能辨认缺血中心区发生肿胀、软化，脑沟变窄，脑回扁平，灰、白质分界不清。大面积脑梗死时，脑组织高度肿胀，可向对侧移位，形成脑疝。发病后 4 ~ 5 天脑水肿达到高峰，7 ~ 14 天脑组织的软化、坏死达到高峰，并开始液化，形成蜂窝状囊腔。其后软化和坏死组织被吞噬和清除，小的梗死灶形成胶质瘢痕，大的梗死灶中央液化形成囊腔，周围由增生的胶质纤维包裹形成脑卒中囊。

4. 诊断要点

（1）临床表现：多见于 50 ~ 60 岁有动脉粥样硬化的老年人，发病前多有高血压、糖尿病、冠心病及高脂血症等脑梗死的危险因素。常于安静时或睡眠时发病，发病后数小时或数天症状逐渐达到高峰。1/4 ~ 1/3 患者发病前已有 1 次或多次短暂性脑缺血发作。

根据脑血栓形成部位的不同，以及受累血管、侧支循环形成情况和血栓形成速度的差异等，会出现相应的神经系统的局灶性症状。

1）颈内动脉系统（前循环）脑梗死

颈内动脉闭塞：病灶侧 Horner 征，对侧肢体瘫痪、感觉障碍及双眼对侧同向偏盲（三偏征），优势半球受累尚可出现不同程度的失语、失用和失认。当眼动脉受累时，可出现单眼一过性黑蒙。颈部可触及颈动脉搏动减弱或消失，听诊可闻及颈部血管杂音。

大脑中动脉闭塞：最为常见。主干闭塞时表现为对侧偏瘫、偏身感觉障碍和同向性偏盲，对侧三偏征。优势半球受损可有失语症，非优势半球受损可有体象障碍。患者有不同程度的意识障碍，严重者可导致脑疝，甚至死亡。皮层支闭塞引起的偏瘫和偏身感觉障碍，以面部及上肢为重，下肢受累较轻。累及优势半球可出现失语、体象障碍、侧视麻痹等，意识水平不受影响。深穿支闭塞引起对侧中枢性上下肢均等性偏瘫，对侧偏身感觉障碍，优势半球病变可出现皮质下失语。

大脑前动脉闭塞：远段闭塞时，出现对侧中枢性偏瘫，以下肢瘫为重，有轻度感觉障碍，优势半球受累可出现失语，还可伴有尿失禁及对侧出现强握反射。深穿支闭塞可出现对侧面瘫、舌瘫及上肢轻瘫。双侧大脑前动脉闭塞，可表现出淡漠、欣快等精神症状，出现双下肢瘫痪、尿失禁、抓握反射等。

2）椎 – 基底动脉系统（后循环）脑梗死

大脑后动脉闭塞：表现为枕顶叶综合征，一侧闭塞时常见对侧同向偏盲及视力减退，甚至皮质盲，主侧半球受累可见失语、失读、失认、失写等症状，非主侧半球受累可出现体象障碍。深穿支闭塞表现为丘脑综合征，有对侧偏身感觉障碍及感觉异常、锥体外系体征及小脑性共济失调等症状。

小脑后下动脉闭塞：出现延髓背外侧综合征，表现为眩晕、恶心、呕吐、眼球震颤、吞咽困难、病侧灶软腭麻痹及声带麻痹，同侧 Homer 综合征和小脑性共济失调，病灶侧面部及对侧躯体、肢体痛、温觉减退或消失。

小脑前下动脉闭塞：表现为眩晕、眼球震颤，两眼球向病灶对侧凝视，病灶侧耳鸣、耳聋，Homer 征及小脑性共济失调，病灶侧面部和对侧肢体感觉减退或消失。

基底动脉闭塞：部分闭塞可出现眩晕、眼球震颤、复视、构音障碍、吞咽困难、共济失调、交叉性瘫痪等症状。主干闭塞可出现眩晕、恶心及眼球震颤、复视、构音障碍、吞咽困难及共济失调等。病情进展迅速出现四肢瘫、延髓性麻痹、意识障碍，常导致死亡。分支闭塞可引起脑干和小脑的梗死，表现为各种临床综合征：①脑桥基底内侧综合征：病灶侧外展不能，两眼球向病灶对侧凝视，对侧偏瘫；②脑桥腹外侧综合征：病灶侧周围性面瘫及外直肌麻痹，伴病灶对侧偏瘫，可出现两眼向病灶侧凝视不能；③脑桥被盖部综合征：病灶侧有不自主运动及小脑体征，对侧肢体轻瘫及感觉障碍，眼球向病灶侧凝视不能；④闭锁综合征：表现为意识清楚、四肢瘫痪、双侧面瘫、延髓性麻痹，只能以眼球上下活动表达意愿；⑤基底动脉尖综合征：表现为偏盲、皮质盲、复视、眩晕、眼震、偏瘫或四肢瘫痪、单侧或双侧感觉症状、小脑症状、呃逆、构音障碍、吞咽困难和昏迷。

（2）辅助检查

1）血常规、血糖、红细胞沉降率、血脂、凝血功能及同型半胱氨酸等检查。

2）心电图、头部 CT/MRI、血管影像（如 DSA、CTA 和 MRA）、TCD、SPECT 及

PET 等检查。

5. 治疗

治疗原则：超早期治疗、个体化治疗、防治并发症及整体化治疗。

（1）对症治疗

1）调控血压：急性期患者血压偏高，当收缩压持续＞200 mmHg 或舒张压＞120 mmHg 时，可用降压药，将血压维持在（170 ～ 180）/（95 ～ 100）mmHg，每 24 小时降压幅度 ＜（20 ～ 30）mmHg。

2）调控血糖：急性脑梗死后可应激出现高血糖，而高血糖会加重脑梗死，因此应积极控制血糖，血糖＞11.1 mmol/L 时可给予胰岛素。低血糖同样会加重脑的缺血性损伤，血糖＜2.8 mmol/L 时给予 10% ～ 20% 葡萄糖口服或静脉注射。

3）控制脑水肿：脑水肿高峰期为发病后 2 ～ 5 天。常用降颅压药物有：20% 甘露醇 125 ～ 250 mL，快速静脉滴注，每 6 ～ 8 小时 1 次；呋塞米 20 ～ 40 mg，静脉注射。建议两者交替使用。白蛋白也可用于急性脑梗死的脱水治疗，但价格昂贵，不作为常规用药。控制脑水肿、降颅内压过程中应严密记录出入量，监测电解质、渗透压、肾功能等对及时发现和治疗并发症非常重要。

4）一般治疗：发病 3 天内进行心电监护，预防致死性心律失常和猝死；对意识障碍和呼吸道感染者，应保持呼吸道通畅，必要时可行气管切开，人工辅助呼吸；按时翻身防治压疮；给予适当的抗生素，防治肺部感染和尿路感染；对卧床患者要预防肺栓塞和深静脉血栓形成；及时控制癫痫发作，处理脑卒中患者的抑郁或焦虑。

（2）改善脑循环

1）超早期溶栓治疗：目的是溶解血栓，迅速恢复梗死区的血流灌注，减轻神经元损伤。溶栓应在 6 小时内的治疗时间窗内进行才可能挽救缺血半暗带。

临床常用的溶栓药物：尿激酶、链激酶、重组组织型纤溶酶原激活剂。①尿激酶：应用最多，剂量应根据患者的具体情况确定，也可以在 DSA 监视下选择介入动脉溶栓；②重组组织型纤溶酶原激活剂：是选择性纤维蛋白溶解剂，与血栓中的纤维蛋白形成复合体后增强了与纤溶酶原的亲和力，使纤溶作用局限于血栓形成的部位，有较高的安全性和有效性，溶栓治疗宜在发病后 4.5 小时内进行。

适应证：①年龄 18 ～ 75 岁，发病在 6 小时以内；②脑功能损害的症状持续存在超过 1 小时，且比较严重；③脑 CT 已排除颅内出血，且无早期脑梗死低密度改变及其他明显早期脑梗死改变；④患者或其家属签署知情同意书。

并发症：①脑梗死病灶继发出血；②再灌注损伤及脑组织水肿；③血管再闭塞，可达 10% ～ 20%，发病机制尚不清楚。可进行静脉溶栓和动脉接触溶栓治疗。

2）抗凝治疗：目的在于防止血栓扩展和新血栓形成，常用药物有肝素、低分子肝素及华法林等，治疗期间应监测凝血时间和凝血酶原时间。

3）降纤治疗：通过降解血中纤维蛋白原，增强纤溶系统活性，抑制血栓形成。可供选择的药物有降纤酶、巴曲酶、安克洛酶等。

4）抗血小板聚集治疗：发病后 48 小时内对急性脑梗死患者给予阿司匹林 100 ~ 300 mg，或噻氯匹定 25 mg，可降低死亡率和复发率，但在进行溶栓及抗凝治疗时不要同时应用，以免增加出血的危险。

5）中药治疗：动物实验已经显示一些中药单成分或者多种药物组合，如丹参、川芎嗪、三七、葛根素、银杏叶制剂等有降低血小板聚集、改善脑血流、降低血液黏滞度等作用。临床经验也显示对缺血性脑卒中的预后有帮助。

（3）神经保护剂：可减少细胞损伤、加强溶栓效果，或者改善脑代谢，但是目前尚缺乏大样本的多中心、随机、双盲、对照临床试验结果。常用的神经保护剂有胞磷胆碱、吡拉西坦、钙离子通道阻滞剂等。

1）钙离子通道阻滞剂：尼莫地平或盐酸氟桂利嗪均为脂溶性，能明显改善病灶脑循环动力学，在减少缺血性细胞坏死的病理过程中起着关键性的作用，是理想的脑保护剂。

2）自由基清除剂：能抑制脑缺血再灌注引起的血 - 脑脊液屏障通透性增加，改善氧代谢，减轻缺血对神经细胞的损伤。临床常用如超氧化物歧化酶、过氧化氢酶、维生素 E、维生素 C 等单独或联合使用。

3）脑细胞活剂：是一种改善脑代谢药物，能直接通过血 - 脑脊液屏障，直接进入神经细胞内影响呼吸链，改善脑细胞缺氧状态，增强脑内氨基酸代谢，改善脑功能。胞磷胆碱能改善脑脂质代谢、抑制脑缺血状态下磷脂酰胆碱的分解，保护脑细胞免受缺血损伤，并能改善脑代谢，预防脑水肿，降低血脂及血小板黏度，疏通微循环，对意识障碍有直接催醒作用。

（4）外科治疗：颈动脉内膜切除术、颅内外动脉吻合术、开颅减压术等对急性脑梗死患者有一定疗效。大面积脑梗死和小脑梗死而有脑疝征象者，宜行开颅减压治疗。

（5）康复治疗：在一般和特殊治疗的基础上，对患者进行体能和技能训练，以降低致残率，加快神经功能恢复，提高患者的生活质量。

（6）预防性治疗：对已确定的脑卒中危险因素应尽早给予干预治疗。抗血小板聚集剂如阿司匹林、噻氯匹定，用于防治缺血性脑血管疾病已受到全球普遍关注，并在临床广泛应用，有肯定的预防作用。

**6. 主要护理问题**

（1）脑组织灌注异常，与脑水肿有关。

（2）躯体移动障碍，与偏瘫或平衡能力降低有关。

（3）语言沟通障碍，与意识障碍或大脑语言中枢功能受损、气管切开有关。

（4）有窒息的危险，与意识障碍或延髓麻痹有关。

（5）有皮肤完整性受损的危险，与意识障碍、偏瘫、感知改变、大小便失禁有关。

（6）生活自理缺陷，与偏瘫、认知障碍、体力不支有关。

（7）吞咽困难，与意识障碍或延髓麻痹有关。

（8）有受伤的危险，与偏瘫或躁动有关。

（9）排便模式的改变，与意识障碍、感知改变、大小便失禁有关。

（10）清理呼吸道低效或无效，与痰液黏稠、排痰无力有关。

（11）焦虑和抑郁，与偏瘫、失语或缺乏社会支持等有关。

（12）有失用综合征的危险，与意识障碍、偏瘫所致长期卧床有关。

（13）知识缺乏，缺乏疾病、药物及护理等相关知识。

（14）潜在并发症，如尿路感染、肺部感染、深静脉血栓形成、肢体挛缩、颅内压增高等。

### 7.护理目标

（1）近期目标：顺利度过危险期，改善脑供血，保证营养，提高自我护理能力，促进肢体功能恢复。

（2）远期目标：全面康复，不留后遗症。

（3）具体目标：①合理用药，改善患者的脑组织灌注；②指导患者掌握移动躯体的正确方法，在他人帮助下可进行活动；③患者语言功能恢复或能采取各种沟通方式表达自己的需要；④患者或其家属能采取有效的防止误吸的方法；⑤患者未发生压疮；⑥患者卧床期间感到清洁、舒适，生活需要得到满足；⑦患者能进行自理活动，如梳头、洗脸、如厕、穿衣等；⑧患者恢复到原来的日常生活自理水平；⑨患者能够进食或能够依赖胃管提供所需营养；⑩患者未发生受伤；⑪患者排便恢复正常或未发生相关并发症；⑫患者痰液能够排除，保持呼吸道通畅；⑬患者有适当的社会交流，有应对焦虑的有效措施，情绪稳定；⑭患者未发生失用综合征；⑮患者或其家属了解疾病、药物及护理等相关知识，并配合采取相关康复措施；⑯患者未发生并发症或早发现、早治疗，及早控制病情进展和变化。

### 8.护理措施

（1）一般护理

1）病情观察：①严密监测生命体征；②观察瞳孔变化情况；③观察患者肌力、肌张力恢复情况；④观察患者皮肤情况。

2）床单位：勤更换床单、被罩，保持床单位的平整、干净、舒适。

3）清洁卫生：①完成晨、晚间护理，根据病情协助患者洗脸、刷牙、漱口、梳头、剪指（趾）甲；②卧床患者应每天擦浴2次，床上擦浴时，关好门窗，调节好室温；③患者出汗多时，及时擦洗，更换干净衣裤。

4）更换衣物：①给患者更换衣物时，适当摇高床头，注意用屏风或床帘遮挡，根据病情采取适宜的方法帮助患者更换衣物；②指导患者穿衣时先穿患侧后穿健侧，脱衣时先脱健侧后脱患侧；③鼓励患者选择穿脱方便的较宽松柔软的棉质衣服，避免穿套头衫；④建议患者穿不用系带且大小合适的鞋，或穿防滑鞋。

5）舒适卧位：①根据患者瘫痪情况，选取适宜的良肢卧位和舒适体位；②头部适当抬高，避免头颈部过度用力。

6）呼吸道护理：①低氧血症患者给予吸氧；②定时帮助患者翻身拍背，促进痰液排出，可使用排痰机协助排痰；③痰液黏稠者，可以雾化吸入，以稀释痰液，便于排痰；④不能自行咳出痰液者，及时给予吸痰，保持呼吸道通畅；⑤气道功能严重受损者，及时给予气管插管或气管切开，必要时给予机械辅助通气。

7）协助排便：①保持厕所地面干燥或铺防滑垫，注意安全，防止跌倒；②患者如厕时需有人陪护，可给予必要的帮助；③手纸放在患者伸手可及之处，必要时帮助患者穿脱衣裤；④鼓励患者尽可能养成定时排便的习惯，保持大便通畅；⑤病情需要时，给予患者便器，协助其在床上排便。

8）大便失禁护理：①尽量掌握患者排便规律，适时给予便器排便；②饮食调节，增加食物中膳食纤维的含量，有助于恢复肠道功能，形成排便的规律性，能改善患者的大便状况；③患者臀下垫清洁、柔软的尿布，保持尿布平整，一旦有粪便浸渍需立即更换，并且要随时更换污染的衣物和被单；④腹泻严重时，可使用 1 次性气囊导管插入直肠 15 ~ 20 cm，气囊充气，使导管固定，粪便引流出来，减轻粪便对皮肤的刺激；⑤保持肛周皮肤的清洁、干燥，每次大便结束后用温水清洗肛周皮肤，皮肤未破损时可以外擦紫草油或使用薄膜保护肛周皮肤，已经破损的皮肤在清洗干净后用溃疡贴保护或局部喷洒溃疡粉，促进皮肤的愈合。

9）小便失禁护理：①使用柔软、干净的尿布，有尿液后及时更换，并用温水清洗会阴，保持局部清洁、干燥；②男性患者可使用假性尿袋，减少尿液对皮肤的浸渍；③必要时安置并保留尿管。

10）防止受伤：①安全设施，病床有护栏，楼道有扶手，地面平整、防滑，呼叫系统使用方便；②卫生间、楼梯口、灌湿地面等处有必要的安全提示；③加强对患者、陪护人员等的环境介绍及安全教育，做好预防工作；④对感觉减退或有障碍的患者，应防止烫伤或冻伤，忌用热水袋；⑤步态不稳的患者，取用适宜的辅助用具，并教会患者正确移动躯体；⑥躁动的患者应有专人守护，防止受伤、坠床，必要时给予保护性约束。

11）防止误吸：①床旁备吸引装置；②昏迷患者取下义齿；③及时清除口腔中的分泌物及食物残渣；④进食时采取端坐位、半卧位或健侧卧位；⑤根据吞咽功能的评定选取适宜的食物及进食方法；⑥必要时安置并保留胃管；⑦保持气道通畅。

12）维持水、电解质平衡：①准确记录出入量，注意液体出入平衡；②监测电解质，使其维持在正常水平；③通过血气分析纠正酸碱平衡；④颅内压升高时，建议维持体液轻度负平衡。

13）有效沟通：①要尊重患者，语气自然，用词慎重；②用多种形式与患者沟通交流，如打手势、实物图片、书写或绘画等；③在康复及语言治疗师的帮助下，逐渐恢复语言功能。

14）心理护理：①建立优良的环境，使患者心情舒畅，取得患者的信任；②向患者及其家属介绍疾病的相关知识，了解疾病病程及预后；③重视患者的主诉，鼓励其表达自身感受，耐心解答患者的疑问；④与患者建立各种形式的有效沟通；⑤鼓励患者参与康复及掌握自我护理，增强自信心；⑥指导患者家属照顾方法，使患者感到来自家庭的支持和关心；⑦根据患者的心理特点，进行针对性的心理护理；⑧重视对患者精神、情绪变化的监控，及时干预。

15）各管道观察：①输液管道保持通畅，注意观察穿刺部位皮肤，保证药物及护理液的输入；②避免在患肢穿刺，输入刺激性大的液体时最好采用中心静脉置管技术，以免损伤外周血管；③尿管按照尿管护理常规进行；④胃管按照胃管护理常规进行。

（2）用药护理（表1-3-1）

表1-3-1 用药护理

| 药物类型 | 常用药物 | 护理 |
| --- | --- | --- |
| 降压药物 | 硝苯地平 | ①不受就餐时间的限制；②不能咀嚼或弄碎后服用 |
| | 氨氯地平 | ①不良反应：踝部和颜面部轻度水肿、潮红、头痛、眩晕及胃肠道反应；②有肝功能损害者应慎用 |
| | 非洛地平 | 不良反应：头痛、眩晕、发热感、潮红、心悸、乏力、踝部水肿 |
| | 厄贝沙坦 | ①不良反应：眩晕、呕吐；②口服吸收好，不受进食影响 |
| | 美托洛尔 | ①肝功能不全者应慎用，房室传导阻滞、严重心动过缓者禁用；②不可突然停药 |
| 控制血糖药物 | 胰岛素 | 与注射部位有关的护理：①选皮肤疏松部位；②有计划按顺序轮换注射；③每次要改变部位，以防注射部位组织硬化、脂肪萎缩影响胰岛素的吸收；④注射部位应严格消毒<br>发生低血糖反应的护理：①立即监测血糖；②口服糖水或静脉注射50%葡萄糖40 mL；③待患者清醒后再让其进食； |
| | 盐酸二甲双胍 | 进食时或餐后服，禁止嚼碎口服，应整片吞服 |
| | 阿卡波糖 | ①不良反应：腹胀、腹痛及腹泻等；②应餐前吞服 |
| 调整血脂药物 | 阿托伐他汀钙片 | ①不良反应：胃肠道不适、头痛、皮肤疼痛、头晕、视觉模糊和味觉障碍；②每日1次，晚餐时服用 |
| 控制脑水肿药物 | 20%甘露醇 | ①输注速度：5～10 mL/min，250 mL在20～30分钟内滴完，注入过快会造成一过性头痛、眩晕、注射部位疼痛；②药物质量检查：对光检查有无混浊、沉淀、絮状物及结晶；③观察患者神志、瞳孔、生命体征的变化，记录24小时尿量；④根据医嘱定期复查肾功能、电解质等；⑤保持静脉通道的通畅，防止血栓性静脉炎及甘露醇外渗引起的组织水肿、皮肤坏死；⑥心肾功能不全者应慎用 |

| 药物类型 | 常用药物 | 护理 |
| --- | --- | --- |
| | 甘油果糖 | ①成年人每次 250 ~ 500 mL，每日 1 ~ 2 次，500 mL 需 2 ~ 3 小时滴完，250 mL 需滴注 1 ~ 1.5 小时；②静滴过快可发生溶血及血红蛋白尿；③对有遗传性果糖不耐受患者禁用 |
| 抗凝药物 | 肝素 | ①初期每小时测 1 次凝血时间，稳定后可适当延长；②观察有无皮肤、黏膜、消化道、泌尿道出血，复查大便隐血及尿中有无红细胞活化部分凝血活酶时间；③注意监测活化部分凝血活酶时间，为正常的 1.5 ~ 2.5 倍 |
| | 低分子肝素 | ①选择距肚脐 4.5 ~ 5 cm 外的皮下脂肪进行注射，并捏起局部皮肤垂直刺入，拔出后按压片刻，注射部位应不断更换；②注射后可在注射部位引起局部淤斑，数天后可自行消失；③与含磷酸盐缓冲液的药物有配伍禁忌 |
| | 华法林 | ①服用过量易引起出血；②消化性溃疡或严重高血压为禁忌证；③注意有无皮肤坏死、脱发、皮疹、恶心、腹泻等 |
| 扩张血管药物 | 尼莫地平 | ①注意避光，避免阳光直射；②监测血压变化；③减慢输液滴速（一般 < 30 滴 / 分钟）；④告诉患者及其家属不得自行调节输液速度 |
| 抗血小板聚集药物 | 阿司匹林 | ①口服，75 ~ 150 mg/d；②不良反应为消化道症状及皮疹，饭后服用可减少其发生；③注意牙龈、皮肤出血点情况；④严重溃疡和出血倾向者禁用 |
| | 盐酸噻氯匹定 | ①不良反应为皮疹、腹泻、中性粒细胞减少症；②用药前 3 个月需定期查血常规 |
| | 氯吡格雷 | 不良反应为腹泻、皮疹等 |

（3）静脉溶栓患者的护理

1）溶栓前：①将患者收入脑卒中单元，置于安静、舒适的环境；②安置心电监护，持续低流量吸氧，建立静脉通道及准备注射泵；③做好解释工作，向患者及其家属说明溶栓的必要性；④填写技术操作同意书。

2）溶栓药物使用：①尿激酶，50 万 ~ 150 万单位（IU）+0.9% 氯化钠（NS），1 小时滴完；②重组组织型纤溶酶原激活剂，0.9 mg/kg，总量 < 90 mg，10% 静脉推注（< 1 分钟），余下部分静脉点滴 1 小时。

3）溶栓后护理病情监测：①检测神经功能变化，定期进行神经功能评估，在静脉点滴溶栓药物时，每 15 分钟进行 1 次，随后 6 小时内，每 30 分钟进行 1 次，此后每 60 分钟进行 1 次，直至 24 小时，若发现神经功能恶化，怀疑有脑出血时，立即做头部 CT，检测活化部分凝血活酶时间、凝血酶原时间；②监测血压，溶栓的最初 2 小时内，每 15 分钟进行 1 次，随后 6 小时内，每 30 分钟进行 1 次，此后每 60 分钟进行 1 次，直至 24 小时；③严密观察患者呼吸、意识、瞳孔的变化；④观察患者是否有烦躁、有无意识障碍加重的现象，出现严重的头痛、急性血压增高、恶心或呕吐，应立即停用溶栓药物，紧急进行头部 CT 检查；⑤观察患者皮肤、消化道、呼吸道、尿道有无出血征象，出现皮肤黏膜斑及牙龈出血时提示有出血倾向；⑥观察用药过程中患者肌力的改变，有无瘫痪加重；⑦观察治疗期间患者是否出现寒战、高热、血管源性水肿；⑧定期复查出、凝血时间，血常规等。

4）护理常规：①24 小时禁食，24 小时内避免插鼻胃管；②给药后 30 分钟内避免插尿管，6 小时未解小便且膀胱肿胀可考虑安置尿管；③短期内避免安置动脉内测压导管；④用药后严格卧床休息 24 小时，做好基础护理；⑤24 小时后重复 CT 检查；⑥溶栓治疗后 24 小时一般不用抗凝、抗血小板药。

9. 并发症的预防及护理

（1）尿路感染：①严格按无菌技术操作导尿；②选择全封闭式尿液引流系统，定时引流，一般每 4 小时放尿 1 次；③鼓励患者多饮水，至少 2000 mL/d，以达到内冲洗的目的，保持外阴清洁，每天清洁消毒外阴，若已发生尿路感染，膀胱每天冲洗 1 ~ 2 次，冲洗前应放完尿液，冲洗液保留 10 ~ 20 分钟后放出；④注意观察患者小便的性状，定期做小便常规检查，必要时做尿培养；⑤当患者排尿功能恢复时，应及时拔除留置尿管并观察。

（2）肺部感染：注意保暖，避免受凉，协助患者翻身、拍背、咳嗽咳痰，如痰液黏稠，应遵医嘱用 α-糜蛋白酶等雾化吸入，必要时予气管切开；已有肺部感染者，可给予黏痰溶解药如沐舒坦等。

（3）压疮：①及早发现压疮的危险因素，减轻局部受压，改善血液循环并保证患者的营养摄入，能够减少压疮的发生；②根据创面和渗液情况，正确选择药物，按无菌技术原则进行换药，以缩短压疮病程，促进伤口愈合，减少患者的痛苦；③红外线理疗有促进血液循环，增强细胞功能，使创面干燥，减少渗出，从而加快压疮的愈合。

（4）肢体挛缩：加强肢体的被动和主动运动，促进血液循环，同时注意保护患肢以免受损伤。

（5）下肢深静脉血栓

1）预防：①积极控制高血压、糖尿病、高血脂、血液高凝状态等危险因素；②注意患肢早期的被动及主动功能训练；③定时翻身拍背，防止瘫痪肢体受压过久，适当抬高患肢，避免在膝下垫硬枕、过度屈髋；④避免在患肢穿刺，减少血管刺激性药物的输入；⑤保持大便通畅，以免增加腹内压，影响下肢静脉回流；⑥患肢可穿弹力袜，使用间歇性充气压力装置；⑦观察患肢有无肿胀、疼痛、皮肤温度改变等症状。

2）护理：①一旦发生下肢静脉血栓，患肢应抬高制动，高出心脏平面 20 ~ 30 cm；②患肢禁止挤压、按摩、热敷，严格制动，避免发生血栓脱落，形成肺栓塞；③严密观察患肢的皮肤温度、色泽、水肿、弹性及肢端动脉的搏动情况，每天在同一部位测量 2 次肢体周径并记录；④严禁在患侧股静脉穿刺，注意保护患侧足背浅静脉及下肢浅静脉，禁忌输注溶栓、抗凝药以外的药物；⑤抗凝及溶栓的护理，严格按医嘱用药，准确计算输入药量及时间控制，密切监测患者凝血功能的变化，观察有无其他部位的出血，防止发生脑出血。

## 二、脑栓塞的护理

### 1. 概述

脑栓塞（cerebral embolism），又称栓塞性脑梗死，约占脑梗死的 15%。脑栓塞指各种栓子（血流中异常的固体、液体、气体）随血流进入脑动脉或供应脑的颈部动脉，使血管腔急性闭塞，引起相应供血区脑组织缺血、坏死及脑功能障碍。

### 2. 病因

根据栓子的不同来源，分为以下几种情况。

（1）心源性：是最常见的病因，占 60% ~ 75%。慢性心房纤颤是最常见的原因，风湿性心脏病、心内膜炎赘生物、附壁血栓脱落等是栓子的主要来源。

（2）非心源性：如动脉粥样硬化斑块的脱落、脂肪栓子、肺静脉血栓和气栓等。

（3）来源不明性：约占 30%。

### 3. 病理

脑栓塞最常见于颈内动脉系统，尤其是大脑中动脉。脑栓塞的病理改变和脑血栓形成基本相同，其区别是栓塞性脑梗死常为多灶性，且脑栓塞引起出血性梗死更多见，为30% 以上。此外，栓塞性脑梗死导致的脑缺血损伤比非栓塞性脑梗死更为严重。

### 4. 诊断要点

（1）临床表现：①可发生于任何年龄，以青壮年多见；②多在活动中急骤发病；③数秒至数分钟内发展到高峰，是发病最急的脑卒中；④多数患者神志清楚，伴有局限性抽搐；⑤有栓子来源的原发疾病；⑥容易发生出血性梗死。

（2）辅助检查

1）CT 和 MRI 检查：可显示缺血或出血性梗死的改变，如合并出血性梗死则高度支持脑栓塞。

2）脑脊液检查：①脑脊液压力增高提示大面积脑梗死；②脑脊液呈血性或镜下红细胞提示出血性梗死；③脑脊液细胞数增高（$200 \times 10^6$/L 或以上），早期以中性粒细胞为主，晚期则为淋巴细胞，提示感染性脑栓塞；④脑脊液见脂肪球，则为脂肪栓塞。

（3）其他：心电图应作为常规检查，可发现心律失常、风湿性心脏病、心肌梗死等证据；超声心动图检查可发现心源性栓子；颈动脉超声检查可评价颈动脉血管的情况，可发现颈动脉源性脑栓塞。

### 5. 治疗

同脑血栓形成治疗相似，应积极进行脱水降颅压治疗。

（1）抗凝治疗：脑栓塞有很高的复发率，可采取预防性抗凝治疗，如肝素、低分子肝素、华法林等。治疗中要定期监测凝血功能。

（2）治疗原发病：预防栓子形成是防止脑栓塞的重要环节。气栓的处理应采取左侧卧位，减压病应行高压氧治疗。气栓引起的癫痫发作应密切观察，及时抗癫痫治疗。脂肪栓子可用扩容剂、血管扩张剂进行治疗。感染性栓塞应积极抗感染治疗。

6. 主要护理问题

（1）躯体活动障碍，与偏瘫或平衡能力降低有关。

（2）生活自理能力缺陷，与肢体瘫痪有关。

（3）有失用综合征的危险，与意识障碍、偏瘫所致长期卧床有关。

（4）潜在并发症，如压疮、肺部感染、出血等。

7. 护理目标

（1）患者躯体活动能力增强，能保持身体平衡，恢复最佳活动功能。

（2）患者生活能逐步自理，或最大限度恢复生活自理水平。

（3）患者能表达需求，保持有效的沟通。

（4）患者未发生相关并发症，一旦出现，能及时发现和处理。

8. 护理措施

（1）病情观察：密切观察神志、瞳孔、生命体征、临床表现，注意有无颅内高压症状、出血情况、原有症状加重或出现新的瘫痪症状、心律失常、呼吸困难。

（2）康复护理

1）肢体康复：向患者讲解早期活动的重要性和必要性，教会患者保持关节功能位，防止关节挛缩、失用综合征，以及误用综合征的发生。

加强早期康复护理：当患者发生脑栓塞后，如生命体征平稳，神经系统症状不再加重，24～48小时后即可进行康复训练。临床上在进行康复训练时，运动量的确定一般根据极限心率来定，公式为"180-年龄＝最大心率数×0.9"，当患者年龄在60岁以上时，公式为"170-年龄＝最大心率数"。同时还要根据次日患者的自我感觉决定运动量。因此，任何一位患者的康复训练方法和运动量都是在科学的指导下来落实，以保证患者的安全。

2）体位的指导：①平卧位：患侧肩部下方应垫小的软枕，使肩上抬前挺，上肢离开躯干外展、外旋位，肘部伸直，腕背屈，掌心向上，五指分开，下肢大腿及膝关节外侧垫一软枕，防止髋关节外展外旋；②患侧卧位：患侧肩胛带前伸，防止肩关节因受压而产生疼痛，肩关节屈曲＜90°，伸肘，前臂旋后，腕背伸，手指伸展，腰背部放枕头支撑，患侧下肢伸展，膝关节轻度屈曲，健侧下肢髋关节屈曲，下面垫一个枕头；③健侧卧位：患侧上肢向前方伸出，肩关节屈曲约90°，下面用枕头支持，手放在枕头上维持拇指外展四指伸展位，健侧上肢可自由摆放，患侧下肢髋关节和膝关节轻度屈曲，背后放一个枕头，使躯干呈放松状态，踝关节处于中立位，防止跖屈内翻；④给予被动运动，以保持关节活动范围，防止肌肉、结缔组织的挛缩，预防深静脉血栓的形成及组织间粘连，对肌张力低下的患者，要注意保护关节，特别是肩关节，防止翻身、起坐时损伤，在被动活动时，避免过分活动，对肌张力过高的患者，应避免异常刺激，动作应缓慢、轻柔，可适当增加被动运动及牵拉，当患者能够部分或充分配合后，应尽快使其患肢进行主动运动，可让其用健侧肢体带动患侧活动；⑤输液时应尽量避开患肢及关节，以防止局部肿胀发生，同时也可以让患者有足够的条件进行康复训练；⑥在条件许可的情况下，应让患者尽早坐起来，并进行坐位平衡训练，当患者能保持静态坐位平衡后，逐渐锻炼出自动座位平衡；⑦床上动作训练，锻炼患者向两侧翻身，如在向健侧翻身时，患者用健侧手握住患侧手，先向健侧转头，再通过摆动双上肢使躯干上部向健侧旋转，同时主动或在他人辅助下完成骨盆旋转，向患侧翻身时，避免用健侧手拉床旁的栏杆，这样的练习可让患者重树信心，早日回归社会。

3）语言康复：①运动性失语，以语音训练为主，可先让患者多活动唇、舌、咽等部位的肌肉，然后逐步训练患者说出"单词－词组－短语"，最后让患者跟读，反复进行语言刺激；②感觉性失语，以提高理解能力训练为主，采取一对一的形式，用患者以往最熟悉的声音等刺激患者听觉，增强语言的理解力，通过患者熟悉的手势，让其模仿、重复，激发理解力，让患者说出看到的东西的名字，可适当提醒，反复练习，采用图片，边读边示意，并提出一些简单的问题让患者回答，锻炼理解力；③完全性失语，不应过于着急，多训练患者的表达能力，指导家属配合，由浅入深，由易到难，循序渐进。

4）心理康复：重视心理康复的作用，以心理康复促进机体康复，可通过语言鼓励患者发挥自身的潜能，变悲观失望为主观努力，以坚持的毅力愉快地接受康复治疗和训练，从而使康复训练达到理想的效果，避免不良的心理刺激，制订合理的生活计划，消除脑血管疾病的高危因素。

（3）心理护理：瘫痪可使患者产生自卑、消极的情绪，患者还可出现性情急躁，应主动关心和开导患者，家属给予患者精神和物质支持，也可让病友之间互相交流经验，使患者情绪稳定，增强战胜疾病的信心。

（4）健康指导：从合理饮食、控制危险因素、配合治疗、康复训练等方面制订健康指导计划。

9.并发症的预防及护理

（1）肺部感染：帮助患者翻身拍背，指导患者有效咳嗽、咳痰，患者无力咳痰时应及时吸痰。监测患者体温，关注实验室检查结果，合理使用抗生素。

（2）尿路感染：加强生活护理，保持大小便清洁，对留置尿管患者进行尿管护理，观察小便颜色、性状和量，对无饮水呛咳和吞咽困难的患者应鼓励多饮水。

（3）压疮：保持周身皮肤清洁，按时翻身、拍背、吸痰，易受压部位加用气垫或软垫。

（4）口腔溃疡：对经口进食的患者，指导餐后漱口；对留置胃管和存在吞咽障碍的患者，应加强口腔护理；有感染的患者，合理使用抗生素。

（5）便秘：①做好患者的心理护理，介绍脑卒中的基本知识，病程长、恢复慢是本病的特点，给予积极的情感支持，有针对性地解决其消极因素；②向患者及其家属讲解合理饮食的重要性，多吃蔬菜、水果等含纤维素高的食物，多饮水，适当摄取油脂类食物；③提供有利于排便的环境和充足的排便时间，根据以往排便习惯，按时坐便盆，即使排不出也要坚持每天同一时间进行此项活动，对习惯性便秘的患者每次有便意都要试验排便，达到预防与治疗排便障碍的目的；④排便时用手自右沿结肠解剖位置向左环行按摩，可促进降结肠的内容物向下移动，并可增加腹内压，促进排便，指端轻压肛门后端也可促进排便，同时按时翻身，安排适量的活动，也能促进排便；⑤适当的运动对缓解老年慢性功能性排便障碍有一定的疗效，可尽早开展康复治疗；⑥合理选择与恰当应用缓泻药物，临床常用聚乙二醇、麻子仁丸等；⑦使用简易通便剂，临床常用开塞露、甘油栓等。

## 三、腔隙性脑梗死的护理

### 1. 概述

腔隙性脑梗死（lacunar infarction）是以病理诊断命名、发生在大脑半球深部白质及脑干的直径在 15 ~ 20 mm 以下的新鲜或陈旧的缺血性微梗死。因脑组织的缺血、坏死和液化，由吞噬细胞移走形成腔隙，占脑梗死的 20% 左右。

### 2. 病因

本病的病因及发病机制并不完全清楚。

（1）最常见的病因为高血压引起小动脉及微小动脉脂质透明变性。

（2）大脑中动脉和基底动脉的粥样硬化。

（3）血流动力学异常。

（4）各类小栓子及动脉粥样硬化斑块等阻塞小动脉。

（5）血液异常。

### 3. 病理

本病的病灶呈不规则的圆形、狭长形或椭圆形，直径多为 3 ~ 4 mm，小者为 0.2 mm，大者可达 15 ~ 20 mm，病变的血管多为直径 100 ~ 200μm 的深穿支，常见于豆纹动脉、丘脑深穿动脉及基底节动脉旁中线支，其中基底节区发病率最高。

### 4. 诊断要点

（1）临床表现

1）本病多见于中老年人，男性多于女性，多伴有高血压病史。

2）多在白天突然急性起病，近20%的患者表现为短暂性脑缺血发作样起病。

3）临床表现多样，有20多种临床综合征，特点是症状较轻，体征单一且预后良好，无头痛、颅压增高、意识障碍等。

4）临床常见的腔隙综合征：①纯运动性轻偏瘫常见；②纯感觉性卒中较常见；③共济失调性轻偏瘫；④构音障碍 – 手笨拙综合征；⑤纯感觉性脑卒中；⑥腔隙状态。

（2）辅助检查

1）CT与本病的发现率和病症的大小、部位、检查时间相关，最好在发病的7天内进行，以排除少量出血。

2）MRI可对病症进行准确定位，是目前最有效的检查手段。

5. 治疗

目前暂无有效的治疗方法，主要为预防复发。

（1）有效地控制高血压和各种类型的脑动脉硬化是预防腔隙性梗死的关键。

（2）阿司匹林等抗血小板凝集药物可能会减少本病的复发。

（3）可适当应用血栓通等扩血管药物以增加脑组织供血，促进神经功能恢复；尼莫地平等钙离子通道阻滞剂可减少血管痉挛，改善大脑血循环，降低本病的复发率。

（4）活血化瘀药对神经功能的恢复有所帮助。

（5）对高脂血症、糖尿病、吸烟等可干预危险因素应进行控制。

# 四、脑分水岭梗死的护理

### 1. 概述

脑分水岭梗死（cerebral watershed infarct）是指两条动脉供血区之间边缘带部位的缺血性损害，约占全部脑梗死的10%。

### 2. 病因

本病多由血流动力学障碍所致，颈内动脉严重狭窄或闭塞伴全身低血压时常典型发作，也可源于心源性或动脉源性的栓塞。

### 3. 病理

本病多发生在脑的浅表部位，主要在皮质，常累及额顶交界区或顶枕颞交界区及皮质下。典型病灶呈楔形或者平行于皮质的条带状，轻度供血障碍的病灶可呈簇状，新旧病灶可共存。

### 4. 诊断要点

（1）临床表现：呈脑卒中样发病，症状较轻，且恢复较快。根据CT可分为：①皮质前型；②皮质后型；③皮质下型。

（2）辅助检查：CT 检查是可靠的诊断方法。

5. 治疗

本病的治疗原则大致同血栓性脑梗死，同时应注意病因治疗，如纠正低血压、治疗休克和补充血容量、治疗心脏及颈内动脉病变等。

# 第四节　出血性脑血管病的护理

## 一、脑出血的护理

### （一）概述

#### 1. 概念

脑出血（intra cerebral hemorrhage）是指原发性非外伤性脑实质内出血。我国出血性脑卒中约占全部脑卒中的 32.9%，其中自发性脑内出血是最为常见的类型，占总数的 70% ~ 80%。回顾性研究发现，脑出血患者 30 天内的死亡率为 35% ~ 52%，仅 20% 的患者在发病 6 个月后可独立生活。

#### 2. 病因

本病最主要的原因是高血压和脑动脉硬化，约占非外伤性的 60%。其他病因包括血液病、脑淀粉样血管病变、动脉瘤、动静脉畸形、脑动脉炎、硬膜静脉窦血栓形成、夹层动脉瘤、原发或转移性肿瘤、梗死性脑出血、抗凝或溶栓治疗等。

#### 3. 病理

脑出血后沿着神经纤维束分裂脑组织形成血肿，压迫周围脑组织，同时撕断静脉和毛细血管。随着血肿增大，撕裂的血管使更多的血液成分进入脑实质。脑组织肿胀，正常组织受压，从而继发脑梗死、水肿，甚至形成脑疝。大多数脑出血发生在最初 3 小时。

#### 4. 诊断要点

脑出血好发于 50 ~ 70 岁，男性略多于女性。急性起病，以神经功能缺损为主，症状在数分钟至数小时内进行性发展。患者常出现头痛、恶心、呕吐、意识障碍和血压升高，通常在活动和情绪激动时发生，可因出血部位及出血量不同而临床特点各异。

（1）基底节区出血：约占全部脑出血的 70%，常表现为突发的病灶对侧偏瘫、偏身感觉缺失和同向性偏盲，双眼球向病灶对侧同向凝视不能，优势半球出现三偏症和失语。

（2）脑桥出血：约占脑出血的 6%，大量出血（血肿＞ 5 mL）常破入第四脑室，患者立即进入昏迷、双侧"针尖样"瞳孔、呕吐"咖啡样"胃内容物、中枢性高热（持续

39 ℃以上、躯干热而四肢温度不高）、中枢性呼吸障碍、眼球浮动、四肢瘫痪和去大脑强直发作等，多在 48 小时内死亡。小量出血可无意识障碍，表现为交叉性瘫痪和共济失调性偏瘫，两眼向病灶侧凝视麻痹或核间性眼肌麻痹。

（3）小脑出血：约占脑出血的 10%，多发生在一侧小脑半球，可导致急性颅内压增高，脑干受压，甚至发生枕骨大孔疝。发病初期大多意识清楚或有轻度意识障碍，表现为眩晕、频繁呕吐、枕部剧烈头痛和平衡障碍等。轻症者表现出一侧肢体笨拙、行动不稳、共济失调和眼球震颤；暴发型则常突然昏迷，在数小时内迅速死亡。

（4）脑叶出血：约占脑出血的 10%，出血以顶叶最常见，其次为颞叶、枕叶、额叶，也可有多发脑叶出血。常表现为头痛、呕吐、脑膜刺激征及出血脑叶的局灶定位症状，如额叶出血可有偏瘫、Broca 失语、摸索等，颞叶可有 Wemieke 失语、精神症状，枕叶可有视野缺损，顶叶可有偏身感觉障碍、空间构象障碍。抽搐较其他部位出血常见，昏迷较少见，部分病例缺乏脑叶的定位症状。

（5）脑室出血：占脑出血的 3% ～ 5%，多为小量脑室出血，常有头痛、呕吐、脑膜刺激征，一般无意识障碍及局灶性神经缺损症状，血性脑脊液，可完全恢复，预后良好。大量脑室出血常起病急骤，迅速出现昏迷、频繁呕吐、"针尖样"瞳孔、眼球分离斜视或浮动、四肢弛缓性瘫痪及去脑强直发作等，病情危重，预后不良，多迅速死亡。

5. 辅助检查

（1）CT 检查：是首选检查。发病后 CT 即可显示新鲜血肿，为圆形或卵圆形均匀高密度区，边界清楚，可显示血肿部位、大小、形态，是否破入脑室，血肿周围有无低密度水肿带及占位效应、脑组织移位和梗阻性脑积水等。

（2）MRI 检查：急性期对小脑出血的价值不如 CT，对脑干出血的诊断价值优于 CT。

（3）DSA 检查：怀疑脑血管畸形、血管炎等可行 DSA 检查，尤其是血压正常的年轻患者应考查病因，预防复发。

（4）脑脊液检查：脑压增高，脑脊液多呈"洗肉水样"均匀血性。因有诱发脑疝的危险，仅在不能进行头部 CT 检查且临床无明显颅内压升高表现时进行，怀疑小脑出血时禁行腰穿。

（5）其他：血常规、尿常规、大小便常规及肝肾功能、凝血功能、心电图检查，外周血白细胞可暂时增高（达 $20 \times 10^9/L$），血糖、尿素氮等也可短暂升高。

## （二）治疗要点

1. 内科治疗

（1）起始治疗：主要注重气道、呼吸、循环的维持，依据患者的临床症状而定。

（2）补液治疗：目标是最佳血容量，入液量可按尿量加 500 mL，如有高热、多汗、呕吐或腹泻者，可适当增加入液量，并根据血气分析纠正酸中毒或碱中毒。

（3）控制脑水肿：颅内压增高致病情恶化，甚至脑疝形成，是影响脑出血死亡率及功能恢复的主要因素。因此，积极控制脑水肿、降低颅内压是脑出血急性期治疗的重要环节。脑出血后脑水肿约在 48 小时达到高峰，维持 3~5 天后逐渐消退，可持续 2~3 周或更长。可选用：①甘露醇；②利尿剂；③甘油；④ 10% 人血白蛋白等。

（4）血压的控制：脑出血后血压升高是颅内压升高的情况下为保持相对稳定的脑血流量的自动调节反应，当颅内压下降时血压也会随之下降，因此，通常可不使用降压药，应根据患者年龄、病前有无高血压、病后血压情况等确定最适血压水平。最新循证医学证据：急性期，静脉应用短效抗高血压药物，将收缩压控制在 180 mmHg 以下。

（5）体温治疗：体温应维持在正常水平，如果体温 > 38.5 ℃，应采取降温措施；发热或可能感染的患者，要进行气管、血液、尿的培养，以及胸部 X 线检查；如果有脑室引流管存在，应行脑脊液检查以排除脑膜炎；如果有感染存在，应选用合适的抗生素治疗。

（6）并发症的防治

1）感染：发病早期，病情较轻的患者如无感染证据，通常可不使用抗生素；合并意识障碍的老年患者易并发肺部感染，或因尿潴留或导尿等合并尿路感染，可根据经验或痰培养、尿培养及药物敏感试验结果选用抗生素，给予预防性治疗，同时保持气道通畅，加强口腔和气道的护理。

2）应激性溃疡：易致消化道出血，可用 $H_2$ 受体阻滞剂预防。一旦出血应按上消化道出血的常规进行治疗，可应用止血药；若内科保守治疗无效，可在内镜直视下止血；应防止呕血时引起窒息，同时补液或输血以维持血容量。

3）痫性发作：依照最新循证医学证据，脑叶出血病程中出现抽搐的患者，可使用 30 天抗癫痫药物治疗；出血后超过 2 周发生癫痫者，反复发作风险大，应给予长期抗癫痫药物治疗。

4）中枢性高热：宜先行物理降温，效果不佳者可用多巴胺能受体激动剂如溴隐亭治疗。

5）下肢深静脉血栓形成：表现为肢体进行性水肿及发硬，应勤翻身、被动活动或抬高瘫痪肢体。一旦发生下肢深静脉血栓，应进行肢体静脉血流图检查，给予间断充气加压治疗，从病程第二天开始采用低分子肝素治疗。

6）其他内科治疗：对于急性脑出血患者，脑卒中单元是目前最有效的脑卒中诊治策略。有充足证据表明，脑卒中单元诊治的患者在脑卒中后的生存率、独立性和家庭生活能力方面均优于未在脑卒中单元诊治者。另外，应根据患者的临床情况，尽可能早开展物理康复治疗、语言治疗。

2.外科治疗

脑出血的外科治疗对挽救重症患者的生命及促进神经功能恢复有益。应根据出血部位、病因、出血量、患者年龄、意识状态、全身状况等，决定是否手术及手术方式。手术宜在超早期（发病后 6 ～ 24 小时内）进行。手术的目的是清除血肿，降低颅内压，使受压（不是破坏）的神经元和神经纤维有恢复的可能性，防止和减轻出血后一系列继发性病理变化，打破危及生命的恶性循环。常用的手术方法：①骨瓣开颅血肿清除术；②钻孔扩大骨窗血肿清除术；③锥孔穿刺血肿吸除术；④立体定向血肿抽吸术；⑤脑室引流术。

### （三）主要护理问题

（1）脑组织灌注改变（脑水肿），与血肿压迫脑组织有关。

（2）语言交流障碍。

（3）吞咽障碍。

（4）自理缺陷。

（5）潜在并发症，如脑疝、消化道出血、感染、压疮、高热、下肢深静脉血栓等。

### （四）护理目标

（1）抢救患者生命，平稳度过水肿期，防止病情进一步加重。

（2）患者能说出简单的词和句子，或帮助患者有效沟通。

（3）保证患者足够的营养，防止误吸的发生。

（4）帮助患者达到自我照顾，或协助生活护理。

（5）预防并发症且并发症发生时能及时发现和处理。

### （五）护理措施

（1）院前急救及院内绿色通道：发生脑卒中时要启动急救医疗服务体系，使患者得到快速救治，并能在关键的时间窗内得到有益的治疗。专业急救医疗服务人员可快速将患者运送至医疗机构，并在第一时间给予适当的评估和处理。一旦进入医疗机构，脑卒中患者应进入绿色通道以确保进行早期诊断和处理。

（2）保持气道畅通：维持气道畅通是处理脑卒中急症的首要措施。应细致观察患者的呼吸速度、深度和节律，昏迷患者置于侧卧位或平卧头偏向一侧的体位，以防止呕吐物误吸。对有舌根后坠者，可安置口咽通气管。气管切开术现在已被推荐用于昏迷时间较长，有可能超过 1 周的患者。

（3）避免颅内压升高：脑水肿是脑卒中后脑组织的必然反应，因此，在护理中应严密观察患者血压、呼吸、神志、瞳孔的变化，并做好记录。降低颅内压的注意事项：抬高床头 15° ～ 30°，可以改善头部静脉回流；及时、正确应用脱水剂；避免用力咳嗽、解大便等动作；为患者吸痰时动作应轻柔，吸痰管不宜插入过深，以免诱发剧烈咳嗽反射导致颅内压急剧升高，进而造成意外发生。

（4）常规护理内容

1）心理护理：①向患者及其家属介绍与本病有关的知识，使其了解病程及预后；②鼓励患者表达自身感受，了解患者的心理状态；③调动患者的社会支持系统，使患者感到家庭和社会的支持；④安排恢复较好的患者讲解治疗经过，增强患者康复信心；⑤针对个体情况进行针对性的心理护理。

2）休息：①急性期绝对卧床休息 2 ~ 4 周；②发病后 24 ~ 48 小时变换体位时，应减少头部的摆动幅度，以防加重出血；③患者手腕和足踝应置于关节功能位置，各关节受压部位托以棉垫，防止压迫，预防压疮。

3）各管道的观察及护理：①保持输液通畅，留置针妥善固定，注意观察穿刺部位皮肤，防止局部渗漏；②胃管按照胃管护理常规进行；③尿管按照尿管护理常规进行；④气管切开按照气管切开护理常规进行。

4）基础护理：①保持环境安静安全，严格限制探视，避免各种刺激；②向患者及其家属讲明翻身的重要性，每 2 ~ 3 小时翻身 1 次；③保持床单平整、干燥，帮助患者处于舒适的卧位。

（5）饮食护理：①适当补充肉类、蛋类和豆制品，补充人体的必需氨基酸和蛋白质等营养物质；②多吃富含维生素的新鲜蔬菜和水果等；③尽量戒烟、戒酒。

（6）语言护理：文献报道，57% ~ 69% 的脑卒中患者有语言障碍。护理时首先要判断患者的失语类型及严重程度，并注意患者尚保留的最有效的交流方式，其次向陪伴者传授与患者交流的有效方法。进行语言训练时应循序渐进，由简到难，由少到多，当患者有进步时及时鼓励。

（7）眼部护理：因眼肌张力下降，有意识障碍患者的眼睑可能不能自行闭合，使液体快速蒸发，眼球干燥，继发感染，可能出现球结膜溃疡。因此，应关注眼部的护理，可涂抹抗生素眼膏或滴入甲基纤维素滴眼液，用手协助患者眼睑闭合后以胶带封眼睑，或以生理盐水纱布覆盖眼睑。

（8）并发症的护理

1）脑疝：①严密观察病情，注意脑疝的先兆症状；②脑疝形成或有先兆表现时，应立即通知医师并做好急救准备；③快速推注或滴入 20% 甘露醇；④保持呼吸道通畅，及时清除呼吸道分泌物，给予氧气吸入，对呼吸骤停者，应协助立即行气管插管及人工呼吸；⑤对心搏骤停者应立即给予复苏抢救，做好紧急手术的准备。

2）应激性溃疡：①首先注意观察患者有无上消化道出血的征象，每次鼻饲时一定要抽吸胃液，观察胃液的颜色是否呈咖啡色；②定期检查胃液隐血和酸碱度；③腹胀者应注意肠鸣音是否正常；④少量出血者不需禁食，可进食少量流质饮食；⑤出血量大者则应禁食，遵医嘱给予止血药物。

3）呼吸道感染：①保持病房的通风，定期空气消毒，减少病房内人员流动；②加强口腔护理；③对长期卧床患者应该鼓励患者咳痰，协助体位排痰及拍背；④观察患者有无出现发热、呼吸急促、咳嗽、咳痰等表现；⑤遵医嘱给予抗生素治疗。

4）发热：主要原因有中枢性发热、感染性发热和吸收热。

中枢性发热：是病变侵犯下丘脑，体温调节中枢失去调节功能所致。特点为：①持续高热，通常体温超过39℃；②躯干温度高而四肢温度较低；③体温升高并不伴有脉搏增快；④普通退热药物没有效果；⑤无感染源。主要采用物理降温，如使用冰袋、冰帽、冰毯等，有条件时可行人工冬眠。

感染性发热：由细菌、病毒、真菌等感染所致。多在病后数天开始，体温逐渐升高，常伴有白细胞增高、呼吸和心率加快。通常可找到感染灶，如肺部感染、尿路感染等。应及时查找感染部位，并根据细菌培养和药物过敏试验来选择抗生素治疗。

吸收热：脑出血后，红细胞分解吸收引起的反应热，常在发病后3～10天发生，体温多在37.5℃左右，一般不需特殊处理。

## 二、蛛网膜下腔出血的护理

### （一）概述

**1. 概念**

蛛网膜下腔出血（subar achnoid hemorrhage）指脑表面血管破裂后，血液流入蛛网膜下腔引起的相应临床症状的一种脑卒中，占脑卒中的5%～10%。有研究报道，每年因动脉瘤破裂引起蛛网膜下腔出血的发病率为6/100 000，颅内动脉瘤破裂引起蛛网膜下腔出血占非外伤性蛛网膜下腔出血的80%。

**2. 病因**

（1）先天性动脉瘤：占50%～85%。

（2）脑血管畸形：约占10%，其中动静脉畸形占血管畸形的80%。

（3）高血压动脉硬化性动脉瘤。

（4）脑底异常血管网（Moyamoya病）。

（5）其他，如真菌性动脉炎、颅内肿瘤等。

**3. 发病机制**

（1）先天性动脉瘤，可能与遗传及先天性发育缺陷有关。

（2）脑血管畸形，胚胎期发育异常形成的畸形血管团，血管壁极薄弱。

（3）动脉炎，血管壁病变。

（4）肿瘤，直接侵蚀血管。

85%～90%颅内动脉瘤位于前循环，好发于Willis环，尤其是动脉分叉处。血液主要沉积在脑底部和脊髓的各脑池，出血量大时可有一薄层血凝块覆盖颅底、脑表面，也可穿破脑底进入第三脑室和侧脑室。血量多时可充满全部脑室，使脑脊液循环受阻。

4. 诊断要点

（1）任何年龄均可发病，动脉瘤多见于30～60岁，血管畸形多见于青少年。临床表现差异较大，轻者可没有明显临床症状，重者可突然昏迷甚至死亡。蛛网膜下腔出血的老年患者表现常不典型。

（2）典型临床表现：突然发生剧烈头痛、呕吐、脑膜刺激征及血性脑脊液。①头痛：突发剧烈头痛，多伴有呕吐，多在剧烈活动中或活动后出现，约1/3的动脉瘤性蛛网膜下腔出血患者发病前数日或数周有轻微头痛的表现，这是小量前驱出血或动脉瘤受牵拉所致，动脉瘤性蛛网膜下腔出血的头痛可持续数日不变，2周后逐渐减轻，如头痛再次加重，常提示动脉瘤再次出血，但动脉瘤畸形破裂所致蛛网膜下腔出血头痛常不严重，局部头痛常可提示破裂动脉瘤的部位；②脑膜刺激征：以颈项强直最多见，发病数小时后出现，3～4周后消失；③眼部症状：20%患者发病1小时内即可出现，眼底检查可见视网膜出血、玻璃体膜下片块状出血；④其他：脑神经瘫痪、感觉障碍、眩晕、共济失调和癫痫发作等，少数患者急性期可出现精神症状。

5. 辅助检查

（1）头部CT和MRI检查：CT可见蛛网膜下隙积血征象，但不能提供蛛网膜下腔出血证据时，头部MRI检查可显示脑干小静脉畸形，主要用于发病1～2周后。

（2）脑脊液检查：均匀一致的血性脑脊液，压力增高，12小时后可出现黄变，2～3周后脑脊液中红细胞和黄变现象消失。

（3）DSA检查：可确定动脉瘤位置、动静脉畸形等。

## （二）治疗要点

本病的治疗原则：控制继续出血，防治迟发性脑血管痉挛，去除病因，防止复发。

1. 内科治疗

（1）一般处理：①绝对卧床4～6周；②止痛镇静；③保持大便通畅。

（2）降低颅内压：20%甘露醇、呋塞米等。

（3）防止再出血：抗纤维蛋白溶解药可抑制纤维蛋白溶解酶原的形成，推迟血块溶解，防止再出血的发生。

（4）防止迟发性血管痉挛：尼莫地平、氟桂利嗪等。

（5）脑脊液置换疗法：腰穿放出脑脊液，每次缓慢放出 10 ～ 20 mL，每周 2 次。

2. 外科治疗

患者发病后在生命体征平稳的条件下尽快做 DSA 检查以明确病因，通过开颅手术、介入治疗等，达到去除病因，及时预防再出血和血管痉挛，防止复发。

### （三）主要护理问题

（1）急性头痛，与脑水肿、颅内高压、血液刺激有关。

（2）自理能力缺陷，与医源性限制（绝对卧床）有关。

（3）潜在并发症，如再出血、脑血管痉挛、脑积水等。

（4）恐惧和焦虑，如担心再次出血、恢复情况等。

### （四）护理目标

（1）近期目标：疼痛减轻，防止再出血，无脑疝形成，无护理并发症。

（2）远期目标：避免再发，争取恢复部分生活自理和工作能力。

### （五）护理措施

1. 严密观察病情

密切观察并记录患者的病情变化，尤其意识、瞳孔、头痛及肢体活动情况，保持呼吸道通畅，重症患者需入住神经科重症监护室（neurology of intensive care unit，NICU），采用多功能监护仪进行 24 小时心电监护。

有进行性意识加深或清醒但突然发生意识障碍者、一侧肢体活动出现障碍者、一侧瞳孔发生改变者、头痛突然加重者，生命体征突然发生改变者，均应及时通知医师警惕发生不可逆的病情改变。

2. 具体的护理措施

（1）头痛的护理：头部剧烈疼痛、呈"炸裂样"，是蛛网膜下腔出血患者最突出的症状，要首先严密观察疼痛的部位、性质、程度和持续时间，观察有无伴发其他症状，如呕吐、颅内高压及再出血征象等。当疼痛突然加剧时需警惕颅内高压与脑疝。医护人员要充分相信患者对疼痛的描述，由于疼痛完全是个人的主观感受而不能被他人证实或否定，同时一定要告诉患者不能强忍疼痛，以免引起严重后果。

及时将患者的病情变化反馈给医师并做好护理记录，积极建立静脉通道，给予脱水剂和尼莫地平等防治脑血管痉挛，必要时使用镇静剂。

（2）潜在脑疝与再出血的护理：本病的常见原因是动脉瘤破裂，血压波动过大容易诱发动脉瘤破裂、出血，应注意保持患者血压平稳。

1）体位与休息：①绝对卧床休息 4 ~ 6 周，在急性期可采取内科保守治疗；②颅内压增高的患者应抬高床头 15°~ 30°，以利于颅内静脉回流，保持头颈部不屈曲或髋部不大于 90°，同时头无显著旋转；③清醒的患者在改变体位时动作应轻柔，并告知患者头部不要过度活动；④意识障碍的患者在翻身时应注意保持头颈躯干在同一水平线上，避免颈部扭曲导致脑干移位，造成脑干功能衰竭，出现呼吸抑制或引起心率和呼吸功能的急剧变化，造成患者突然死亡。

2）防止一切使颅内压升高的因素：①患者精神紧张、情绪波动、用力排便、屏气、剧烈咳嗽、打喷嚏等会使颅内压升高，应注意避免；②保持大便通畅，超过 3 天未解大便可使用缓泻剂或开塞露，禁止高压灌肠；③血压、腹压升高均会引起颅内压升高，诱发再出血或脑疝；④尿潴留，因膀胱涨满而导致患者烦躁，应注意及时解决。

3）保持病房安静：①室内光线柔和，勿使日光直接射入，保持室内暗光；②白天医院病区较理想的噪音强度应在 35 ~ 45 dB；③特别注意减少探视，以免加重头痛，必要时适当使用镇静剂，使清醒的患者处于轻度嗜睡的状态。

4）温湿度：①温度保持在 18 ~ 22 ℃；②湿度保持在 50% ~ 60%。

5）护理操作：①合理安排护理工作，给患者提供白天休息的机会及夜间无干扰光线；②将各项护理操作集中完成，减少对患者的影响；③勿忽视对患者的病情观察。

（3）用药护理

1）遵医嘱准确及时地使用脱水剂：20% 甘露醇 125 ~ 250 mL，15 ~ 30 分钟快速滴注，每 6 ~ 8 小时 1 次，使用 7 ~ 10 天。

2）缓解脑血管痉挛药物：尼莫地平缓慢滴入，50 mg 需 6 ~ 8 小时滴完，避免滴注过快引起血压急剧下降甚至休克，引发脑缺血或脑梗死，可见皮肤发红、多汗、心动过速或过缓、胃肠不适等不良反应。

3）正确安排输液顺序，保证静脉通畅，记录 24 小时出入量，保持出入量、水电解质平衡。

（4）心理护理：关注患者的感受，让患者充分信任医护人员，减轻心理负担，主动热情地开导患者，鼓励患者充分发挥自我潜在的力量，变消极心理为主观努力，以坚强的信念、积极愉快的情绪接受治疗及护理。有报道显示，良好的心理状态可提高疼痛阈值，焦虑和恐惧可降低痛阈，增加疼痛感。做好患者家属的工作，使家属也了解患者的心理活动，配合护理工作。

（5）健康指导：介绍有关的疾病知识，如卧床的重要性、防止颅内压升高的因素，与疾病预后息息相关。减少探视等各种不良刺激，保持患者情绪稳定。有文献报道，当患者情绪激动或紧张时，动脉压力可增高，易在血管薄弱处发生破裂，引起再出血。教会患者家属认识脑卒中的症状，尽早处理。

# 第五节　脑血管疾病介入治疗的护理

脑血管疾病介入治疗作为一种新的治疗手段，因其适用性广、操作简单、创伤小、疗效确切，越来越多地得到临床工作者和患者的认可。神经介入治疗临床主要适应证为：脑动脉瘤、脑动静脉畸形、脑动静脉瘘、颈动脉海绵脉瘘、硬脑膜动静脉瘘及脊髓血管（动静脉）畸形等。治疗方式主要为：颅内动脉瘤栓塞术、脑供血动脉狭窄支架置入术、脑血栓溶栓、取栓治疗及窦内治疗、头颈部高血运肿瘤术前栓塞等。本节对临床应用最多的数字减影血管造影术、颅内动脉瘤的介入治疗和脑供血动脉狭窄支架置入术及其护理分别进行阐述。

## 一、数字减影血管造影术

### 1. 概述

数字减影血管造影术是神经介入治疗的关键和初始环节，是将对比剂直接注入血管内，使脑血管系统显影的一种 X 线投影检查技术，通常在数字减影血管造影机上完成该项检查。通过脑血管造影可以明确是否存在动脉瘤、动静脉畸形及血管狭窄等病变，可以全面和动态观察脑血管的血流情况、变异情况、侧支代偿情况，并为进一步治疗做好准备，尤其近年来三维数字减影血管造影的开发和临床应用，使脑血管疾病尤其是动脉瘤的诊断准确率明显提高，而且三维技术通过对动脉瘤的形态及其与载瘤动脉多角度的成像，为临床治疗提供了更为丰富的信息，是目前诊断脑血管疾病的金标准。

### 2. 颅内血管的解剖

主动脉弓上发出 3 条主要分支动脉，从左到右分别为左锁骨下动脉、左颈总动脉和头臂干（无名动脉）。左锁骨下动脉的第一个分支为左椎动脉，头臂干分出右锁骨下动脉和右颈总动脉，两侧颈总动脉分出颈内和颈外动脉，颈内动脉和椎动脉系统是脑的主要血液供应系统，分别供应幕上和幕下组织。颅内血管通过 Willis 环相通。

### 3. 适应证和禁忌证

（1）适应证：①头颈部及颅内出血性、缺血性血管病变的诊断，如动脉瘤、动静脉畸形、动静脉瘘、颅内动脉狭窄、脑梗死等；②颅内占位性病变，观察占位性病变血供及与周围血管的关系；③了解术前头面部富血管性病变的血供情况；④手术后观察效果及脑部血循环状态。

（2）禁忌证：①全身严重感染或穿刺部位局部感染；②有严重心力衰竭，肾、肝功能不全者；③碘对比剂过敏者；④有严重出血倾向者。

**4. 手术方法**

（1）麻醉方式：常规采用局部麻醉，对意识不清、小儿及不合作者使用全身麻醉。

（2）经股动脉穿刺操作步骤

1）备皮，常规双侧腹股沟及会阴区消毒铺单，暴露两侧腹股沟部，采用经皮穿刺技术进行穿刺。

2）至少连接 2 套动脉内持续滴注器（其中 1 个与导管靶连接，另 1 个备用或接 Y 形阀导丝），接高压注射器并抽吸造影剂，所有连接装置要求无气泡，肝素盐水冲洗造影管。

3）穿刺点选腹股沟韧带下 1.5 ～ 2 cm 股动脉搏动最明显处，局部浸润麻醉，进针角度与皮肤呈 30° ～ 45°。

4）穿刺成功后，在短导丝的辅助下置血管鞘。

5）全身肝素化，肝素化的方法：首次剂量每公斤体重使用肝素 2 ～ 3 mg，静脉注射，以后每隔 1 小时使用之前剂量的一半。

6）在透视下依次行 DSA 检查，包括双侧颈内、颈外动脉，双侧椎动脉。 老年患者应自下而上分段行各主干动脉造影，必要时以猪尾巴导管（双丁管）行主动脉弓造影。

7）造影结束后用鱼精蛋白中和肝素（1 ～ 1.5 mg 鱼精蛋白可对抗 1 mg 肝素）。

**5. 并发症**

（1）穿刺部位出血、血肿：是最常见的并发症之一。

（2）血管痉挛：以椎动脉痉挛最危险，常可因椎动脉内 1 次注射大剂量高浓度造影剂，阻塞椎动脉血流，引起椎 – 基底动脉供血不足，患者发生意识障碍，严重者甚至可能死亡。

（3）动脉夹层：股动脉发生内膜下通道后限制了髂外动脉和股动脉之间的血供，引起髂外动脉狭窄和足背动脉搏动减弱。 严重者在夹层动脉瘤形成后 30 分钟可发生下肢麻木和疼痛，该侧股动脉搏动消失。 如发生在颈内动脉，可出现颅内供血不足，对侧肢体瘫痪。

（4）血栓形成或栓塞。

（5）血管穿孔。

（6）假性动脉瘤：腋动脉穿刺后发生率较高，难以压迫止血是一重要因素。

（7）器材断裂、器材破裂。

（8）与卧床相关的并发症：失眠、尿潴留、深静脉血栓、烦躁不安等。

（9）其他：窦性心动过缓或心搏骤停、低血压或高血压、心肌梗死、肾衰竭、腹膜后出血、感染等。

（10）拔管综合征：在拔除动脉鞘管时，由于疼痛的刺激，反射性地引起迷走神经兴奋，进而出现心率减慢、出冷汗、呕吐等低血压休克的症状。

## 二、颅内动脉瘤的介入治疗

### 1. 概述

颅内动脉瘤是由于颅内血管与颅外血管在结构上存在较大差异，缺乏外弹力层且中层较为薄弱，并在分叉处缺如，容易导致局部血管异常改变而产生的血管瘤样突起，多发生于 Willis 环及颅底动脉的主要分支上。其主要症状多由出血引起，破裂常引起蛛网膜下腔出血而危及生命，开颅夹闭或切除动脉瘤手术创伤大、风险高、患者痛苦大。近年来，由于微导管和栓塞材料的不断更新及数字减影血管造影术的发展，使得颅内动脉瘤的介入治疗越来越普遍。根据世界多中心临床对照研究结果，颅内动脉瘤微弹簧圈栓塞治疗与开颅夹闭术比较，在远期效果上无明显差异，因其具有创伤小、住院时间短、患者痛苦小且恢复快等特点，目前已成为治疗颅内动脉瘤的主要措施之一。

### 2. 动脉瘤的分类

（1）按形态分：可分为囊性动脉瘤、梭形动脉瘤、夹层动脉瘤。

（2）按大小分：< 5 mm 的为小型动脉瘤，5 ~ 10 mm 的为中型动脉瘤，11 ~ 25 mm 的为大型动脉瘤，> 25 mm 的为巨大动脉瘤。

（3）按部位分：可分为 Willis 环前部循环动脉瘤、环后部循环动脉瘤。

### 3. 适应证和禁忌证

（1）适应证：①主要考虑动脉瘤大小、动脉瘤体与颈之比，对位置要求不高；②小的草莓形动脉瘤（最大直径< 15 mm）和具有恰当体与颈之比（> 1.5）的较大动脉瘤（最大直径15 ~ 25 mm），用电解脱铂金弹簧圈严密填塞；③宽颈动脉瘤难获得紧密的填塞和稳定的弹簧圈形态，须采用塑形技术和血管内支架辅助栓塞；④外科检查认为不能或难于采用手术夹闭的巨大动脉瘤，海绵窦段动脉瘤，形态奇特、解剖复杂的动脉瘤等；⑤对一般情况差，不宜施行全身麻醉或其他原因不愿接受输血治疗者。

（2）禁忌证：①临床状况极差（Hunt 或 Hess 分级为 4 ~ 5 级），严重肝、肾功能不全者；②有对比剂过敏史者；③有凝血障碍或对肝素有不良反应者；④动脉瘤太小，直径< 2 mm 者；⑤插管途径动脉严重扭曲，导管难以进入动脉瘤腔者。

### 4. 手术方法

手术主要为机械解脱微弹簧圈栓塞术、电解脱铂金弹簧圈栓塞术、水解弹簧圈动脉瘤栓塞术、球囊栓塞术、支架和球囊辅助弹簧圈栓塞术。

### 5. 麻醉方法

一般采用全身麻醉，不能耐受者可采用神经镇痛麻醉。

6. 并发症

并发症主要有动脉瘤破裂，血栓形成，脑血管痉挛，弹簧圈移位、微导丝、微导管断裂，动脉瘤复发，脑血管造影相关并发症。

## 三、脑供血动脉狭窄支架置入术

### 1. 概述

缺血性脑血管疾病占全部脑血管患者的 70% ~ 80%，主要包括脑梗死、脑血栓、脑内动脉狭窄和其他一些少见的脑血管疾病，其致残率和致死率都很高，主要原因是高血压和动脉硬化，主要症状为头痛、呕吐、意识障碍、偏瘫及失语等。脑梗死在 6 小时内行超选择性动脉内溶栓、血管内球囊扩张与支架成形术，可使颈内外动脉狭窄和闭塞的患者脑血管血流量增加、恢复正常或好转，脑缺血症状得到改善。

### 2. 适应证和禁忌证

（1）适应证：①有症状者狭窄率＞50%，无症状者狭窄率＞70%；②无血管外限制因素（如肿瘤和瘢痕）；③无严重的动脉迂曲；④无明显的血管壁钙化；⑤年龄在 75 岁以下；⑥血管成形术后狭窄。

（2）禁忌证：①动脉粥样硬化性狭窄，存在粥样斑块，内腔极度不规则；②临床体征与血管狭窄不符；③脑卒中或痴呆所致的严重残疾，6 周内发生过脑卒中；④病变动脉完全闭塞；⑤导管行径的动脉严重迂曲、硬化，导管难以越过者；⑥合并颅内肿瘤或动静脉畸形者。

### 3. 麻醉方法

颅外大血管（不包括椎动脉）病变的治疗一般采用局部麻醉，而对于椎动脉、颈内动脉颅内段的治疗，以及不合作者采用全身麻醉。

### 4. 手术方法

（1）经股动脉采用经皮穿刺技术，一般放置 8F 导管鞘，导管鞘连接等渗盐水持续滴注冲洗。

（2）8F 导引导管后接 Y 形阀或止血阀，并与加压等渗盐水连接、泥鳅导丝小心导引下，导管放在患侧颈总动脉，头端位置距离狭窄 3 ~ 5 cm。对过度迂曲的颈总动脉可以使用交换导丝，将导引导管交换到位。

（3）通过导引导管血管造影测量狭窄长度和直径，选择合适支架，并行患侧狭窄远端颅内动脉造影，以备支架置入后对照。

（4）通过导引导管将保护装置小心穿过狭窄段，并释放在狭窄远端 4 ~ 5 cm 处，撤出保护装置外套后，选择合适的球囊行预扩张，扩张后造影。扩张前静脉给予阿托品 0.5 mg，以防心律失常。

（5）撤出扩张球囊后置入支架，造影检查置入支架后残余狭窄管径，酌情做支架内后扩张。

（6）最后撤出保护装置，行颈部及患侧颅内动脉造影，并与术前对比。

5. 并发症

（1）心律失常、血压下降：为最常见的并发症，一般发生于颈内动脉狭窄患者在球囊扩张时或支架置入后，可出现心率下降，常规在扩张前5分钟静脉给予阿托品 0.5 ～ 1 mg 进行预防。

（2）脑过度灌注综合征：一般发生在极度狭窄、假性闭塞、狭窄远段没有侧支循环者。

（3）血栓形成、栓子脱落：介入治疗操作时会掉下栓子，造成脑栓塞，局部也会造成血管损害、局部血栓形成，造成血管再闭塞。

# 四、介入手术治疗的护理

近年来，随着神经介入在脑血管疾病治疗中的不断深入，其护理也备受关注，现将从以下几个方面展开。

1. 护理诊断

（1）健康知识缺乏，对手术过程不了解，与缺乏相关知识有关。

（2）焦虑和恐惧，与担心手术是否顺利及诊断结果有关。

（3）自理受限，与制动、肢体活动障碍有关。

（4）潜在并发症，如出血、血管痉挛、血栓或栓塞、假性动脉瘤等。

（5）舒适的改变，与头痛、头晕、制动等有关。

2. 护理目标

（1）患者焦虑和恐惧程度减轻，配合治疗及护理。

（2）患者了解造影相关知识。

（3）患者舒适度提高。

（4）术后未发生相关并发症，或并发症发生后能得到及时治疗。

3. 护理措施

（1）术前护理内容

1）心理护理：①向患者解释脑血管造影及治疗的必要性、手术方式、注意事项；②鼓励患者表达自身感受；③教会患者自我放松的方法；④针对个体情况进行心理护理；⑤鼓励患者家属和朋友给予其关心和支持。

2）病情观察：①观察生命体征、意识、瞳孔变化；②观察原发症状有无加重，以及是否有新发症状出现等；③观察患者用药后的反应。

3）术前常规：①常规术前检查包括血常规、尿常规、出血和凝血时间、肝肾功能、心电图及胸部X线检查；②术前4～6小时禁食，全身麻醉患者禁食8小时以上，特殊情况可酌情适当缩短禁食时间；③碘过敏试验：术前用造影拟使用的对比剂1 mL，静脉推注，观察有无心慌、气短及球结膜充血等过敏症状，如有过敏情况则不能做该项检查和治疗；④双侧腹股沟及会阴区备皮，上至脐部，下至大腿上2/3，操作时间长的患者要留置导尿管，全身麻醉患者尿管安置时间应在麻醉后，以减少留置尿管时对患者的刺激；⑤训练患者床上大小便，适应在床上使用便器；⑥药品准备：术中常用药为碘对比剂、利多卡因、肝素、地塞米松，必要时使用尼莫地平、罂粟碱及鱼精蛋白；⑦抢救药品和器材：除常规抢救药品外，还要准备罂粟碱、20%甘露醇、0.5%阿托品、硝普钠、硝酸甘油等特殊药品、吸痰器、心电监护仪等备用；⑧器械准备：血管造影手术包1个，压力袋2个，脑血管造影导管1根（5 F或4 F，血管迂曲者酌情选择不同形状的造影导管），导管鞘1～2个（5 F、6 F或8 F），180 cm泥鳅导丝1根，高压注射器及连接管，100～200 mL碘对比剂，穿刺针（成年人选用16 G或18 G，儿童选用18 G或20 G），电水壶，根据不同手术准备微导管、微导丝、球囊、支架及栓塞材料、电解线等；⑨患者术前3～5天口服抗血小板聚集药物，酌情静脉给予钙离子通道阻滞剂。

（2）术后常规护理内容

1）病情观察：①观察生命体征、意识、瞳孔变化；②观察原发症状有无加重，以及是否有新发症状出现等；③观察患者用药后的反应。

2）控制血压：①血压过低者给予输入胶体液，血压过高者给予降压，使血压控制在原有水平的75%～80%；②密切观察血压变化，准确记录出入量；③由于术前禁食时间较长及脱水剂的使用，术后应及时遵医嘱补充液体。

3）穿刺点局部护理：①穿刺点局部出血或血肿是数字减影血管造影术最常见的并发症，术后每15～30分钟密切观察患者穿刺点有无渗血、足背动脉搏动是否良好、有无肢体发麻或皮肤温度降低的情况出现，如没有这些情况，则4小时后改为1小时观察1次；②术后穿刺点用食指、中指、无名指三指压迫穿刺部位30分钟，松开后观察5分钟，无出血后弹力绷带"8"字形加压包扎，对于凝血功能差、血压控制不良、躁动、小儿或使用穿刺鞘较粗、全身肝素化者，要密切观察，延长压迫时间至1小时；③穿刺侧肢体制动6～8小时，保持穿刺侧肢体伸直，剧烈咳嗽、床上大小便、床上活动时应按压穿刺点；④卧床休息12小时后起床活动；⑤小血肿（直径＜10 cm）24小时后可进行热敷，大血肿可外科切开清除；⑥做好交接班，如压迫敷料有少量渗血应做好标记，必要时更换敷料；⑦有条件时使用动脉压迫止血器、缝合器等压迫器械，缩短患者卧床时间，减少患者不适；⑧全身肝素化的患者可延至术后8小时拔鞘。

4）基础护理：定时翻身、协助进食、做好清洁护理。

5）健康宣教：①疑是动脉瘤或血管畸形的患者，要预防再出血的发生，提醒患者避免剧烈活动、情绪激动、用力大小便、用力咳嗽等；②相关疾病知识介绍，如糖尿病、高血压等；③对患者在住院期间出现的问题全程干预，制订健康教育路径表，根据患者临床治疗路径实施个性化的教育，体现健康教育的常规化、个体化和专科化；④指导患者术后活动、进食等，术后第一天进清淡、易消化的饮食，第二天转为常规饮食；⑤指导患者服抗凝药：支架置入患者围手术期3天，抗血小板聚集药物同术前，同时给予低分子肝素0.41 mg，2次/天，3日后维持术前抗血小板聚集药物3个月，之后酌情减量；⑥门诊随访：动脉瘤介入治疗患者3个月、6个月、1年后进行复查。

（3）各种并发症的护理

1）穿刺局部出血和皮下血肿：①穿刺点局部出现淤血、青紫及小血肿，除局部胀痛不适外，无其他症状；②如血肿压迫动脉可引起肢端动脉搏动减弱或消失；③出血量大时可引起出血性休克；④如股动脉穿刺点过高，致压迫止血困难，可引起腹膜后血肿。

2）血栓形成或栓塞、血管痉挛：微小血栓不引起症状，大的血栓堵塞者可引起相应血供区缺血、功能障碍等，如股动脉血栓形成，患者表现为足背动脉搏动减弱或消失，肢体远端皮肤温度降低，如颅内动脉系统栓塞，则出现相应的神经系统症状。临床处理：①密切观察足背动脉搏动有无减弱、有无远端肢体温度降低、肢体发麻及神经系统症状，局部按压不宜过紧，以扪及足背动脉搏动、局部无渗血为宜；②操作者选择合适的导管，动作应轻柔；③脑血管严重痉挛者可适当给予解痉药，如罂粟碱、钙通道拮抗剂等；④必要时行溶栓治疗。

3）对比剂相关不良反应：患者可出现荨麻疹、心慌、气短、血压下降、皮肤发红、一过性发热、恶心、呕吐等过敏反应，严重者可出现过敏性休克和肾衰竭。临床处理：①使用前详细询问患者过敏史，仔细阅读使用说明书，对于高危人群可术前半小时预防性给予地塞米松或其他抗组胺药；②条件许可时尽量选用非离子型对比剂，术中尽量减少对比剂的用量；③严格掌握数字减影血管造影术的适应证和禁忌证；④病情许可时鼓励患者24小时饮水2000 mL左右，或静脉补液，促进对比剂从肾排出；⑤准备好抢救药品和器材。

4）脑过度灌注综合征：患者出现头痛、癫痫、局灶性神经功能损伤等症状。临床护理：①密切观察血压变化，血压控制在术前2/3水平；②准备好抢救药物和器材；③对症处理。

5）心律失常、血压下降：在颈内动脉狭窄患者球囊扩张时出现。临床护理：①密切观察血压变化，血压控制在术前2/3水平；②一般在扩张前5分钟给予阿托品0.5 ~ 1 mg，静脉注射；③必要时给予多巴胺、肾上腺素等血管活性药物维持血压。

6）与卧床制动相关并发症：临床表现为尿潴留、腰背部疼痛、失眠等。临床护理：①说明卧床休息、肢体制动的必要性，取得患者的配合；②术前训练床上大小便；③给予局部肌肉按摩，促进血液循环；④做好心理护理。

# 第二章　神经系统变性疾病的护理

## 第一节　帕金森病的护理

### 一、概述

帕金森病（Parkinson disease，PD）是一种好发于 50 岁以上的中老年人的中枢神经系统变性疾病，65 岁以上老年人患病率约为 1.7%，男女比例相似。本病的病因及发病机制不完全明了，与环境因素、遗传因素及年龄老化有关。黑质致密部多巴胺能神经元变性、脱落，导致纹状体中多巴胺显著减少，而乙酰胆碱含量无变化、纹状体胆碱能活性相对亢进，从而导致帕金森病。

### 二、诊断步骤

1. 病史采集要点

（1）起病情况：缓慢起病，症状进行性加重。

（2）主要临床表现：震颤、强直、运动迟缓和姿势平衡障碍。

1）震颤：是最易被发现及引起重视的临床表现，90% 的患者以震颤为首发症状。多在静止及休息时明显，故为静止性震颤，又称"搓丸样"震颤，典型的震颤频率为 4 ~ 6 次/秒。震颤在情绪激动或精神紧张时加重，活动时减轻，睡眠时消失。静止性震颤常开始于一侧上肢或下肢，继而向对侧呈"N"字形发展，晚期可累及头、下颌及舌。少数 70 岁以上的老年患者可无震颤。

2）强直：见于绝大部分病例，患者感到肢体僵硬及无力。强直常开始于一侧上肢近端，上肢重于下肢，可累及四肢、躯干、颈部和面部。合并震颤时肢体出现"齿轮样"

强直，无震颤时出现铅管样强直。面部肌强直表现为"面具脸"，手部肌强直表现为"路标征"，肌强直上肢表现为肘关节屈曲、患侧上肢协同摆动动作减少、患侧下肢拖步。晚期患者讲话缓慢，声音低沉、单调、不清，甚者吞咽困难。

3）运动迟缓：表现为随意运动迟缓，自主运动减少，穿衣、翻身、进食、洗漱等日常活动完成困难，严重者可出现运动困难。不少患者中晚期出现起步困难，部分患者写字时越写越小（小写征）。。

4）姿势平衡障碍：站立时身体前倾前屈、肘关节屈曲、髋关节及膝关节屈曲；行走时病侧上肢协同摆动动作减少或消失，病侧下肢拖步，步伐小、碎步，严重者行走时越走越快并向前冲，形成特殊的"慌张步态"；转弯时连续小步、缓慢，使头及躯干一起转弯。

（3）既往病史：乡村生活，有杀虫剂、除草剂、化肥接触史，长期饮用露天井水史，少数患者有数十年原发性震颤病史。少部分患者有家族史，50 岁以前发生的帕金森病可能与遗传因素有关。

2.体格检查要点

（1）高级神经活动：早期正常，晚期出现记忆力减退、幻觉，以视幻觉多见。有些患者会出现焦虑或抑郁，还有些患者会出现睡眠障碍。

（2）脑神经：未见明显异常。

（3）运动系统

1）姿势步态：单侧患病者，行走时病侧上肢协同摆动动作减少，病侧下肢拖步；双侧及躯干患病者，身体前倾、前屈，肘关节及髋膝关节屈曲，行走时碎步前冲，严重时呈慌张步态。

2）肌张力：伴有震颤时患侧肌张力"齿轮样"增高，不伴震颤时肌张力呈"铅管样"增高，躯干受累时颈部肌肉肌张力增高。

3）肌力：四肢肌力正常。

4）不自主运动：患侧上下肢先后静止性震颤，晚期头、下颌、唇、舌静止性震颤。

5）共济运动：双侧指鼻不准，患侧快复轮替动作笨拙，跟 – 膝 – 胫试验完成差。

（4）感觉系统：全身深浅感觉无异常。

（5）反射：①浅反射：双侧对称；②深反射：双侧对称，可正常、减弱或增强。

（6）病理反射：未引出。

（7）脑膜刺激征：阴性。

（8）自主神经系统：①皮脂腺分泌亢进，后期面部呈脂颜；②出汗增加，后期明显；③顽固性便秘；④体位性低血压。

3.门诊资料分析

（1）头部 CT 和 MRI 检查：正常。

（2）肌电图检查：静止时肢体肌肉可见 4 ～ 6 次 / 秒节律性震颤。

4.进一步检查

（1）血液检查：①甲状腺功能正常，年轻患者需排除甲状腺功能亢进症；②血清铜蓝蛋白正常，年轻患者需排除肝豆状核变性；③血钙正常，年轻患者需排除基底节钙化。

（2）其他检查：① SPECT 和 PET 检查显示患肢对侧基底节放射性聚集减少，且双侧不对称；②脑部超声检查。

## 三、诊断及鉴别诊断

### 1.诊断要点

根据起病年龄多在 50 岁以上，表现为静止性震颤、强直、运动迟缓和姿势平衡障碍；单侧起病，逐渐进展，持续性的不对称性受累，对左旋多巴的治疗反应良好；排除帕金森综合征，头部 CT 和 MRI 检查未见异常，即可诊断。

### 2.鉴别诊断要点

注意与有帕金森病表现相似的疾病进行鉴别。

（1）帕金森综合征：临床表现出有明确的病因。

1）血管性帕金森综合征：有高血压及脑卒中史，常出现假性延髓性麻痹、腱反射亢进、病理征象等，头部 CT 可见病灶。

2）药物诱导的帕金森综合征：神经安定剂（吩噻嗪类如奋乃静、丁酰苯类、氟哌啶醇）、氟桂利嗪、利血平、甲基多巴、桂利嗪、甲氧氯普胺及锂盐等，可导致可逆性帕金森综合征。

3）中毒性帕金森综合征：常在一氧化碳、锰、二硫化碳、甲醇及水银中毒后出现。

4）脑炎后帕金森综合征：现已少见，病毒性昏睡性脑炎后出现。

5）外伤后帕金森综合征：颅脑外伤后出现。

6）基底节钙化（非动脉硬化性）：患者多年轻，有抽搐及智能减退的表现，部分患者有家族史，头部 CT 显示基底节钙化，血清钙降低。

7）伴有帕金森表现的其他神经变性疾病：① Lewy 体病：临床表现以痴呆和幻觉突出，痴呆出现早且进展迅速，一天内症状有波动，发病年龄较年轻，对左旋多巴反应不好；②进行性核上性麻痹：发生于中老年人，隐匿起病，缓慢加重，早期常跌倒，其特征性表现是眼球垂直、运动受限，尤其上视困难，还有痴呆、构音障碍、假性延髓性麻痹、轴性肌张力增高及锥体束征阳性，震颤不明显，抗帕金森治疗效果差；③多系统萎缩：除有锥体外系症状外，还有不同程度的自主神经症状、锥体束征和小脑征，左旋多巴疗效差；④皮质基底节退行性变：在出现强直、震颤、运动减少和姿势平衡障碍等基底节功能障碍症状的同时，还出现皮层性感觉缺失、失用、肌阵挛、痴呆或失语等皮层功能障碍的症状，这些症状常显著不对称，抗帕金森治疗效果差；⑤肝豆状核变性（Wilson 病）：发病年龄小，出现多种类型的不自主运动，角膜 K-F 环阳性，有些患者因肝功能异常而发现此病，血清铜蓝蛋白、血清铜降低，尿铜增加。

（2）特发性震颤：发病年龄早，病程长，多有家族史，仅有震颤，无肌强直和运动迟缓，饮酒或用普萘洛尔及其同类药可使症状显著减轻。

（3）正常颅内压脑积水：正常颅内压脑积水可出现碎步、宽基底步态、尿失禁和痴呆，头部 CT 或 MRI 可见脑积水，抗帕金森治疗无效。

（4）抑郁症：老年抑郁症患者表情贫乏、言语单调、随意运动减少，易被误诊为帕金森病，抑郁症患者无肌强直及震颤，抗抑郁治疗有效。

# 四、治疗

## （一）治疗原则

### 1. 综合治疗

本病应采取综合治疗，包括药物治疗、手术治疗、康复治疗、心理治疗等，其中药物治疗是首选且是主要的治疗手段。目前这些治疗手段，只能改善症状，不能阻止病情的发展，更无法治愈。

### 2. 用药原则

（1）坚持"剂量滴定，细水长流，不求全效"的用药原则，用药剂量应以"最小剂量，达到满意效果"为原则。

（2）治疗既应遵循一般原则，又应强调个体化特点，不同患者的用药选择不仅要考虑病情特点，而且要考虑患者的年龄、就业状况、经济承受能力等因素。

（3）药物治疗的目标是延缓疾病进展、控制症状，并尽可能延长症状控制的年限，同时尽量减少药物的不良反应和并发症。

### 3. 治疗原理

恢复脑内多巴胺与乙酰胆碱的动态平衡。

## （二）治疗计划

### 1. 药物治疗

若疾病影响患者的日常生活和工作能力，则需采用药物治疗，主要有以下几类。

（1）抗胆碱能药物：通过阻滞乙酰胆碱受体和突触对多巴胺的再摄取发挥作用。对震颤和强直有一定效果，但对运动迟缓疗效较差，适用于震颤突出且年龄较轻的患者。

这类药物有口干、便秘、尿潴留、视物模糊及精神症状等不良反应，因此老年患者应慎用。常用的药物有：苯海索 1 ~ 2 mg，每日 3 ~ 4 次，口服。

（2）金刚烷胺：能增加突触前膜多巴胺的合成和释放，减少多巴胺的再吸收，同时具有抗胆碱能作用，对少动、强直、震颤均有轻度改善。常用量为每次 0.1 g，每日 2 ~ 3 次。不良反应有神志模糊、下肢网状青斑、踝部水肿等，但均少见。

（3）多巴胺制剂：治疗目的是提高黑质 – 纹状体内已降低的多巴胺水平，减轻或逆转已出现的功能障碍。

左旋多巴作为多巴胺合成前体可透过血 – 脑脊液屏障进入脑内，被多巴胺能神经元摄取后转变成多巴胺而发挥治疗作用。左旋多巴至今仍是治疗本病最基本、最有效的药物，对震颤、强直、运动迟缓等均有较好的疗效。为避免左旋多巴的外周脱羧作用，减轻外周不良反应，增强疗效，左旋多巴常与外周的脱羧酶抑制剂（卡比多巴或苄丝肼）联合应用。常用的复方制剂有：美多巴按左旋多巴：苄丝肼 = 4∶1 组成，息宁按左旋多巴∶卡比多巴 = 10∶1 组成。有片剂、胶囊剂、控释型（左旋多巴∶卡比多巴 = 4∶1）及弥散型等多种制剂供选择使用。

因为长期用药会产生疗效减退、症状波动和运动障碍等，一般应根据患者年龄、工作性质、疾病类型等决定用药。年轻患者可适当推迟或尽量减少多巴胺制剂的用量，年老患者应考虑早期选用多巴胺制剂。用药应该从小剂量开始，根据病情需要逐渐增加，以最低有效量作为维持量。

不良反应有周围性和中枢性两类。周围性不良反应表现为恶心、呕吐、低血压、心律失常（偶见）等，持续用药后多可适应。中枢性不良反应有症状波动、运动障碍（异动症）和精神症状等。前列腺肥大、闭角型青光眼、严重肝肾功能不全、精神病患者应禁用，活动性消化道溃疡者应慎用。症状波动和运动障碍是常见的远期并发症，多在用药后 4 ~ 5 年出现。

症状波动有 2 种形式：①疗效减退或剂末恶化：指每次用药的有效作用时间缩短，症状随血液药物浓度发生规律性波动，可增加每天服药次数或增加每次服药剂量，改用缓释剂，也可加用其他辅助药物；②"开 – 关"现象：指症状在突然缓解（"开期"）与加重（"关期"）之间波动，"开期"常伴多动症，发生机制不详，与服药时间、药物血浆浓度无关，处理困难，可试用多巴胺受体激动剂。

运动障碍又称异动症，表现为手足的不自主运动，可累及头面部、四肢、躯干，有时表现为单调刻板的不自主动作或肌张力障碍。主要有 3 种形式：①剂峰运动障碍，即改善 – 运动障碍 – 改善；②双相运动障碍，即运动障碍 – 改善 – 运动障碍；③肌张力障碍，常表现为足和小腿痛性痉挛。运动障碍与纹状体受体的超敏感有关，减少用药剂量或给予多巴胺受体阻滞剂治疗有效。

（4）多巴胺能受体激动剂：激动多巴胺 $D_2$ 和（或）$D_1$ 受体，疗效不如复方左旋多巴，但与之合用可减少左旋多巴的用量，对多巴胺能神经元有保护作用。应从小剂量开始，可逐渐增加剂量至获得满意疗效。不良反应与复方左旋多巴相似，但症状波动和运动障碍发生率低，体位性低血压和精神症状发生率较高。

（5）儿茶酚胺甲基转移酶抑制剂：通过抑制左旋多巴在外周的代谢，使血浆左旋多巴浓度保持稳定，增加左旋多巴的进脑量，延长左旋多巴的半衰期和生物利用度，减少症状波动的发生。该类药与左旋多巴合用可增强后者的疗效，单独使用无效。有多巴胺能不良反应及非多巴胺能不良反应，非多巴胺能不良反应包括腹泻、头痛、多汗、口干、转氨酶升高、腹痛、尿色变黄等，用药期间需监测肝功能。

（6）神经保护治疗：单胺氧化酶抑制剂，以选择性 B 型单胺氧化酶抑制剂应用较广，经阻断单胺氧化酶的多巴胺代谢途径，提高纹状体内的多巴胺浓度，改善运动徐缓症状并振奋精神。常见不良反应有兴奋、失眠、幻觉、妄想和胃肠不适。

（7）其他：某些抗组胺能药物、神经营养因子、免疫调节剂、抗氧化剂和自由基清除剂等都有神经保护作用。

**2. 外科治疗**

早期药物治疗效果较好，而长期用药疗效明显减退，同时出现异动症等不良反应，调整药物仍难以改善症状者可考虑手术治疗。需强调的是手术仅能改善症状，而不能根治疾病，术后仍需应用药物治疗，但可减少用药剂量。手术须严格掌握适应证，非原发性帕金森病的帕金森叠加综合征患者是手术的禁忌证。对处于早期帕金森病、药物治疗效果明显的患者，不宜进行手术。手术对肢体震颤和（或）肌强直有较好疗效，但对躯体性中轴症状，如姿势步态异常、平衡障碍无明显疗效。手术方法主要有神经核毁损术和脑深部电刺激术，脑深部电刺激术因其相对无创、安全和可调控性而作为首选。

**3. 康复治疗和心理治疗**

疾病早期无须特殊治疗，应鼓励患者多做康复运动。晚期卧床患者应加强护理，减少并发症的发生。教育、心理疏导、营养和锻炼是帕金森病治疗中不容忽视的辅助措施。延缓病情进展和改善生活质量，对患者进行语言、进食、走路及各种日常生活能力的训练和指导十分重要。

总之，帕金森病的治疗没有绝对的固定模式，因为不同患者的症状不同，对治疗的敏感度也存在差异，同一患者在不同疾病阶段对治疗的需求也不同，所以，帕金森病的治疗也要相应个体化。

## 五、护理措施

（1）介绍疾病的相关知识，鼓励患者树立战胜疾病的信心，做好长期治疗的准备。

（2）给患者足够的时间去完成日常活动，鼓励患者对僵直的肢体坚持按摩，改善肌张力。

（3）加强皮肤护理，注意个人清洁卫生，协助患者洗头、沐浴、更换衣服。卧床患者用气垫床，定时翻身、叩背。

（4）活动时移开环境中的障碍物，加强对患者的保护。

（5）对于吞咽困难者，注意避免误吸。进食时取半坐位或侧卧位，缓慢进食，必要时给予鼻饲。

（6）增强患者的抵抗力，保证高营养的饮食摄入，及时补充水分，保持排便通畅。

（7）了解患者生活自理程度，指导患者做力所能及的事情。

## 六、主要护理问题

（1）有受伤的危险，与震颤、关节僵硬、动作迟缓、协调功能障碍有关。

（2）有误吸的危险，与舌头、唇、颈部肌肉的震颤及吞咽困难有关。

（3）营养失调，与手、头不自主的震颤，进食量不足有关。

（4）尿失禁，与行走困难、不能及时如厕有关。

# 第二节　阿尔茨海默病的护理

## 一、概述

### 1. 概念

痴呆是由于脑功能障碍而产生的一组获得性、全面性、进行性的严重认知功能缺陷或衰退的临床综合征，影响意识内容（如记忆、思维、行为和人格障碍等）而非意识水平，常伴人格异常、行为或情感异常，患者日常生活、社交或工作能力明显减退。

阿尔茨海默病（Alzheimer disease）又称老年痴呆，其临床特征为隐匿起病、进行性认知功能障碍和行为损害，是痴呆最常见的类型。

2.病因

本病的病因迄今未明，一般认为与遗传和环境因素有关。

（1）遗传因素：阿尔茨海默病患者的一级亲属有较高的患病风险，为常染色体显性遗传。研究发现1、14、19、21号染色体基因突变与阿尔茨海默病有关。

（2）环境因素：脑外伤、吸烟、重金属接触史、受教育文化水平低下、高血糖、高胆固醇等都可增加患病风险。

（3）其他：阿尔茨海默病还可能与炎症反应、神经毒性损伤、氧化应激、自由基损伤、血小板活化、雌激素水平低下和免疫功能缺陷等有关。

3.病理

本病的病理特征为弥漫性脑萎缩，随着脑萎缩病变范围的逐渐扩大，痴呆的严重程度也增加。大脑重量减轻，脑回变窄，脑沟加深、变宽，尤以颞、顶、前额叶萎缩明显，第三脑室和侧脑室异常扩大，海马萎缩明显。

组织病理学特征为神经炎性斑、神经元纤维缠结、广泛的神经元缺失、颗粒空泡变性、血管淀粉样变等。

# 二、护理评估

1.诊断要点

（1）记忆障碍：本病典型的首发症状是记忆力障碍，逐渐出现进行性的记忆功能下降，时间超过6个月。首先是近记忆力受损，刚做过的事或说过的话不记得，忘记熟悉的人名，而对较长时间的事记忆相对清楚。逐渐远记忆力也受损，主要为回忆障碍，在提示或再认试验中不能显著改善或恢复正常，最终可严重到连姓名、生日及家庭人口完全忘记，常伴有计算力减退。

（2）认知障碍：随着病情发展逐渐出现，表现为掌握新知识、熟练运用及社交能力下降，随时间推移而加重，甚至出现时间、空间定向力障碍，表现为患者经常迷路，如出门后不认识回家路线等。

（3）行为异常：开始表现为动作幼稚、笨拙，常进行无效劳动，如翻箱倒柜，乱放东西，不知所为，收藏废物，不讲卫生，衣着不整，行为怪异；有时还会出现妨碍公共秩序的行为，有时呆若木鸡。晚期卧床不起，大小便失禁，生活不能自理。

（4）精神症状：疾病早期，患者一般有抑郁倾向。随后患者出现人格障碍和精神症状，如幻想症、幻觉和错觉、强迫症、易激惹、自伤、暴力倾向等。

（5）其他：早期出现失语、失认、计算不能，逐渐丧失生活自理能力；晚期出现锥体系和锥体外系病变，如肌张力增高、运动迟缓、姿势异常等；最终患者可出现强直性或屈曲性四肢瘫痪。

**2.辅助检查**

（1）影像学检查：可见脑萎缩，如脑沟加深变宽，侧脑室、第三脑室不成比例增大。MRI显示海马萎缩，具有诊断价值，是最具实际鉴别意义的辅助检查。

（2）脑脊液：无明确异常。

（3）神经心理学测验：是在对阿尔茨海默病诊断过程中必不可少的内容。常用量表有简易精神状态量表、长谷川痴呆量表、韦氏成年人智力量表和临床痴呆评定量表。

（4）EEG检查：早期改变主要是波幅降低和 α 节律减慢，晚期则表现为弥漫性慢波，典型表现是在普遍 θ 波的背景上重叠着 δ 波。

**3.鉴别（表2-2-1）**

表2-2-1 痴呆的鉴别

| 痴呆 | 特点 |
| --- | --- |
| 血管性痴呆 | ①常有高血压、动脉粥样硬化或糖尿病病史，既往可有多次脑卒中病史；②一般为急性起病，偶可见亚急性或慢性起病，病程呈阶梯样进展；③记忆障碍明显，人格改变不明显；④有明显脑局灶性体征；⑤CT或MRI检查发现有多发性脑梗死 |
| 路易体痴呆 | ①进行性痴呆合并波动性认知功能障碍、反复发作的视幻觉、锥体外系功能障碍为三大主症；②病理表现为神经元胞质内出现路易小体；③很少有家族遗传倾向；④有反复发生的跌倒和晕厥史，可有短暂性意识丧失；⑤对镇静药异常敏感 |
| 假性痴呆 | ①发生于老年抑郁或其他精神疾病；②临床症状以情绪忧郁为主；③应答内容切题，自知力仍可保持；④对抗忧郁药治疗效果良好 |

**4.治疗要点**

由于本病的病因及发病机制未明，目前尚无特效治疗可逆转脑功能缺损或阻止病情进展，以对症治疗为主，包括药物治疗改善认知功能及记忆障碍，对症治疗改善精神症状，良好的护理延缓病情进展。

（1）一般支持治疗：适用于阿尔茨海默病的基础治疗或轻微阿尔茨海默病的治疗，可给予扩张血管、改善脑血液供应、营养神经和抗氧化等措施。常用的药物有银杏叶制剂、吡拉西坦、维生素E等。

（2）心理和社会治疗：鼓励患者尽量维持生活能力和参与社会活动，加强家庭和社会对患者的照顾，进一步康复治疗和训练，以延缓痴呆进展。对有精神、认知功能障碍、定向障碍和视空间障碍的患者应减少外出，以防止意外的发生。

（3）药物治疗

1）乙酰胆碱酯酶抑制剂：通过抑制胆碱酯酶从而抑制乙酰胆碱的降解，提高其活性，改善神经递质的传递功能。常用的药物有：多奈哌齐 5 mg，口服，每日 1 次，可显著改善认知障碍，对肝脏毒副作用低，可有恶心、呕吐和腹泻，耐受性较好，目前广泛用于阿尔茨海默病的治疗，能改善轻、中度阿尔茨海默病患者的智能；重酒石酸卡巴拉汀 1.5 ～ 6 mg，口服，每日 3 次，临床有明显提高记忆和认识能力的作用，疗效和不良反应均呈剂量依赖，维持时间短；加兰他敏 4 ～ 12 mg，口服，每日 2 次，不良反应有恶心、呕吐、腹泻、厌食等。

2）N- 甲基 -D 天冬氨酸（NMDA）受体拮抗剂：美金刚，用法开始剂量为 5 mg，口服，每日 1 次，以后按照每日 5 mg 递增，直至每日 20 mg。为非竞争性 NMDA 受体拮抗剂，可用于治疗中、重度阿尔茨海默病，其耐受性和安全性均较好，不良反应主要有中等强度的幻觉、意识错乱、头晕、头痛、疲劳等，无严重不良反应。

3）抗精神病药：利培酮 2 ～ 4 mg，口服，每日 1 ～ 2 次；奥氮平 2.5 ～ 5 mg，口服，每日 1 次。

4）抗抑郁药：帕罗西汀 20 mg，口服，每日 1 次；舍曲林 25 ～ 50 mg，口服，每日 1 次。

5）其他：目前用于治疗阿尔茨海默病的药物还有钾离子通道阻滞剂、雌激素和降低胆固醇的药物等。

## 三、主要护理问题

（1）记忆力受损，与智能损害有关。

（2）语言沟通障碍，与思维障碍有关。

（3）自理能力缺陷，与记忆力、计算力降低或丧失有关。

（4）思维过程紊乱，与认知功能障碍有关。

（5）走失的危险，与空间定向力障碍有关。

（6）自伤及伤人的危险，与情感、行为障碍有关。

（7）潜在并发症，如感染、压疮、肢体挛缩、畸形、关节僵硬、外伤等。

## 四、护理目标

（1）患者能最大限度地保持记忆力。

（2）患者能表达自己的需要，最大限度地保持沟通能力。

（3）提高患者的生活自理能力，较好发挥残存功能，使生活质量得以提高。

（4）不发生患者走失、自伤或伤人等潜在的危险因素。

（5）患者及其家属能理解病情、病程及预后，能够积极配合并主动参与治疗护理活动。

（6）患者能够了解本病的相关知识，了解常用药物的作用及不良反应，掌握有关自我护理知识。

（7）患者及其家属能配合采取预防并发症的措施。

## 五、护理措施

### （一）一般护理

#### 1.心理护理

（1）尊重患者，对其发生的精神症状、性格改变及行为异常给予理解，富于爱心，用诚恳的态度对待患者。

（2）耐心听取患者的诉说，多与其交谈，当患者出现妄想症状时，勿与其争辩，暂表同意，并转移注意力，切忌伤害其感情及自尊心。

（3）观察言行变化，分析产生异常行为的原因后，有计划、有目的地与其交谈。

（4）鼓励患者培养兴趣与爱好，保持良好的心态。

（5）鼓励患者与朋友多沟通交流，以减少其孤独感。

#### 2.语言沟通障碍护理

（1）将呼叫器及日常用品（手纸、水杯、眼镜等）放在患者易取处。

（2）主动与患者交流，鼓励其多说话，给患者足够的时间表达自己的需要。

（3）使用手势示意、交流板等进行语言交流能力的康复训练；重复言语交流，提高其反应性，鼓励患者大声朗读，多参与亲友的交谈，注意患者身体语言所提供的信息。

#### 3.饮食起居护理

（1）合理安排膳食，尽量保持一日三餐定时、定量，安排与他人一起进食，保持平时的饮食习惯。

（2）食物温度应适中，饮食以低盐、低脂肪、高蛋白、多维生素为主，多吃新鲜蔬菜、水果，不食辛辣刺激食物，禁烟酒、咖啡、浓茶等。

（3）食物简单，最好切成小块，以软滑的食物为佳，避免导致窒息，允许患者用手拿食物，进食前协助患者将手洗干净。

（4）对吞咽困难的患者应缓慢进食，对少数食欲亢进、暴饮暴食的患者，适当限制食量；对进食障碍、饮水呛咳的患者，及时给予鼻饲饮食，防止经口进食致误吸、窒息、吸入性肺炎。

（5）给予营养支持，根据病情需要，遵医嘱给予静脉补充葡萄糖、电解质、脂肪乳等。

（6）评估营养状况，每周测量 1 次体重，了解患者吞咽困难的程度及每日进食情况，评估患者的营养状况有无改善。

（7）穿着护理时，把要穿的衣服按顺序排列，避免太多的纽扣，以拉链取代纽扣，以弹力裤腰取代腰带。

（8）起居有规律，保证充足的睡眠。

### 4. 用药指导

（1）所有口服药必须由护士按时送服，不能放置在患者旁边。

（2）服药时必须看守患者服药，帮助其将药全部服下，以免遗忘或错服。

（3）中、重度痴呆患者服药后常不能诉说其不适，应细心观察服药后的反应，及时反馈给医师以便及时调整给药方案。

（4）卧床、吞咽困难的患者，不易吞服药片，最好将药片分成小粒或碾碎后溶于水中服用，不能吞咽的需从胃管内注入药物。

### 5. 防走失护理

（1）提供较为固定的生活环境，尽可能地避免搬家，当患者到一个新地方时需有人陪同并熟悉路线。

（2）住院即要求患者穿病员服，佩戴腕带。

（3）患者外出时最好有人陪同或佩戴有联系方式的卡片。

（4）加强巡视，发现患者不在病房时，及时与其取得联系。

（5）叮嘱患者家属做好陪护工作。

### 6. 防跌倒护理

（1）创造一个防跌倒的环境，病室保持整洁，光线充足，物品摆放有序。

（2）保持地面干燥，有水渍时应及时清除，嘱患者穿防滑鞋，慎穿拖鞋。

（3）评估有无跌倒史，对有跌倒隐患的患者，入院时应做好安全宣教。

（4）加强巡视病房，及时发现患者的需求，如患者不慎发生跌倒，应原地不动立即通知医务人员处理。

### 7. 生活护理

（1）保持病室空气清新，温湿度适宜，注意保暖，预防感冒，防止各种感染，特别是肺部感染及尿路感染。

（2）保持口腔清洁卫生，必要时做口腔护理。

（3）加强皮肤护理，防止发生压疮。

（4）保持床单位清洁、干燥、平整，常用物品放于靠近患者的地方，以便于随时使用。

（5）做好口腔护理、更换卧位，做好晨、晚间护理等工作。

### （二）康复训练

康复训练可延缓疾病的发展，对提高阿尔茨海默病患者的认识、自理能力及生活质量起到了关键作用。

（1）记忆力训练：给患者看几件物品，令其记忆，然后请其回忆刚才看过的物品；让患者回忆最近到家里来过的亲戚朋友的姓名，前几天看过的电视内容，家中发生的事情；用较多的提示帮助患者认识，在以后的训练过程中逐渐减少提示；保持原有爱好，培养新的爱好，定时看书、读报、听音乐及看电视，鼓励患者参与的过程也是记忆的过程；患者经常去的地方应有明显标志。

（2）智力训练：根据患者的文化程度教其一些数字游戏，如扑克或下跳棋等；让患者制订课程表，使其对生活中所发生的变化感兴趣；让患者归纳实物、单词、语句等，锻炼其综合归纳能力；还可以用摆放时钟和日历的方法来帮助患者保持时间定向力。

（3）情感障碍康复训练：多给予患者信息及语言刺激训练，多与其交谈沟通，寻找其感兴趣的话题；对思维活跃及紊乱的患者，改变话题，分散注意力，转移思路，保持情绪平稳，使思维恢复到正常状态；对妄想的患者，与其交谈时，注意谈话技巧，不可贸然触及妄想的内容；对幻听、幻视患者，要稳定情绪，分散注意力，尽快将其引导到正常的情境中。

（4）日常生活能力训练：对生活能自理的患者，提醒和督促其主动完成日常事务劳动；可同患者共同商量，制订有针对性的能促进日常生活功能的作业活动；对有部分生活能力的患者，要让患者有充分的时间完成，不限定时间，少催促，如洗脸、刷牙、梳头、进食等，对失去的日常生活能力，可采用多次提醒、反复教、反复做等方法；对日常生活能力严重受损的患者，康复训练有一定的难度，需要长期反复训练，才能获得一定的效果。

# 第三节　运动神经元病的护理

## 一、概述

### 1.概念

运动神经元病（motor neuron disease）是一组病因未明的选择性侵犯脊髓前角细胞、

脑干后组运动神经元、皮质锥体细胞及锥体束的慢性进行性变性疾病。临床根据肌无力、肌肉萎缩、肌肉纤颤和锥体束损害等症状分为 4 型：肌萎缩侧索硬化（amyotrophic lateral sclerosis，ALS）、脊肌萎缩症（spinal muscular atrophy，SMA）、原发性侧索硬化（primary lateral sclerosis，PLS）、进行性延髓麻痹（progressive bulbar palsy，PBP），其中肌萎缩侧索硬化最常见。

2. 病因（表 2-3-1）

表 2-3-1  运动神经元病的病因

| 分类 | 病因 |
| --- | --- |
| ALS | ①铜或锌超氧化物歧化酶基因突变；②兴奋性氨基酸介导的神经毒性；③多种金属代谢异常；④免疫反应；⑤病毒感染；⑥其他：细胞凋亡及代谢异常 |
| SMA | 神经元凋亡，大部分为常染色体显性遗传 |
| PLS | 神经元凋亡 |
| PBP | 肢体下运动神经元功能缺失 |

3. 病理（表 2-3-2）

表 2-3-2  运动神经元病的病理

| 分类 | 病理 |
| --- | --- |
| ALS | 运动皮质的大椎体细胞消失，脊髓前角和脑干的运动神经元脱失并出现异常细胞病理改变，皮质脊髓束变性和脱髓鞘改变 |
| SMA | 脊髓不同程度萎缩，颈段最为明显 |
| PLS | 选择性损害皮质脊髓束 |
| PBP | 侵及延髓和脑桥运动神经核 |

## 二、护理评估

1. 诊断要点（表 2-3-3）

表 2-3-3  运动神经元病的临床表现

| 分类 | 临床表现 |
| --- | --- |
| ALS | ①40 岁以后发病，男性多于女性；②以单侧上肢的下运动神经元症状起病，部分以整个或上肢近端无力起病；③大、小鱼际肌和蚓状肌等手部小肌肉萎缩，渐向前臂、上臂及肩胛肌发展；④下肢出现痉挛性瘫痪、剪刀步态、肌张力增高、腱反射亢进和 Babinski 征阳性；⑤延髓麻痹出现较晚，表现为构音障碍，讲话含糊不清，吞咽和咀嚼困难，舌肌萎缩伴震颤；⑥病程持续进展，最终因呼吸肌麻痹或合并呼吸道感染死亡，本病的生存期短者数月，长者 10 余年，平均为 27 ～ 52 个月 |

| 分类 | 临床表现 |
|---|---|
| SMA | ①少年型脊肌萎缩：2～17岁多见，以下肢近端肌肉无力、萎缩起病，出现"鸭步"，站立、登楼困难；②成年人慢性脊肌萎缩：18～60岁起病，表现为肢体近端肌萎缩、无力，可出现构音障碍、吞咽困难及呼吸困难 |
| PLS | ①中年后起病，起病隐匿，进展缓慢；②下肢重于上肢，双下肢僵硬，呈痉挛性步态，腱反射亢进；③双上肢随病情发展均可受累，后期可出现假性延髓性麻痹；④无感觉异常，无大小便障碍，无肌肉萎缩；⑤存活时间长，可达15～20年 |
| PBP | ①起病隐匿，发病多见于40～50岁，进展快，常1～3年死于肺部感染；②主要为脑干运动神经核受累，表现为构音障碍、吞咽困难、咽反射消失、咀嚼无力、舌肌萎缩；③皮质延髓束受累表现为下颌反射亢进、强哭强笑；④病情发展可侵及上下运动神经元 |

### 2.辅助检查（表2-3-4）

表2-3-4　运动神经元病的辅助检查

| 分类 | 辅助检查 |
|---|---|
| ALS | ①神经电生理检查；②神经影像学检查；③肌肉活检；④其他：血生化、脑脊液、肌酸磷酸激酶 |
| SMA | ①基因检测；②神经电生理检查；③肌肉活检 |
| PLS | ①神经电生理检查；②神经影像学检查 |
| PBP | ①神经系统查体；②神经影像学检查 |

### 3.治疗要点

治疗原则：目前无权威药物，主要是对症治疗。早期控制，在控制疾病的基础上，进行康复治疗，同时增强机体免疫功能，提高机体抗病能力，与营养神经结合。目的是通过各种方法利用患者残存的功能来改善生活质量，起到延长生命的作用。

（1）药物治疗

1）力如太：是一类抗谷氨酸药物，主要作用机制是通过抑制谷氨酸在突触前释放，并能与受体结合防止谷氨酸的激活，也可使神经末梢及细胞体上的电位依赖性钠离子通道失活，刺激依赖G蛋白的信号转导过程。最常见的不良反应是疲劳，胃部不适，血中某些酶（转氨酶）的水平升高。

2）清除自由基：乙酰半胱氨酸是一种自由基清除剂，是细胞内主要的抗氧离子系统谷胱甘肽的直接和间接的前体。大剂量的维生素均可使用，但效果不确切。

（2）对症治疗：主要用来改善患者的生活质量，如肌张力高的患者可以给予巴氯芬等，对流涎的患者可以用三环类抗抑郁药等。

（3）支持治疗：在疾病早期，患者更需要心理支持，随着疾病的进展，残障的加重，患者更需要辅助设备来维持其功能，如颈托、轮椅。这时医护人员除了提供一些资料和鼓励外，还需要提供相关的康复知识，可请专业的康复技术对其进行指导。

（4）心理治疗：绝大部分患者都会出现不同程度的焦虑、抑郁的表现，除了使用抗焦虑药来缓解患者绝望、愤怒、易激惹的情绪外，家人和社会的关心也会起到很大的作用。

（5）综合治疗和护理：随着病情的进展，患者需要多学科专业人员合作，如营养师监测并制订营养计划、康复师提供辅助器械知识及运动计划、社会工作者提供社会援助等。

（6）对症治疗：对患者易出现的构音障碍、流涎、吞咽困难、痛性痉挛、束颤等症状，进行对症治疗，可延长患者的生存期。

## 三、主要护理问题

（1）自理能力受限，与肢体不同程度出现运动神经元损害有关。

（2）活动受限，与肢体弛缓性瘫痪、肌张力增高有关。

（3）语言交流障碍，与延髓麻痹出现的构音障碍有关。

（4）营养不良，与延髓麻痹出现的吞咽、咀嚼困难、舌肌萎缩伴震颤有关。

（5）舒适度的改变，与周围神经受压引起的主观感觉异常如麻木、疼痛有关。

（6）窒息的危险，与延髓和脑桥神经核变性引起的吞咽困难，咀嚼、咳嗽和呼吸无力，上颚低垂，咽反射消失，咽部唾液积存有关。

（7）清理呼吸道无效，与疾病晚期出现呼吸衰竭有关。

（8）自我形象紊乱，与肢体迟缓性瘫痪、肌张力增高、构音障碍有关。

（9）潜在并发症，如肺部感染、皮肤完整性受损、深静脉血栓形成及肢体挛缩等。

## 四、护理目标

（1）患者能够提高运动能力，维持关节活动度，防止失用性肌肉萎缩。

（2）患者能最大限度地发挥其现有的功能。

（3）患者未受伤，也未发生窒息和压疮等。

（4）患者未发生肺部感染或发生肺部感染后能做到早发现、早处理，及早控制病情进展和变化。

（5）患者及其家属能配合采取预防并发症的措施。

## 五、护理措施

### 1. 常规护理内容

（1）心理护理：①鼓励患者保持乐观积极的生活态度，更好地配合治疗和护理；②主动与患者沟通，了解其心理活动，尽量满足其心理需求；③介绍成功病例，增加患者战胜疾病的信心。

（2）饮食护理：①给予高热量、高蛋白、富含维生素、易消化的饮食；②少量多餐，加强患者的营养，提高对疾病的耐受力；③对于气管切开或吞咽困难的患者，可以采用鼻饲营养，同时注意营养均衡，并监测营养指标。

（3）功能锻炼：①加强功能锻炼以延缓肌肉萎缩、关节僵硬；②每2小时翻身1次，鼓励患者主动握拳，按摩受累肢体，活动关节，防止产生失用综合征；③指导患者做深而慢地有效呼吸运动，锻炼呼吸肌，保证和维持肌肉正常功能；④将患者瘫痪肢体摆放于功能位。

（4）生命体征监测：①监测心律、血压、血氧饱和度，尤其是呼吸的变化；②发现异常及时对症处理，必要时使用面罩无创呼吸机辅助呼吸，或气管插管；③长时间脱机困难患者可以行气管切开术，或有创呼吸机辅助呼吸，保证有效通气。

（5）基础护理：做好早晚间护理、口腔护理、尿管护理、定时翻身、患者清洁等工作。

（6）体育锻炼：①患者应当注意休息，避免剧烈运动；②进行适当的体育锻炼不仅可以增强体质，还可以提高机体的免疫功能，有助于疾病的康复。患者可以做一些动作缓慢的医疗体操、瑜伽、太极拳或保健气功等。

（7）健康指导：①提高患者及其家属的自我保健意识；②指导遵医嘱按时服药，不能随意停止或改变服药时间；③注意保暖，预防感冒，家中备好简易急救器械，如家用呼吸机、吸痰器等；④保持与医务人员联系，避免和减少不良后果的发生。

### 2. 康复指导

在患者耐受的情况下指导深呼吸，训练有效咳嗽；对于肢体无力、肌肉萎缩的患者，鼓励其进行床上、床旁活动，并辅以局部按摩、推拿、针灸等；请患者及其家属共同参与活动计划的制订，根据训练结果，评估患者肌力情况，及时修订活动计划，以期达到最佳活动效果；在活动过程中对患者取得的成绩要给予肯定和赞赏，在效果不明显的情况下注意患者心理状态的评估。

## 六、并发症的预防及护理

### 1. 构音障碍的护理

鼓励患者减慢讲话速度，有规律有计划地对患者进行语言训练，发单音如"啊""马"，也可以做吹蜡烛动作或吹气球锻炼。

### 2. 流涎的护理

正常人每天有 200 ~ 300 mL 唾液产生并吞咽入胃。当患者丧失自主吞咽功能后，头部在直立位时就可造成流涎。预防措施可支持颈部，或头位校正。

### 3. 吞咽困难的护理

50% ~ 70% 的患者因吞咽困难，可导致脱水、体重下降、流涎、吸入性肺炎，甚至窒息。

### 4. 痉挛及疼痛的护理

45% ~ 64% 的患者可因肌肉痉挛、关节僵硬、便秘、腹肌强直、皮肤压迫出现疼痛。所以，无论坐位、卧位都应摆正姿势，使患者处于放松的体位，可用肌松剂巴氯芬 5 mg，口服，每日 3 次等，病情晚期可根据患者情况给予非激素类抗炎药或阿片制剂。

### 5. 便秘的护理

患者可因会阴肌肉无力、不恰当的饮食及药物的不良反应等引起便秘，可通过增加食物纤维及水分的摄入，养成定时排便的习惯，必要时可予药物导泻或灌肠。

# 第三章　中枢神经系统脱髓鞘疾病的护理

　　脱髓鞘疾病是一组脑和脊髓以髓鞘破坏或脱髓鞘病变为主要特征的疾病，脱髓鞘是其病理过程中具有特征性的突出表现。

　　脱髓鞘疾病通常公认的病理标准是：①神经纤维髓鞘破坏，呈多发性的小的播散性病灶，或由一个或多个病灶融合而成的较大病灶；②脱髓鞘病损分布于中枢神经系统白质，沿小静脉周围的炎症细胞浸润；③神经细胞、轴突及支持组织保持相对完整，无华勒变性或继发传导束变性。

## 第一节　多发性硬化症的护理

### 一、概述

#### 1. 概念

　　多发性硬化症（multiple sclerosis）是以中枢神经系统白质脱髓鞘病变为特点，遗传易感个体与环境因素作用而发生的自身免疫性疾病。中枢神经系统散在分布的多数病灶与病程中呈现的缓解复发，症状的空间多发性和病程的时间多发性构成了多发性硬化症的主要临床特点。由于发病率较高，呈慢性病程，且倾向于年轻人，估计目前世界范围内多发性硬化症患者约有 100 万人。

#### 2. 病因及发病机制

　　（1）病毒感染与自身免疫反应：多发性硬化症的病因及发病机制尚不明确。流行病学资料提示，多发性硬化症与儿童期接触的某种环境因素如病毒感染有关，曾高度怀疑嗜神经病毒如麻疹病毒、人类嗜 T 淋巴细胞病毒Ⅰ型（HTLV-Ⅰ），但从未在多发性硬化症患者脑组织中证实。

目前的资料认为，多发性硬化症是自身免疫性疾病，其组织损伤及神经系统症状被认为是由直接针对髓鞘抗原的免疫反应所致。病毒感染或其他刺激因子通过破坏血-脑屏障可促使T细胞和抗体进入脑脊液，导致细胞黏附分子、基质金属蛋白酶和促炎症细胞因子表达增加，它们共同起到吸引其他免疫细胞的作用，分解细胞外基质以利于免疫细胞移行和激活针对自身抗原的自身免疫反应。这些靶抗原通过与抗原递呈细胞联结触发了可能有细胞因子、巨噬细胞和补体参与的自身免疫反应，由于免疫攻击可使髓鞘剥脱，造成神经传导速度减慢和神经症状。

分子模拟学说认为，患者感染的病毒可能与中枢神经系统髓鞘蛋白或少突胶质细胞存在共同抗原，即病毒氨基酸序列与神经髓鞘组分的某段多肽氨基酸序列相同或极为相近。推测病毒感染后使体内T细胞激活并产生抗体，可与神经髓鞘多肽片段发生交叉反应，导致脱髓鞘病变。

（2）遗传因素：多发性硬化症有明显的家族倾向，约15%的多发性硬化症患者有1个患病的亲属，患者的一级亲属患病风险较一般人群高12～15倍。多发性硬化症的遗传易感性可能由多数弱作用基因相互作用导致。

（3）环境因素：多发性硬化症的发病率随纬度的增加而呈上升趋势。

3. 流行病学

多发性硬化症的发病率随纬度的增加而增加，离赤道越远发病率越高。我国目前尚无多发性硬化症的流行病学资料，但40余年来，多发性硬化症的病例报道逐渐增多。

4. 病理

多发性硬化症的病理特点是局灶性、多位于脑室周围的散在的脱髓鞘斑块，伴反应性神经胶质增生，也可有轴突损伤。病变可累及大脑白质、脊髓、脑干、小脑和视神经。

脑和脊髓冠状切面可见较多粉灰色、分散的形态各异的脱髓鞘病灶，大小不一，直径为1～20 mm，以半卵圆中心和脑室周围，尤其以侧脑室前角多见。早期脱髓鞘缺乏炎性细胞反应，病灶色淡，边界不清。我国急性病例多见软化坏死灶，呈海绵状空洞。

镜下可见急性期髓鞘崩解和脱失，轴突相对完好，少突胶质细胞轻度变性和增生，可见小静脉周围炎性细胞（单核、淋巴和浆细胞）浸润。病变晚期轴突崩解，神经细胞减少，代之以神经胶质形成的硬化斑。

# 二、护理评估

## 1. 临床表现

多发性硬化症可急性、亚急性或慢性起病，我国多发性硬化症患者以急性或亚急性起病较多，多发性硬化症临床表现复杂。

（1）首发症状：包括一个或多个肢体局部无力麻木、刺痛感或单肢不稳，单眼突发视力丧失或视物模糊（视神经炎），复视，平衡障碍，膀胱功能障碍（尿急或尿流不畅）等，某些患者表现为急性或逐渐进展的痉挛性轻截瘫和感觉缺失。这些症状通常持续时间短暂，数日或数周后消失，但仔细检查仍可发现一些残留体征。

（2）首次发病后可有数月或数年的缓解期，之后会出现新的症状或原有症状再发。感染可引起复发，女性分娩后 3 个月左右更易复发，体温升高能使稳定的病情暂时恶化。复发次数可多达 10 余次或更多，多次复发及不完全缓解后患者的无力、僵硬、感觉障碍、肢体不稳、视觉损害和尿失禁等可加重。

（3）临床常见症状：患者主诉一侧下肢无力、走路不稳和麻木感，检查时却可能发现双侧锥体束征或 Babinski 征，眼球震颤与核间性眼肌麻痹并存指示为脑干病灶。

1）肢体瘫痪多见，常见不对称性截瘫，表现为下肢无力或沉重感。

2）约半数病例可见视力障碍，自一侧开始，隔一段时间再侵犯另一侧，或短时间内两眼先后受累。发病较急，常有缓解或复发。

3）眼球震颤多为水平性或水平加旋转，复视约占 1/3，病变可侵犯内侧纵束，引起核间性眼肌麻痹等。

4）50% 以上患者出现感觉障碍，包括深感觉障碍和 Romberg 征，还可见共济失调。

5）神经电生理检查证实，多发性硬化症可合并周围神经损害。

6）可出现病理性情绪高涨如欣快和兴奋，多数病例表现为抑郁、易怒，也可见淡漠、嗜睡、强哭强笑、反应迟钝、重复语言、猜疑和迫害妄想等精神障碍。

晚期病例检查时常发现视神经萎缩、眼球震颤、构音障碍、某些或全部肢体可出现锥体束征。已经确认某些症状在多发性硬化症中极为罕见，如失语症、偏盲、锥体外系运动障碍、严重肌萎缩和肌束颤动等，常可作为多发性硬化症的除外标准。

（4）除上述神经缺失症状外，多发性硬化症的发作性症状也不容忽视，如低头曲颈触电样征（Lhermitte 征）是过度前屈颈部时出现异常"针刺样"疼痛，自颈部沿脊柱放散至大腿或足部，是颈髓受累征象。球后视神经炎和横贯性脊髓炎通常可视为多发性硬化症发作时的表现，也常见单肢痛性痉挛发作、眼前闪光、强直性发作、阵发性瘙痒、广泛面肌痉挛、构音障碍和共济失调等。但这些极少以首发症状出现，倾向以固定模式在数日、数周或更长时间内频繁发作，可完全缓解。某些以罕见症状或非常规方式起病的多发性硬化症病例临床诊断困难，如年轻患者典型三叉神经痛，特别是双侧三叉神经痛，应高度怀疑多发性硬化症。

2.临床分型

根据病程多发性硬化症被分为以下 5 型，该分型与多发性硬化症的治疗决策有关（表 3-1-1）。

表 3-1-1　多发性硬化症的分型

| 病程分型 | 临床表现 |
| --- | --- |
| 复发 – 缓解（R-R）型 | 临床最常见，约占 85%，疾病早期出现多次复发和缓解，可急性发病，之后可以恢复 |
| 继发进展（SP）型 | R-R 型患者经过一段时间可转为此型，患病 25 年后 80% 的 R-R 型患者可转为此型，病情进行性加重，不再缓解，伴或不伴急性复发 |
| 原发进展型 | 约占 10%，起病年龄偏大（40 ~ 60 岁），发病后轻偏瘫或轻截瘫在相当长的时间内缓慢进展，发病后神经功能障碍逐渐进展，出现小脑或脑干症状，MRI 显示造影剂钆增强病灶较少，脑脊液炎性改变较少 |
| 进展复发型 | 临床罕见，在原发进展型基础上 SP 型伴急性复发 |
| 良性型 | 约占 10%，病程呈现自发缓解 |

### 3. 辅助检查

脑脊液、诱发电位和 MRI 等检查对多发性硬化症的诊断具有重要意义。

（1）脑脊液检查可为多发性硬化症的临床诊断提供重要证据，主要为脑脊液细胞数、IgG 指数及 IgG 寡克隆带检查。

1）脑脊液单个核细胞数轻度增高或正常，一般在 $15 \times 10^6$/L 以内。约 1/3 急性起病或恶化的病例可轻至中度增加，通常不超过 $50 \times 10^6$/L，超过此值应考虑其他疾病。约 40% 多发性硬化症患者的脑脊液蛋白轻度增高。

2）IgG 鞘内合成检测：多发性硬化症患者的脑脊液 IgG 增高主要在中枢神经系统内合成，是脑脊液免疫学重要的常规检查。①脑脊液 IgG 指数：是 IgG 鞘内合成的定量指标，IgG 指数 > 0.7 提示鞘内合成，见于约 70% 以上的患者；② IgG 寡克隆带：是 IgG 鞘内合成的定性指标，采用琼脂糖等电聚焦和免疫印迹技术，用双抗体过氧化物酶标记及亲和素 – 生物素放大系统，该检查的阳性率可达 95% 以上。

（2）诱发电位：包括视觉诱发电位、脑干听觉诱发电位和体感诱发电位等，50% ~ 90% 的多发性硬化症患者可有一项或多项异常。

（3）MRI 检查：可见大小不一的类圆形的 $T_1$ 低信号、$T_2$ 高信号，常见于侧脑室前角与后角周围、半卵圆中心及胼胝体，或为融合斑，多位于侧脑室体部（图 3-1-1）。脑干、小脑和脊髓可见斑点状不规则 $T_1$ 低信号及 $T_2$ 高信号斑块，病程较长的患者可伴脑室系统扩张、脑沟增宽等脑白质萎缩现象。

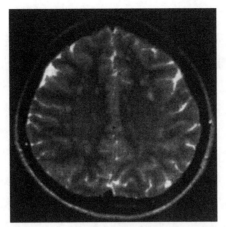

图 3-1-1 MRI 显示脑室周围白质多发斑块

### 4. 诊断及鉴别诊断

（1）诊断：目前国内尚无多发性硬化症的诊断标准，Poser（1983）的诊断标准可见表 3-1-2。

表 3-1-2 Poser（1983）的多发性硬化症诊断标准

| 诊断分类 | 诊断标准（符合其中 1 条） |
| --- | --- |
| 临床确诊 | ①病程中 2 次发作和 2 个分离病灶临床证据；②病程中 2 次发作，1 处病变临床证据和另一部位病变亚临床证据 |
| 实验室检查支持确诊 | ①病程中 2 次发作，1 个临床或亚临床病变证据，脑脊液寡克隆带阳性或脑脊液 IgG 指数增高；②病程中 1 次发作，2 个分离病灶临床证据，脑脊液寡克隆带阳性或脑脊液 IgG 指数增高；③病程中 1 次发作，1 处病变临床证据和另一病变亚临床证据，脑脊液寡克隆带阳性或脑脊液 IgG 指数增高 |
| 临床可能 | ①病程中 2 次发作，1 处病变临床证据；②病程中 1 次发作，2 个不同部位病变临床证据；③病程中 1 次发作，1 处病变临床证据和另一部位病变亚临床证据 |
| 实验室检查支持可能 | 病程中 2 次发作，脑脊液寡克隆带阳性或脑脊液 IgG 指数增高，2 次发作须累及中枢神经不同部位，须间隔至少 1 个月，每次发作须持续 24 小时 |

缓解 - 复发的病史及症状提示，中枢神经系统 1 个以上的分离病灶，是长期以来指导临床医师确诊多发性硬化症的准则。应注意不能根据任何单一症状或体征诊断多发性硬化症，应以提示中枢神经系统不同时间、不同部位病变的临床表现作为诊断依据。

（2）鉴别诊断

1）脑动脉炎或脊髓血管畸形伴多次出血发作、系统性红斑狼疮、神经白塞病等，可类似多发性硬化症的复发，应通过详尽的病史、MRI 及 DSA 等进行鉴别。

2）脑干胶质瘤累及传导束和脑神经，可颇似亚急性进展的脑干脱髓鞘病变，但多发性硬化症的病程可出现缓解，MRI 也可鉴别。

3）慢性布鲁杆菌病、神经莱姆病均可导致脊髓病或脑病，影像学可见多发性白质病变，但流行病史及其他特征可进行鉴别。

4）颈椎病导致脊髓压迫，可表现为进行性痉挛性截瘫伴后索损害，应注意与脊髓型多发性硬化症相鉴别，脊髓 MRI 可确诊。

5）热带痉挛性截瘫是人类嗜 T 淋巴细胞病毒 I 型（HTLV-I）感染引起的自身免疫疾病，多在 35 ～ 45 岁发病，女性稍多，痉挛性截瘫是突出的临床特点，颇似脊髓型多发性硬化症，脑脊液淋巴细胞可增高，且脑脊液寡克隆带阳性，并出现视觉诱发电位、脑干听觉诱发电位和体感诱发电位异常。

6）大脑淋巴瘤可见中枢神经系统多灶性复发性病损，对类固醇反应良好，MRI 显示脑室旁病损与多发性硬化症斑块极为类似，但此病无缓解，无脑脊液寡克隆带。

5. 治疗

多发性硬化症治疗的主要目的是抑制炎性脱髓鞘病变进展，防止急性期病变恶化及缓解期复发，晚期采取对症和支持疗法，减轻神经功能障碍带来的痛苦。

（1）复发－缓解型

1）皮质类固醇：有抗炎和免疫调节作用，是多发性硬化症急性发作和复发的主要治疗药物，可加速急性复发的恢复和缩短复发期病程，但不能改善恢复程度，长期应用不能防止复发，且可出现严重不良反应。

2）β-干扰素：具有免疫调节作用，可抑制细胞免疫。常见不良反应为流感样症状，持续 24 ～ 48 小时，2 ～ 3 个月后通常不再发生。

3）醋酸格拉太咪尔：是人工合成的亲和力高于天然髓鞘碱性蛋白的无毒类似物，免疫化学特性模拟抗原髓鞘碱性蛋白进行免疫耐受治疗，可作为 β-干扰素治疗复发－缓解型多发性硬化症的替代疗法。本药耐受性较好，但注射部位可产生红斑，约 15% 的患者注射后出现暂时性面红、呼吸困难、胸闷、心悸、焦虑等。

4）硫唑嘌呤：可降低多发性硬化症的复发率，但不能改变残疾的进展。

5）大剂量免疫球蛋白静脉输注：对降低复发－缓解型患者复发率有肯定疗效，但最好在复发早期应用。

（2）继发进展型：治疗方法尚不成熟，皮质类固醇无效。临床可选用以下几种。

1）甲氨蝶呤：可抑制细胞和体液免疫，并有抗感染作用。慢性进展型有中至重度残疾的多发性硬化症患者每周用甲氨蝶呤 7.5 mg，口服治疗 2 年，可显著减轻病情恶化，对继发进展型疗效尤佳，临床取得中等疗效时毒性很小。

2）抗肿瘤药：如硫唑嘌呤、环磷酰胺等，有助于终止继发进展型多发性硬化症的病情进展，但尚无定论。

3）环孢霉素 A：是强烈免疫抑制药，用药 2 年可延迟完全致残时间。84% 的患者可出现肾脏毒性。

（3）原发进展型多发性硬化症：采用特异性免疫调节治疗无效，主要是对症治疗。

血浆置换对暴发病例可能有用，但随机对照试验显示慢性病例疗效不佳。

（4）应重视一般治疗和对症治疗：晚期病例的认知障碍、疼痛、震颤及共济失调等治疗通常效果不佳。

1）运动和物理治疗是重要的，应保证患者卧床休息，避免过劳，尤其在急性复发期。疲劳是患者常见的主诉，可使用金刚烷胺或选择性 5- 羟色胺再摄取抑制剂治疗。

2）严重膀胱、直肠功能障碍者常需治疗，氯化氨基甲酰甲基胆碱对尿潴留可能有用，监测残余尿量是预防感染的重要措施。

3）严重痉挛性截瘫和大腿痛性屈肌痉挛者，可口服巴氯芬或安置微型泵及内置导管鞘内注射治疗。

## 三、护理措施

（1）保持患者呼吸道通畅，出现咳嗽无力、呼吸困难可给予吸氧，备好抢救物品。

（2）指导患者进食高蛋白质、高维生素的食物，少食多餐，多吃新鲜蔬菜和水果，出现吞咽困难等症状时，应抬高床头，速度宜慢，并观察进食情况，避免呛咳，必要时遵医嘱留置胃管，并进行吞咽康复锻炼。

（3）视力下降、视野缺损的患者要注意用眼卫生，不用手揉眼，保持室内光线良好，环境简洁整齐，将呼叫器、水杯等必需品放在患者视力范围内，复视活动时建议患者戴眼罩遮挡一侧眼部，以减轻头晕症状。

（4）卧床患者加强基础护理，保持床单清洁、干燥，定时翻身、拍背、吸痰，保持呼吸道通畅，肢体处于功能位，每日进行肢体的被动活动及伸展运动训练；可以行走的患者，鼓励其进行主动锻炼，并保证患者安全，避免外伤。

（5）感觉异常的患者，指导其选择宽松、棉质衣裤，以减轻束带感。洗漱时，以温水为宜，缓解疲劳。禁止给患者使用热水袋，避免泡热水澡，避免因过热而导致症状波动。

（6）排泄异常的患者嘱其养成良好的排便习惯，定时排便，每日做腹部按摩促进肠蠕动，排便困难时可使用开塞露等缓泻药物，平时多食含粗纤维食物，以保证大便通畅。留置尿管的患者，保持会阴部清洁、干燥，定时夹闭尿管，协助患者每日做膀胱、盆底肌肉训练帮助患者控制膀胱功能。

（7）用药护理

1）给患者注射干扰素时，选择正确的注射方式，避免重复注射同一部位，选择注射部位轮流注射。注射前 15 ~ 30 分钟将药物从冰箱取出，置室温环境复温，以减少注射部位反应。注射前冰敷注射部位 1 ~ 2 分钟，以缓解疼痛。注射部位在注射后先轻柔 1 分钟再冰敷（不要超过 5 分钟），以降低红肿及硬块的发生。

2）使用激素时要注意观察患者生命体征、血糖变化，保护胃黏膜，避免进食坚硬、有刺激性的食物。长期应用者，要注意避免感染。

（8）健康指导：①指导患者合理安排工作、学习，生活有规律；②保证患者充足的睡眠，保持积极乐观的精神状态，增加自我照顾的能力和应对疾病的信心；③女性患者首次发作后2年内避免妊娠。

## 四、主要护理问题

（1）生活自理能力缺陷，与肢体无力有关。

（2）躯体移动障碍，与脊髓受损有关。

（3）受伤的危险，与视神经受损有关。

（4）皮肤完整性受损，与瘫痪、大小便失禁有关。

（5）便秘，与脊髓受累有关。

（6）潜在的并发症，如感染，与长期应用激素导致机体抵抗力下降有关。

## 五、预后

急性发作后患者至少可部分恢复，但无法预测复发的时间。40岁以前发病、临床表现视觉或体感障碍等患者预后良好，出现锥体系或小脑功能障碍提示预后较差。虽然，最终可能导致某种程度功能障碍，但大多数患者预后较乐观，约半数患者发病后10年只遗留轻度或中度功能障碍，存活期可长达30年，但少数可于数年内死亡。

# 第二节　急性播散性脑脊髓炎的护理

## 一、概述

### 1. 概念

急性播散性脑脊髓炎（acute disseminated encephalomyelitis）是广泛累及脑和脊髓白质的急性炎症性脱髓鞘疾病，也称为感染后、出疹后或疫苗接种后脑脊髓炎。

### 2. 病因及病理

本病为单相病程，症状和体征数日达高峰，与病毒感染有关，发病数周后神经系统功能障碍改善或部分改善。

病理表现散布于脑、脊髓的小和中等静脉周围的脱髓鞘病变，脱髓鞘区可见小神经胶质细胞，伴炎性反应，淋巴细胞形成血管袖套。常见多灶性脑膜浸润，程度多不严重。

## 二、护理评估

**1. 临床表现**

（1）大多数病例为儿童和青壮年，在感染或疫苗接种后 1 ～ 2 周急性起病，多为散发，无季节性，病情严重，有些病情凶险。脑脊髓炎常见于皮疹后 2 ～ 4 日，患者常在疹斑正消退、症状改善时突然出现高热、痫性发作、昏睡和深昏迷等。

（2）脑炎型首发症状为头痛、发热及意识模糊，严重者迅速昏迷和去脑强直发作，可有痫性发作，脑膜受累出现头痛、呕吐和脑膜刺激征等。脊髓炎型常见部分或完全性弛缓性截瘫或四肢瘫、传导束型或下肢感觉障碍、病理征和尿潴留等，可见视神经、大脑半球、脑干或小脑受累的神经体征，发病时背部中线疼痛为突出症状。

（3）急性坏死性出血性脑脊髓炎又称急性出血性白质脑炎，是急性播散性脑脊髓炎的暴发型，起病急骤，病情凶险，死亡率高。该病表现为高热、意识模糊或昏迷进行性加深、烦躁不安、痫性发作、偏瘫或四肢瘫、脑脊液压力增高、细胞数增多，EEG 检查可见大脑、脑干和小脑白质不规则低密度区。

**2. 辅助检查**

（1）外周血白细胞增多，血沉加快，脑脊液压力增高或正常，蛋白轻度至中度增高，以 IgG 增高为主，可发现脑脊液寡克隆带。

（2）EEG 常见 $\theta$ 波和 $\delta$ 波，亦可见棘波和棘慢复合波。CT 显示白质内弥散性多灶性大片或斑片状低密度区，急性期呈明显增强效应。MRI 可见脑和脊髓白质内散在多发的 $T_1$ 低信号、$T_2$ 高信号病灶。

**3. 诊断及鉴别诊断**

（1）诊断：根据感染或疫苗接种后急性起病的脑实质弥漫性损害、脑膜受累和脊髓炎症状，EEG 检查可见广泛中度异常，CT 或 MRI 显示脑和脊髓内多发散在病灶等可做出诊断。

（2）鉴别诊断：本病需与乙型脑炎、单纯疱疹病毒性脑炎相鉴别。乙型脑炎有明显的流行季节，急性播散性脑脊髓炎则为散发性，脑炎与脊髓炎同时发生可与病毒性脑炎相鉴别。

**4. 治疗**

急性期治疗常用大剂量皮质类固醇，但几乎无效。小样本研究发现，免疫球蛋白静脉滴注或血浆交换有效。

## 三、护理措施

（1）密切观察患者意识、瞳孔、生命体征的变化。

（2）高热的患者给予头置冰袋、温水或酒精擦浴，增加液体摄入量，遵医嘱给药，密切测量并记录体温的变化。

（3）保证营养摄入，增强机体抗病能力，给予高热量、高蛋白质、高维生素、粗纤维的流质饮食。

（4）鼻饲饮食时，应注意检查胃管是否在胃内及胃液的颜色是否正常。

（5）加强皮肤护理，保持皮肤和床单位的清洁、干燥，每2～3小时更换卧位1次。

（6）尿便失禁时及时更换尿垫，清洗会阴，并涂护臀霜保护。留置尿管的患者使用抗反流引流袋，根据患者不同情况定时规律的夹闭和开放引流袋，多喂水或增加补液量，每周更换无菌引流袋。

（7）密切观察患者情绪、行为的变化，减少环境刺激，维持环境的安全性。当患者出现烦躁、暴力行为不可控时，遵医嘱给药并适当约束。

（8）健康指导：①遵医嘱坚持服药，定期复查；②坚持肢体康复锻炼；③合理饮食，注意保暖，预防感冒。

## 四、主要护理问题

（1）意识障碍，与大脑弥漫性损害性有关。

（2）体温过高，与感染有关。

（3）有受伤的危险，与脑局灶性损害引起的偏瘫、偏盲、视力障碍、共济失调、精神障碍有关。

（4）有误吸的危险，与昏迷抽搐有关。

（5）营养失调，与高热、昏迷、鼻饲营养有关。

（6）有皮肤完整性受损的危险，与昏迷、抽搐、高热、尿便失禁有关。

（7）生活自理缺陷，与昏迷或肢体瘫痪有关。

（8）躯体移动障碍，与脑、脊髓受损后功能障碍有关。

（9）便秘，与长期卧床、自主神经功能受损有关。

（10）有泌尿系统感染的危险，与长期留置尿管及卧床有关。

## 五、预后

急性播散性脑脊髓炎为单相病程，历时数周，急性期通常为2周，多数患者可以恢复，死亡率为5%～30%，存活者常遗留明显的功能障碍，儿童患者在疾病恢复后常伴精神发育迟滞或癫痫发作等。

# 第三节　急性炎症性脱髓鞘性多发性神经病的护理

## 一、概述

### 1. 概念

急性炎症性脱髓鞘性多发性神经病（acute inflammatory demyelinating polyneuropathy）是以周围神经和神经根脱髓鞘病变，以及小血管周围淋巴细胞和巨噬细胞炎性反应为主的自身免疫性疾病。典型的临床表现为急性或亚急性周围神经支配的运动功能障碍（对称性迟缓性瘫痪）、感觉功能障碍（手套、袜套式感觉障碍）、自主神经功能障碍（窦性心动过速、体位性低血压、大小便障碍、皮肤营养障碍和多汗或无汗）等。神经功能障碍具有从远至近（肢体远端、近端）、由下至上（下肢、躯干、上肢、脑神经）、双侧对称的特点。发病前 1 ~ 3 周多有感染（上呼吸道、肠道）或疫苗接种史，发病 3 ~ 6 周脑脊液蛋白含量增高，细胞数正常或接近正常，即蛋白细胞分离。多数患者发病 4 周后，病程停止进展，整个过程中无缓解或复发，病程为单相型。

### 2. 护理措施

（1）严密观察病情变化：患者因四肢瘫痪，躯干、肋间肌和膈肌麻痹而致呼吸困难，甚至呼吸肌麻痹。因此，应重点观察患者呼吸情况。如果患者出现呼吸肌群无力、呼吸困难、咳痰无力、烦躁不安及口唇发绀等缺氧症状应及时给予吸氧，必要时进行气管切开，使用人工呼吸机辅助呼吸。

（2）保持呼吸道通畅，防止并发症的发生：①能否保持患者呼吸道通畅是关系患者生命安危的关键问题，对气管已切开，并使用人工呼吸机的患者应采取保护性隔离，病室温度保持在 22 ~ 24 ℃，避免空气干燥，定时通风，保持室内空气新鲜；②吸痰时要严格执行无菌操作，使用 1 次性吸痰管，操作前后洗手，防止交叉感染；③每 2 ~ 3 小时翻身、叩背 1 次，气管内滴药，促进痰液排出，预防肺不张的发生；④气管切开伤口应每天换药，并观察伤口情况。

### 3. 防止压疮的发生

本病发病急骤，瘫痪肢体恢复缓慢，因此，久卧患者要每天擦洗 1 ~ 2 次，保持皮肤清洁、干净，床褥整洁，每 2 ~ 3 小时翻身更换体位，以免局部受压过久，并按摩骨突处，促进局部血液循环。

### 4. 加强对瘫痪肢体的护理

患者瘫痪特点为四肢对称性瘫痪，患病早期应保持侧卧、仰卧时的良肢位，恢复期做好主动、被动训练，以利于肢体功能恢复。

### 5. 生活护理

患者四肢瘫痪，气管切开不能讲话，因此，护理人员必须深入了解患者的各项要求，做好患者的口腔、皮肤、会阴部的护理。

### 6. 鼻饲护理

患者应进食营养丰富和易消化的食物。吞咽困难者可行鼻饲，以保证营养。鼻饲时应注意：①鼻饲前将床头抬高 30°；②每次鼻饲前应回抽胃液，观察有无胃潴留、胃液颜色，并观察胃管有无脱出；③每次鼻饲量不宜过多，为 200 ~ 300 mL；④鼻饲物的温度不宜过热，为 38 ~ 40 ℃；⑤速度不宜过快，15 ~ 20 分钟，以防止呃逆；⑥鼻饲之后，注入 20 mL 清水，清洗胃管。

### 7. 肠道护理

患者长期卧床肠蠕动减慢，常有便秘，应多饮水、多吃粗纤维的食物，可做腹部按摩，按顺时针方向，必要时服用缓泻剂，使患者排便通畅。

### 8. 心理护理

要做好患者心理护理，介绍有关疾病的知识，鼓励患者配合医护人员的治疗，树立战胜疾病的信心。

### 9. 健康指导

（1）指导患者养成良好的生活习惯，注意休息，保证充足的睡眠。

（2）指导患者坚持每天定时服药，不可随意更改药物剂量，定期复查。

（3）指导患者坚持活动和肢体功能锻炼，逐步做一些力所能及的事情。

## 二、主要护理问题

（1）呼吸困难，与病变侵犯呼吸肌，引起呼吸肌麻痹有关。

（2）有误吸的危险，与病变侵犯脑神经，使得吞咽肌群无力有关。

（3）生活自理能力缺陷，与运动神经脱髓鞘改变引起的四肢瘫痪有关。

（4）有失用综合征的危险，与运动神经脱髓鞘改变引起的四肢瘫痪有关。

（5）皮肤完整性受损，与运动神经脱髓鞘改变引起的四肢瘫痪有关。

（6）便秘，与自主神经功能障碍及长期卧床有关。

（7）恐惧，与运动障碍引起的快速进展性四肢瘫，或呼吸肌麻痹引起呼吸困难带来的濒死感有关。

# 第四章 癫痫及其相关检查的护理

## 第一节 癫痫的护理

### 一、概述

#### 1.概念

癫痫（epilepsy）是脑神经元过度同步放电引起的短暂感觉、运动、意识、精神、行为、自主神经功能等脑功能障碍，发作性、短暂性、重复性和刻板性是其临床表现特点。临床上将 1 次发作过程称为痫性发作，痫性发作的形式可有一种或数种。 癫痫是神经系统疾病中第二大疾病，仅次于脑血管疾病。

#### 2.病因

（1）特发性癫痫（idiopathic epilepsy）：也称原发性癫痫，这类患者脑部并未发现足以解释症状的器质性改变或代谢功能异常，多数患者在某一特定年龄段起病，首次发病常见于儿童或青少年，与遗传因素关系密切，EEG 检查和临床表现具有特征性。

（2）症状性癫痫（symptomatic epilepsy）：由各种明确的脑部器质性改变或代谢功能异常所致，大多数癫痫为此种类型，发病年龄无特异性。

1）脑部疾病：①先天性疾病：各种脑部畸形、遗传代谢性脑病、脑积水、皮质发育障碍；②颅脑外伤：母亲生产时导致的产伤多为新生儿及婴儿癫痫的常见原因，成年人颅脑外伤引起的癫痫；③脑血管疾病：各种脑血管疾病引起的出血或栓塞都可导致癫痫的发生；④中枢神经系统感染：颅内感染导致的脑组织充血、水肿及产生的各种毒素都是引起癫痫发作的原因，而愈后产生的瘢痕和粘连也可导致癫痫的发作，脑内寄生虫引起的感染也是癫痫发作的病因之一；⑤脑肿瘤：各种原发或继发于脑部的肿瘤都可引起癫痫的发作，多在成年期开始，有研究表明，少突胶质细胞瘤最易引起癫痫发作，脑膜瘤和星形细胞瘤次之。

2）全身性疾病：①各种原因导致的脑组织缺氧；②药物或毒物导致的中毒；③内科疾病导致的神经系统并发症，如肝性脑病。

3.影响因素

（1）遗传因素：癫痫患者近亲的易患性高于普通人群，特发性癫痫患者近亲发病率为 1% ~ 6%，症状性癫痫患者近亲发病率为 1.5%，均高于普通人群。有研究表明，癫痫的发作与特定染色体上特定基因的突变有关。

（2）环境因素

1）内环境的改变可影响神经元放电的阈值，如月经癫痫和妊娠期癫痫，疲劳、过饥、过饱、便秘、饮酒、感情冲动、各种代谢紊乱和一过性的过敏反应导致的癫痫。

2）闪光、噪声、运动等特定条件下发作的癫痫统称为反射性癫痫。

（3）特发性癫痫与年龄有较密切的关系。

（4）癫痫发作与睡眠 – 觉醒周期密切相关，如某些癫痫常在觉醒时发作，而某些癫痫则常在睡眠中发作。

4.发病机制

癫痫的发病机制非常复杂，目前尚未完全阐明，主要与以下环节有关：①放电的起始：离子通道结构和功能异常导致离子异常跨膜运动，致使神经元异常放电；②放电的传播：异常高频放电反复诱发周边和远处的神经元同步放电，使得异常电位连续传播；③放电的终止：迄今为止，该病的发病机制尚未完全阐明，可能过度同步放电产生的巨大突触后电位激活负反馈机制，以致脑内各层组织主动抑制异常放电扩散，同时减少癫痫灶的传入性冲动。

5.病理

具有代表性的是海马硬化，肉眼观察为海马萎缩、坚硬，镜下典型表现为癫痫易损区神经元脱失及胶质细胞增生。组织学表现为双马硬化病变多不对称，常为一侧海马硬化明显，而另一侧轻度神经元脱失，海马旁回、杏仁核、钩回等也可波及。苔藓纤维出芽、齿状回结构异常（颗粒细胞弥散增宽）也是海马硬化患者的病理表现。

## 二、护理评估

### （一）临床表现

癫痫的特征性临床表现为痫性发作。

1.部分性发作

（1）单纯部分性发作：运动性发作（局灶性运动性、旋转性、姿势性、发音性）、感觉性发作（特殊感觉、躯体感觉、眩晕）、自主神经性发作（心慌、烦渴、排尿感等）、精神症状性发作（语言障碍、记忆障碍、认知障碍、感情变化、错觉、结构性幻觉）。

（2）复杂部分性发作：单纯部分性发作后出现意识障碍或开始即有意识障碍、自动症。

（3）部分性发作：单纯或复杂部分性发作继发全面发作。

2. 全面性发作

（1）失神发作：典型、不典型。

（2）强直性发作。

（3）阵挛性发作。

（4）强直阵挛性发作。

（5）肌阵挛发作。

（6）失张力发作。

## （二）辅助检查

（1）EEG 检查：是最主要的辅助检查方法，通常可见到特异性 EEG 的改变，但是约 80% 患者能记录到异常（痫性）脑电图，而约有 15% 的正常人 EEG 表现不正常，故 EEG 不是癫痫确诊的诊断依据。

（2）视频脑电图：对癫痫的诊断及痫性灶的定位最有价值。

（3）头部影像学检查：CT、MRI 检查可确定脑部器质性病变，也可做出病因诊断。

（4）生化检查：血常规、血糖、血寄生虫等。

（5）DSA 检查：了解是否有脑血管病变。

## （三）治疗要点

癫痫的治疗目标逐渐由对发作的控制转为关注患者的生活质量，包括病因治疗、药物治疗和手术治疗。

1. 病因治疗

病因明确者，给予对因治疗，去除病因。

2. 药物治疗

（1）常见抗癫痫药：传统抗癫痫药在临床已广泛应用，如苯妥英钠、卡马西平、苯巴比妥、扑米酮、丙戊酸、乙琥胺等。新型抗癫痫药主要用于传统抗癫痫药不能控制的难治性患者和一些特殊群体的患者，如儿童、老年及育龄妇女等，如托吡酯、加巴喷丁、氨己烯酸、拉莫三嗪、非尔氨酯、奥卡西平等。

（2）药物治疗一般原则

1）首次发作，癫痫专科医师根据患者易患性确定是否用药。易患性包括癫痫家族史、EEG 显示癫痫样波、影像学证据。

2）根据发作类型选药，针对不同的癫痫发作类型选用不同的抗癫痫药，是癫痫治疗成功的关键，如部分性发作首选卡马西平，全身强直 - 阵挛发作首选丙戊酸钠，典型失神发作首选丙戊酸等。若选药不当，非但不能控制发作，还有可能加重发作，如卡马西平或苯妥英等可导致青少年肌阵挛癫痫发作加剧。

3）小剂量开始，体现个体化原则，监测血药浓度。剂量不足的"亚治疗状态"致使血中药物浓度不足而影响疗效。而不同的患者对抗癫痫物的治疗反应差异较大，坚持合理的个体化治疗，是取得癫痫治疗成功的关键。

4）单药治疗为主，对大多数癫痫患者坚持单一药物治疗，新诊断的癫痫患者首选单药治疗，80% 癫痫患者单药治疗有效，特殊情况或难治性癫痫采用联合用药。失神或肌阵挛发作单药难控制者，可联合使用乙琥胺与丙戊酸钠，尽量避免作用机制类似的抗癫痫药联用。难治性癫痫，即 20% ~ 30% 复杂部分发作患者用各种抗癫痫药正规治疗 2 年以上，血药浓度在正常范围内，每月仍有 4 次以上发作。难治性癫痫可通过应用新型抗癫痫药、联合用药、外科手术、物理疗法、中西医结合治疗。

5）坚持治疗的长期性及规律性，确诊为癫痫并需药物治疗者，应在癫痫专科医师指导下长期规律用药、增减剂量、停药或更换药物。增减药物、停药、更换药的原则：增药可适当加快，减药一定要慢，必须逐一增减；一般全身强直 - 阵挛发作应完全控制发作 3 ~ 5 年后，才能酌情减量，减量 1 年左右无发作者方可考虑停药。更换药时需第二种药血药浓度达到稳态，至控制发作，第一种药再逐渐减量，并监控血药浓度。

6）注意服药时间及观察药物的不良作用，根据药物性质、半衰期及患者癫痫发作特点选择服药时间和次数，严格遵医嘱服药。

传统抗癫痫药在临床上广泛应用，但不良反应较突出，如卡马西平，可致骨髓抑制、再生障碍性贫血、过敏，应注意观察脱发、皮疹，定时复查血常规；丙戊酸，可致体重增加，月经紊乱，肝损害，应告知患者多加注意月经周期、及时称体重、定时查肝功等；苯妥英，主要引起神经毒性、毛发增多、皮肤粗糙、齿龈增生等。

新型抗癫痫药在疗效相当的前提下，药代动力学特性更好，耐受性更佳，不良作用较少，儿童、老年人、肝肾功能不全者更适合服用，但费用较高。

（3）治疗失败的常见原因

1）用药不当：表现为选药不当、中断服药、剂量不准、频繁换药、联合用药不当、疗程不足、骤然停药等。

2）病因未除：只对症控制发作，未从根本上去除病因。

（4）癫痫持续状态治疗

1）从速控制发作，常用药物为：①地西泮：首选，10～20 mg，缓慢静脉注射，每分钟 2 mg，15 分钟后复发可重复给药，100～200 mg+5% 葡萄糖静脉注射，维持 12 小时，地西泮可引起呼吸抑制，儿童用量 0.3～0.5 mg/kg；②德巴金：根据病情遵医嘱用药；③苯妥英：部分患者可用，起效慢，可迅速通过血–脑脊液屏障，无呼吸抑制，作用时间长，成年人 15～18 mg/kg，儿童 18 mg/kg，溶入生理盐水，缓慢静推；④ 10% 水合氯醛：20～30 mL，加等量食物油保留灌肠，适用于肝功能不全或不适合用苯巴比妥类药者；⑤副醛：8～10 mL，植物油稀释后保留灌肠；⑥利多卡因：新生儿癫痫持续状态，对苯巴比妥无效时使用；⑦难治性癫痫持续状态，可用异戊巴比妥，也可在气管插管、机械通气前提下用咪达唑仑和丙泊酚；⑧氯硝西泮：药效是地西泮的 5 倍，对各型癫痫状态疗效俱佳，对心脏及呼吸抑制较强；⑨其他：咪达唑仑、氯氨酮、硫酚妥钠等。

2）对症处理，主要为：①防护：防跌伤、坠床，防舌咬伤，防肌肉和关节损伤；②保持呼吸道通畅，防窒息，吸氧、气管插管或切开，必要时使用人工呼吸机；③心电监护、血气或生化分析；④给予营养支持，如经胃管或静脉补足水分和营养；⑤查找诱因并治疗；⑥并发症处理。

3）维持治疗：苯巴比妥 0.1～0.2 g，肌内注射，每 8 小时或 12 小时 1 次。同时，给予卡马西平或苯妥英钠，待口服药血药浓度达到稳定状态后逐渐停用苯巴比妥。

### 3. 手术治疗

部分难治性癫痫，经正规抗癫痫药治疗无效者，可考虑手术治疗。

## 三、主要护理问题

（1）受伤的危险，与突然意识丧失、抽搐、惊厥、癫痫持续状态，癫痫发作时跌倒、坠床，或下颌关节抽动，或保护措施不当等有关。

（2）窒息的危险，与喉头痉挛、舌根后坠、呼吸道分泌物滞留有关。

（3）清理呼吸道无效，与喉头痉挛、口腔或呼吸道分泌物增多、癫痫持续状态有关。

（4）脑组织灌注异常如脑水肿，与癫痫持续状态时脑组织缺氧缺血、脑血管通透性增高有关。

（5）体温异常，与癫痫持续状态时脱水高渗状态或感染有关。

（6）营养摄入困难，与癫痫持续状态有关。

（7）生活自理缺陷，与癫痫持续状态有关。

（8）皮肤完整性受损的危险，与癫痫持续状态有关。

（9）知识缺乏，缺乏疾病、用药及防护等相关知识。

（10）自我形象紊乱，与癫痫发作及药物不良反应有关。

（11）焦虑或恐惧，与对预后不良的焦虑及癫痫发作的恐惧等有关。

# 四、护理目标

（1）患者未发生窒息、误吸及吸入性肺炎，保持呼吸通畅。

（2）患者未发生脑水肿，或有脑水肿先兆时可以得到及时处置。

（3）患者体温异常得到控制。

（4）癫痫持续状态期间患者生活需要得到满足，不发生压疮，营养供给正常。

（5）患者及其家属能够了解癫痫发作、治疗与预后的关系，能够采取有关安全防护的措施，患者能有效避免诱因，预防发作，主动配合治疗。

（6）患者能够正确对待疾病，重视自我形象。

（7）患者的焦虑心理减轻或消除。

# 五、护理措施

## （一）发作期护理

### 1. 防受伤

（1）防摔伤：嘱患者有先兆时立即平卧，无先兆者床旁陪伴或医护人员扶住患者顺势卧倒，摘下眼镜。

（2）防擦伤或碰伤：顺势保护患者抽动的关节和肢体，在关节处垫软物。

（3）防止肌肉和关节的损伤：切勿强行按压试图制止患者的抽搐动作或抽动的肢体。

（4）防颈椎压缩性骨折或下颌关节脱臼：对强直期头颅过度后仰、下颌过张或阵挛期下颌关节抽动的患者，应一手用力托住患者后枕，另一手扶托下颌。

（5）防舌咬伤：将折叠成条状的毛巾或缠以纱布的压舌板，迅速于抽搐之前，或强直期张口时置于其上下臼齿间，或放牙垫，切忌在阵挛时强行放入。

（6）防突然发作时跌床：保持床挡一直竖起来。

（7）防自伤或伤人：对情绪激动、精神症状明显，有自伤自残、伤人毁物潜在危险的患者，要严格控制其行为，必要时保护性约束肢体或躯干，收拣或移开可能造成伤害的所有物品。

（8）癫痫频繁发作、癫痫持续状态者切忌测量口温和肛温。

### 2. 防窒息

（1）解除任何限制活动的束带（如松解衣领及腰带等）。

（2）有义齿者及时取出，防抽动时脱落掉入呼吸道。

（3）舌后坠者用包有纱布的压舌板及舌钳将舌拉出。

（4）让患者侧卧位或头偏向一侧，以利口鼻分泌物流出。

（5）及时负压吸出口腔和呼吸道分泌物。

3. 观察

（1）发作的具体情况，如头身往哪侧转动、眼球往哪侧凝视等，对判断病灶定侧有帮助。

（2）呼唤患者的姓名，或问简单问题以判断患者发作时的意识。

（3）观察患者的眼神、面色和瞳孔的变化。

（4）发作时患者有无大小便失禁。

（5）发作后患者意识恢复情况，有无头痛、乏力或肌肉酸痛等。

（6）患者意识恢复后检查有无肢体瘫痪，并让患者复述发作时的情况或感受。

### （二）发作间歇期的健康教育

1. 知识宣教

（1）告知患者及其家属癫痫发作时防止受伤、窒息及其他意外措施。

（2）告知患者及其家属及时诊治、定期癫痫门诊随诊的重要性。

（3）告知患者及其家属坚持药物治疗原则的重要性。

（4）告知患者及其家属定期查肝肾功能、血常规的原因。

2. 生活指导

（1）患者外出活动时应携带卡片，卡片上注明姓名、诊断、用药名称、家庭住址、电话、联系人等。

（2）叮嘱患者劳逸结合、避免过度劳累、忌烟酒、睡眠充足、规律作息。

（3）指导患者注意安全，出现癫痫前驱症状时要立即平卧，发作前无先兆者外出时要有人陪同。

3. 工作指导

（1）患者不宜长期休息，应有适当脑力活动、体育锻炼。

（2）不从事带危险性的工作和活动，如电工、矿工、游泳、登高、驾驶、导游、火炉旁工作。

4. 个别指导

根据患者的年龄、身心或特定时期，给予相应的指导。

（1）学生：只要不是频繁发作，或未合并其他严重疾病，应边学习边治疗，但应将所患疾病告诉同学和老师，以便在突然癫痫发作时得到及时的救治。

（2）青年：面临恋爱婚姻生育问题，可结合遗传学知识给予相应指导。癫痫患者都可恋爱结婚，过正常的夫妻生活，身心愉悦有利于疾病康复。遗传性癫痫者不宜生育。夫妻双方都患有癫痫，下一代罹患癫痫的概率为 15%，而夫妻中一方患有癫痫，下一代罹患癫痫的概率为 5%。

（3）妊娠期和哺乳期女性：慎重服用抗癫痫药，因为有的药物有致畸形的不良反应，如传统的抗癫痫药，尤其是丙戊酸。妊娠妇女服用抗癫痫药总原则：单药、低剂量、非致畸性。妊娠期，全身强直－阵挛发作反复发作者，应终止妊娠，否则，由于反复发作而缺氧，可引起胎盘营养不良，影响胎儿发育，严重者可胎死宫内。

5. 心理护理

（1）帮助患者及其家属端正对待疾病的态度，建立健康的心理，达到心理平衡，从而稳定患者的情绪和行为。

（2）告知疾病的相关知识，使其正确认识疾病发作的原因、诱因，耐心解释病情、治疗与预后的关系。

（3）多关心询问患者的自觉症状，告知其坚持药物治疗原则能减少发作的次数。

（4）鼓励患者要勇于表达自己的感受，多与家属及医护人员沟通；给予情感支持，消除患者及其家属的孤独、焦虑或恐惧心理；鼓励患者树立战胜疾病的信心，正确对待疾病，积极配合治疗。

## （三）癫痫持续状态期间的护理

### 1. 从速控制发作

（1）遵医嘱用药，详见癫痫持续状态治疗。

（2）创造有利于控制发作的环境，放下窗帘，开地灯形成暗室，操作集中、轻柔，防声光动作刺激。

### 2. 呼吸道护理

（1）患者平卧位、头偏向一侧或侧卧利于口鼻腔分泌物流出。

（2）置口咽通气道，必要时气管插管，或气管切开，安人工呼吸机，及时负压吸痰等。

（3）如经反复吸痰呼吸道确保通畅、持续吸氧后，仍有面唇发绀、血氧饱和度＜90%、呼吸频率＞35 次 / 分，应考虑机械通气。

### 3. 颅内高压护理

（1）观察神志、瞳孔，心电监护，注意心率、动脉血氧饱和度、血压。

（2）躁动不安者，可用床挡保护、约束带约束肢体。

（3）快速 30 分钟之内静脉滴注 20% 甘露醇 125 ～ 250 mL。

（4）吸氧，氧流量视血氧饱和度而定。

（5）观察药效，记录尿量。

4.发热护理

药物降温时不宜用氯丙嗪，因其可降低患者刺激阀。另外，还要保证患者充足的水分摄入。

5.营养摄入

（1）鼻饲：牛奶、肉末、蒸鸡蛋、果汁、米粉、蛋白粉、蔬菜汁等。

（2）静脉滴注：脂肪乳、氨基酸、丙种球蛋白等。

# 第二节　视频脑电图监测的护理

## 一、概述

1.概念

视频脑电图（Video-electroencephalography）监测是在长程脑电图监测的基础上，增加 1 ~ 2 个摄像镜头，同步拍摄患者的临床情况。视频脑电图实现了患者视频图像、声音和脑电——对应的同步记录，可有效排除各种伪差，为癫痫患者的诊断、确定发作类型、用药、术前评估提供重要的依据，意义非常重大。

2.优点

（1）全面提供关于患者的信息，如发作频率、发作前状况、发作动作、发作后情况等，对于癫痫患者的诊断意义重大。

（2）帮助医务人员更准确地识别伪差，EEG 是一种非常微弱的信号，易受到外界因素的干扰，如患者轻微的动作等，借助视频脑电识别伪差，容易获得临床证据。

（3）更直接地观察患者，可全过程同屏同步存储、编辑、回放脑电波与录像信号，并可长距离、长时间监测。另外，还可以储存在硬盘和光盘上，供专业人员反复研究，找到诊断依据。

（4）针对癫痫的诊断、分类、致病灶定位做出正确的结论和处理方法。

3.临床意义

（1）视频脑电图是国际普遍采用的癫痫和癫痫综合征分类的重要依据之一。

（2）确定癫痫临床发作类型，制订治疗方案，指导用药。

（3）癫痫药物疗效的评估。

（4）癫痫术前评估，确定能否手术治疗。

（5）排除癫痫假性发作。

（6）顽固性癫痫外科治疗前的必备检查手段。

（7）癫痫病灶定侧、定位。

## 二、主要护理问题

（1）电极松脱，与天热汗多、患者油脂分泌旺盛、躁动不合作、抓扯、不适当的牵拉等有关。

（2）电极线被扯断的可能，与电极线老化残损不结实、患者躁动不安等有关。

（3）摄像镜头被遮挡的可能，与陪护照护行为或保护措施不当等有关。

（4）记录中断，与仪器故障、电源中断、电缆与放大器接触不良等有关。

（5）自理受限，与连接的检查装置、患者需限制在床上及床旁活动等有关。

（6）焦虑，与患者对监测情况了解不够有关。

## 三、护理目标

（1）电极固定妥当、与头皮接触良好，电极线放置适宜。

（2）电极线完好无损。

（3）摄像范围适当，镜头不被遮挡。

（4）记录连续完整。

（5）日常生活得到妥善解决。

（6）患者知道检查的注意事项，能积极配合检查，焦虑情绪减轻或消除。

## 四、护理措施

1.监测前准备的常规护理内容

（1）患者准备

1）心理准备：向患者及其家属做好宣教工作，说明检查目的和方法；告知该检查无创伤、无痛苦，监测期间医护人员就在旁边，癫痫发作时会采取应对及防护措施，消除紧张、焦虑或恐惧心理；鼓励患者表达自身感受，针对个体情况进行针对性心理护理。

2）是否停药：须由医师确定。检查前3天，停服对EEG有影响的药物，如地西泮、氟哌啶醇；是否停服抗癫痫药物，则根据检查目的确定；做术前评估指导手术定位，或者在服药期间发作未能控制，考虑换药者需要停药；停药期间患者应有专人陪护，避免外出。

3）头皮准备：检查前1天协助患者洗头，禁用护发素及头油、发胶、定型剂；头发多而长者，可适当剪短、剃薄；男性患者、做术前评估者、不合作的患儿、昏迷患者最好剃全头；头皮有感染者应予以控制。

（2）环境准备

1）温湿度适宜：温度 18 ～ 25 ℃，湿度 50% 左右，温度过高易出汗，湿度过高易烦闷不适，均可影响电极的黏附和患者的舒适度，并带来干扰；温度过低，易出现皮肤收缩、寒战，影响记录结果。

2）监测病房：保持安全、安静、整洁、温馨，床周围不要有硬、锐等物品，放置床挡，以保证患者的安全，附近不要有手机、随身听等电子设备，以免干扰脑电信号的准确性。

（3）抢救准备：准备好压舌板、氧气、负压吸痰器、气管插管、气管切开、呼吸机、地西泮、苯巴比妥等。

2. 监测中的常规护理内容

（1）医护人员保证

1）认真安装固定电极，测电阻，应严格按要求，妥善保护电极及电极线，如选择适合的弹力帽，烦躁、不合作者等可加用绷带。

2）加强巡视，若有电极脱落应及时粘上，保持 EEG 基线平稳、保持机器正常运作，有故障及时排除。

3）入院评估的重点是患者平时的发作时间和特点，以便有针对性地加以观察。

4）观察患者临床表现和 EEG 改变，调整好镜头，全身和局部摄像相结合，始终保证患者从头至脚在摄像范围内。

5）协助患者日常生活，如进食、大小便等。

6）癫痫发作时的观察和处理：做好安全防护，保证摄像效果的同时重点注意呼唤患者姓名、询问简单问题、了解意识状况；记录癫痫发作开始时间、持续时间，观察临床表现，如面色、眼神和瞳孔有无改变，眼球活动、头部转动、身体转动的方向，运动性症状、自动症及发作演变过程。

7）发作后检查意识恢复情况、有无肢体瘫痪、有无大小便失禁、有无定向障碍，询问患者对发作时的记忆和感受。

8）癫痫发作者是否用药，医师根据检查目的决定：部分性发作可暂不用药，做术前评估者，至少监测到 3 次典型的临床发作后才考虑用药，频繁发作，或缺氧性的全面性强直 - 阵挛发作，或癫痫持续状态按常规及时处置。

9）加强专业知识培训。视频脑电监测时间长，容易遇到来自患者及医院的种种不利因素，应加强病房相关工作人员专业知识培训，了解处理流程，及时排除故障，同力协作，共同完成该项工作。

（2）做好患者的监测

1）患者勿使用手机、手提电脑、充电器、玩手机游戏等。因 EEG 易受诸多因素的干扰，尤其是电源和电子设备。

2）患者不能过多活动，且一切活动始终在摄像范围内。

3）改变体位时应轻抬头、慢转身、动作稳妥。

4）患者不能蒙头睡觉或抱头睡觉，不要搔抓头部、摩擦电极，牵扯、按压信号线。

5）患者应常规进食，但不能持续不断地吃零食，因为太多咀嚼动作带来的干扰会影响对脑电图的分析，而且易与癫痫发作时的口咽自动症相混淆。

（3）做好陪伴的监测：由于电极导线长度和摄像范围所限，患者需要限制在床上及床旁活动，决定了留陪伴的必要性。

1）陪伴勿在床旁使用电源和电子设备，应在室外使用手机。

2）陪伴不可进入摄像范围，照护活动时不要遮挡镜头，以免突然发作时影响摄像效果；不能坐床沿和上床陪睡，以免遮挡镜头及影响发作时患者症状表现的充分展示。

3）陪伴尽量避免拍打和按摩患者，以免造成干扰。

4）照护患者时避免牵拉电极线，若有电极线脱落，应及时告知医护人员按原部位粘牢。

5）夜间有红外线摄像，应关闭房间照明电。

6）发作时应立即揭开被子，便于摄像及观察发作全程。

7）部分性发作无危险征象时，陪伴不要靠近患者，以免遮挡摄像镜头；强直－阵挛发作或伴精神症状，抓扯电极导线时，陪伴应从床头，或从患者方面给予适当保护，避免受伤及其他意外，但勿因保护而影响观察和摄像。

8）及时按下标记按钮、记录发作时间，立即通知医护人员。

3. 监测后的常规护理内容

（1）协助患者洗头。

（2）嘱托患者在床上或室内休息，专人陪护。

（3）监测前停止用药的患者，嘱其遵医嘱及时服药。

（4）密切观察患者有无癫痫频繁发作，或癫痫持续状态，并做好相应处理。

（5）出院者给予出院指导，并告知领取报告的时间。

# 第五章　脊髓疾病的护理

## 第一节　概述

### 一、脊髓的解剖

#### （一）外部结构

脊髓是中枢神经系统组成部分之一，全长 42 ～ 45 cm，占据椎管上 2/3。脊髓自上而下共发出 31 对脊神经，即颈（8 对）、胸（12 对）、腰（5 对）、骶（5 对）和尾（1 对）神经，分别用 C、T、L、S 表示。脊髓也分为 31 个节段，但表面并无节段界线。脊髓各节段位置比相应脊椎高，颈髓节段较颈椎高 1 节椎骨，上、中段胸髓节段较相应胸椎高 2 节椎骨，下胸髓则高 3 节椎骨，腰髓相当于 $T_{10}$ ～ $T_{12}$ 水平，骶髓相当于 $T_{12}$ ～ $L_1$ 水平。腰骶段神经根几乎垂直下降形成马尾，其由 $L_2$ 至骶尾段共 10 对神经根组成。

脊髓呈微扁圆柱形，有颈膨大（相当于 $C_5$ ～ $T_2$ 水平）和腰膨大（相当于 $L_1$ ～ $S_2$ 水平）2 个膨大部分，由此分别发出支配上肢与下肢的神经根。腰膨大以下逐渐细削，即为脊髓圆锥，圆锥尖端伸出终丝，终止于第一尾椎的骨膜。

脊髓由 3 层结缔组织的被膜包裹，由外到内依次为硬脊膜、蛛网膜和软脊膜，硬脊膜外面与脊椎骨膜之间的间隙为硬膜外腔，其中有静脉丛与脂肪组织，硬脊膜在第二骶椎水平形成盲端，最内层紧贴脊髓表面，称为软脊膜。硬脊膜与软脊膜之间为蛛网膜，蛛网膜与硬脊膜之间为硬膜下腔，其间无特殊结构，蛛网膜与软脊膜之间为蛛网膜下隙，与脑内蛛网膜下隙相通，其间充满脑脊液。

脊髓表面有 6 条纵行沟裂，前正中裂深达脊髓前后径的 1/3，后正中沟伸入脊髓后索将其对称地分为左右两部分，前外侧沟与后外侧沟左右各一，脊神经的前根由前外侧沟离开脊髓，后根由后外侧沟进入脊髓。

## （二）内部结构

脊髓横切面上可见白质和灰质。灰质主要由神经细胞核团和一部分胶质细胞组成，呈蝴蝶形或"H"形排列在脊髓的中央，其中心有中央管；白质主要由上下行传导束及大量的胶质细胞组成，包绕于灰质的外周。

（1）"H"形灰质中间的横杆称为灰质连合，两旁的灰质分为前角和后角，$C_8 \sim L_2$ 及 $S_2 \sim S_4$ 尚有侧角（表 5-1-1）。

表 5-1-1　脊髓灰质

| 灰质 | 组成 | 发出的纤维 | 功能 |
| --- | --- | --- | --- |
| 前角 | 含有前角细胞下运动神经元 | 组成前根 | 支配各有关肌肉 |
| 后角 | 含有后角细胞痛觉、温觉及部分触觉的第二级神经元 | 接受来自背根神经节发出的后根纤维的神经冲动 | |
| $C_8 \sim L_2$ 侧角 | 交感神经细胞 | 经前根、交感神经经径路 | 支配和调节内脏、腺体功能 |
| $C_8$、$T_1$ 侧角 | 交感纤维 | 包绕颈内动脉壁，进入颅内 | 支配同侧瞳孔扩大肌、睑板肌、眼眶肌；支配同侧面部血管和汗腺 |
| $S_{2 \sim 4}$ 侧角 | 脊髓的副交感中枢 | | 支配膀胱、直肠和性腺 |

（2）白质分为前索、侧索和后索三部分。主要由上行（感觉）和下行（运动）传导束组成，如皮质脊髓束（锥体束），传递对侧大脑皮质的运动冲动至同侧前角细胞，支配随意运动。薄束和楔束（在 $T_4$ 以上才出现）分别传递同侧下半身、上半身深感觉与识别性触觉；脊髓小脑前后束参与维持同侧躯干与肢体的平衡。

（3）脊髓的血液供应：主要有 3 个来源（表 5-1-2）。

表 5-1-2　脊髓的血液供应

| 名称 | 位置 | 供应区域 | 临床特征 |
| --- | --- | --- | --- |
| 脊髓前动脉 | 两侧椎动脉颅内部分在延髓腹侧合并成一支，沿脊髓前正中裂下行，每 1 cm 左右即分出 3 ~ 4 支沟连合动脉，不规则地左右交替深入脊髓 | 脊髓横断面前 2/3 区域 | ①动脉系终末支，易发生缺血性病变；②$T_4$ 与 $L_1$ 是相邻 2 支根动脉的交界处 |
| 脊髓后动脉 | 同侧椎动脉颅内部分，左右各一根，沿脊髓全长后外侧沟下行，其分支供应脊髓后动脉并未形成一条完整连续的纵行血管 | 脊髓横面的后 1/3 区域 | ①血管略呈网状，分支间吻合较好；②极少发生供血障碍 |
| 根动脉 | 颈部椎动脉、甲状腺下动脉、肋间动脉、腰动脉、髂腰动脉和骶外主动脉的分支沿脊神经根进入椎管，供应脊髓各段，故称根动脉，其进入椎间孔后分为前后两股，即大多数根动脉较细小，在 $C_6$、$T_9$、$L_2$ 处的根动脉较大 | 根前、根后动脉，分别与脊前、脊后动脉吻合，由此构成围绕脊髓的冠状动脉环，其发出的分支供应脊髓表面结构及脊髓实质外周部分的供血 | 根动脉补充血供，使脊髓动脉不易发生缺血 |

脊髓灰质前角、中央管周围和灰质后角的前半部、白质前索、前连合及侧索的深部的血液供应主要由脊髓前、根前动脉提供，而脊髓灰质后角的表浅部分、白质后索和白质侧索的表浅部分血液供应则由脊髓后动脉、根后动脉与冠状动脉提供。

脊髓静脉回流：经根前静脉与根后静脉引流至椎静脉丛，再由椎静脉向上与延髓静脉相通，在胸段与胸腔内奇静脉、上腔静脉相通，在腹部与下腔静脉、门静脉及盆腔静脉相通。

## 二、脊髓损害的临床表现

### 1. 运动障碍（表 5-1-3）

表 5-1-3　运动障碍

| 受累部位 | 表现形式 |
| --- | --- |
| 皮质脊髓束 | 上运动神经元瘫痪 |
| 脊髓灰质前角或前根 | 下运动神经元瘫痪，多见于脊髓灰质炎、肿瘤压迫 |
| 均有 | 混合性瘫痪 |

### 2. 感觉障碍（表 5-1-4）

表 5-1-4　感觉障碍

| 受累部位 | 表现形式 |
| --- | --- |
| 后根损害 | 深、浅感觉均有损害 |
| 后角损害 | 节段性分离性感觉障碍（同侧痛、温觉障碍，深感觉及部分触觉仍保留），常见于脊髓空洞症 |
| 后索损害 | 同侧深感觉及部分触觉减退或缺失，常见于脊髓结核 |
| 脊髓丘脑束 | 对侧痛、温觉减退或缺失，深感觉保留 |
| 白质前连合 | 对称性节段性痛、温觉丧失而触觉仍保留，感觉分离现象，常见于脊髓空洞症、髓内肿瘤、脊髓血肿等 |

### 3. 脊髓半侧损害

脊髓半切综合征是脊髓病变引起的一种临床综合征，临床上主要表现为运动能力消失、深感觉消失、痛觉和温觉消失、发热、颈部疼痛及活动受限。病变同侧损害节段以下的上运动神经元性瘫痪，同侧深感觉障碍及病变对侧损害节段以下痛觉和温觉减退或丧失，而触觉保持良好，病变侧损害节段以下血管舒缩功能障碍是其主要特征。需要注意的是由于后角细胞发出的纤维先在同侧上升 2 ～ 3 个节段后，再经白质前连合交叉至对侧组成脊髓丘脑束，所以，产生对侧传导束型感觉障碍的平面较脊髓受损节段的水平低。

### 4. 脊髓横贯性损害

临床特征是受损节段以下双侧感觉和运动全部障碍、大小便障碍及自主神经功能障碍。当脊髓受到急性严重的横贯性损害时，早期呈现脊髓休克，出现肌肉松弛、肌张力低、腱反射消失、病理征阴性和尿潴留等现象，一般持续 1 ~ 6 周，以后逐渐进入高反射期，表现为肌张力增高、腱反射亢进、病理征阳性和反射性排尿等。

**5.脊髓各节段横贯性损害**

脊髓受损节段的判断主要是依据节段性症状，如节段性肌萎缩、与这一节段有关的腱反射消失、其支配的区域出现根痛或根性分布的感觉障碍，此外，感觉障碍的平面及反射改变对病变节段定位也有极大的帮助。脊髓的 5 个主要节段损害的表现如下。

（1）高颈段（$C_1$ ~ $C_4$）：损害平面以下各种感觉缺失，四肢呈上运动神经元性瘫痪，括约肌功能障碍，四肢躯干多无汗，根痛位于枕及颈后部，咳嗽、转颈时加重。$C_3$ ~ $C_5$ 损害可出现膈肌瘫痪、呼吸困难，位于颈髓内的三叉神经脊束核亦可受损，出现同侧面部外侧痛觉和温觉丧失。副神经核受累则可出现同侧胸锁乳突肌、斜方肌瘫痪，头颈活动、肩胛运动无力及肌肉萎缩。有些病变可由枕骨大孔波及后颅凹，引起延髓小脑症状，如吞咽困难、饮水反呛、共济失调、眩晕及眼球震颤，甚至波及延髓的心血管运动和呼吸中枢，引起呼吸循环衰竭。占位性病变可阻塞小脑延髓池而引起颅内压增高。

（2）颈膨大（$C_5$ ~ $T_2$）：双上肢呈周围性瘫痪，双下肢呈中枢性瘫痪，病变平面以下各种感觉缺失，括约肌障碍，上肢有节段性感觉减退或消失，可有向肩部及上肢放射性根痛。$C_8$ ~ $T_1$ 侧角受损时产生同侧 Horner 综合征，表现为瞳孔缩小、眼球内陷、眼裂变小及面部出汗减少。病变节段的定位可通过上肢腱反射改变来进一步确定。例如，肱二头肌反射减弱或消失而肱三头肌反射亢进，提示病变在 $C_5$ ~ $C_6$，肱二头肌反射正常而肱三头肌反射减弱或消失，提示病变在 $C_7$。

（3）胸髓（$T_3$ ~ $L_2$）：双上肢正常，双下肢呈上运动神经元性瘫痪（截瘫），病变平面以下各种感觉缺失，出汗异常，大小便障碍，伴相应胸腹部根痛或束带感。病损部位可通过感觉障碍水平来判断，如 $T_4$ 相当于乳头水平、$T_6$ 齐剑突水平、$T_8$ 齐肋缘水平、$T_{10}$ 平脐、$T_{12}$ 与腹股沟水平。上、中、下腹壁反射对应的脊髓反射中枢分别位于 $T_7$ ~ $T_8$、$T_9$ ~ $T_{10}$、$T_{11}$ ~ $T_{12}$，故腹壁反射消失有助于定位。病变在 $T_{10}$ 时，下半部腹直肌无力，上半部肌力正常，患者仰卧用力抬头时，可见脐孔被上半部牵拉而向上移动。

（4）腰膨大（$L_1$ ~ $S_2$）：受损时出现双下肢下运动神经元性瘫痪，双下肢及会阴部感觉丧失，大小便功能障碍，损害平面在 $L_2$ ~ $L_4$ 时膝反射消失，在 $S_1$ ~ $S_2$ 时踝反射消失，$S_1$ ~ $S_3$ 受损出现阳痿。腰膨大上段受损时神经根痛区在腹股沟或下背部，下段受损时根痛表现为坐骨神经痛。

（5）脊髓圆锥（$S_3$ ~ $S_5$）和尾节：真性尿失禁（脊髓圆锥为括约肌功能的副交感中枢），无下肢瘫痪及锥体束征；肛门周围及会阴部皮肤感觉缺失，呈鞍状分布，髓内病变可有分离性感觉障碍，肛门反射消失和性功能障碍。

（6）马尾：损害症状可为单侧或不对称，根性痛多见且严重，位于会阴部、股部或小腿，下肢可有下运动神经元性瘫痪，大小便功能障碍常不明显或出现较晚。

# 第二节　急性脊髓炎的护理

## 一、概述

### 1.概念

急性脊髓炎（acute myelitis）是指各种感染后引起自身免疫反应所致的急性横贯性脊髓炎性病变，又称急性横贯性脊髓炎，是临床最常见的一种脊髓炎，以病损平面以下肢瘫痪、传导束性感觉障碍和尿便障碍为特征。

### 2.病因与发病机制

病因不明，如感染后脊髓炎、疫苗接种后脊髓炎、脱髓鞘性脊髓炎（急性多发性硬化症）、坏死性脊髓炎和副肿瘤性脊髓炎等。多数患者在出现脊髓症状前 1 ~ 4 周有发热、上呼吸道感染、腹泻等症状，但其脑脊液未检出病毒抗体，脊髓和脑脊液中未分离出病毒，推测可能与病毒感染后自身免疫反应有关，并非直接感染所致，为非感染性炎症性脊髓炎。

### 3.病理

病变可累及脊髓的任何节段，但以胸髓（$T_3 \sim T_5$）最为常见，其次为颈髓和腰髓。急性横贯性脊髓炎通常局限于 1 个节段，多灶融合或脊髓多个节段散在病灶较少见，脊髓内如有 2 个以上散在病灶，则称为播散性脊髓炎。肉眼可见受累节段脊髓肿胀、质地变软，软脊膜充血或有炎性渗出物。切面可见病变脊髓软化，边缘不清，灰质与白质界限不清。镜下可见软脊膜和脊髓血管扩张、充血，血管周围炎症细胞浸润，以淋巴细胞和浆细胞为主。灰质内神经细胞肿胀、破碎、消失，尼氏小体溶解；白质内髓鞘脱失和轴索变性，病灶中可见胶质细胞增生。脊髓严重损害时可软化形成空腔。

## 二、护理评估

### 1.临床表现

本病可见于任何年龄，但以青壮年多见，男女发病率无明显差异，发病前 1 ~ 2 周常有上呼吸道感染、消化道感染或预防接种史，外伤、劳累、受凉等为诱因。急性起病，起病时有低热，病变部位神经根痛，肢体麻木无力和病变节段束带感，亦有患者无任何症状，而突然发生瘫痪。大多在数小时或数日内出现受累平面以下运动障碍、感觉缺失，膀胱、直肠括约肌功能障碍，以胸段脊髓炎最为常见，尤其是 $T_3$ ~ $T_5$ 节段，颈髓、腰髓次之。

（1）运动障碍：急性起病，迅速进展，早期为脊髓休克期，出现肢体瘫痪、肌张力减低、腱反射消失、病理反射阴性。一般持续 2 ~ 4 周则进入恢复期，肌张力逐渐增高，腱反射活跃，出现病理反射，肢体肌力的恢复常始于下肢远端，然后逐步上移。脊髓休克期时间取决于脊髓损害严重程度和有无发生肺部感染、尿路感染、压疮等并发症。脊髓严重损伤时，常导致屈肌张力增高。下肢任何部位的刺激或膀胱充盈，均可引起下肢屈曲反射和痉挛，伴有出汗、竖毛、尿便自动排出等症状，常提示预后不良。

（2）感觉障碍：病变节段以下所有感觉丧失，在感觉缺失平面的上缘可有感觉过敏或束带感，轻症患者感觉平面可不明显。随病情恢复感觉平面逐步下降，但较运动功能的恢复慢且差。

（3）自主神经功能障碍：早期表现为尿潴留，脊髓休克期膀胱容量可达 1000 mL，呈无张力性神经源性膀胱，因膀胱充盈过度，可出现充盈性尿失禁。随着脊髓功能的恢复，膀胱容量缩小，尿液充盈到 300 ~ 400 mL 即自行排尿，称为反射性神经源性膀胱，出现充溢性尿失禁。病变平面以下少汗或无汗，皮肤脱屑及水肿、趾甲松脆和角化过度等。病变平面以上可有发作性出汗过度、皮肤潮红、反射性心动过缓等，称为自主神经反射异常。

**2. 辅助检查**

（1）脑脊液检查：压颈试验通畅，少数病例脊髓水肿严重可有不完全梗阻。脑脊液压力正常，外观无色透明，细胞数和蛋白含量正常或轻度增高，以淋巴细胞为主。

（2）电生理检查：①视觉诱发电位：正常，可作为与视神经脊髓炎、多发性硬化症的鉴别依据；②下肢体感诱发电位：波幅可明显减低；③动作诱发电位：异常，可作为判断疗效和预后的指标；④肌电图：可正常或呈失神经改变。

（3）影像学检查：脊柱 X 线检查正常。若脊髓严重肿胀，MRI 显示病变部脊髓增粗，病变节段髓内多发片状或较弥散的 $T_2$ 高信号，强度不均，可有融合（图 5-2-1）。部分病例可始终无异常。

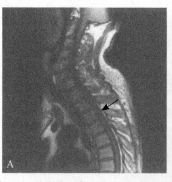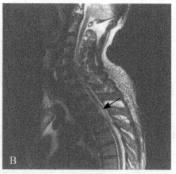

A.$T_1$ 加权像显示上胸段水平脊髓局限性增粗，呈较低信号；B.$T_2$ 加权像显示相应节段呈较高信号。

**图 5-2-1 急性脊髓炎（箭头）的 MRI 表现**

**3. 诊断及鉴别诊断**

（1）诊断：根据急性起病，病前有感染或预防接种史，迅速出现的脊髓横贯性损害的临床表现，结合脑脊液和 MRI 检查可做出诊断。

（2）鉴别诊断：需与下列疾病相鉴别。

1）视神经脊髓炎：为多发性硬化症的一种特殊类型，除有脊髓炎的症状外，还有视力下降。

2）脊髓血管病：①缺血性：脊髓前动脉闭塞综合征容易与急性脊髓炎相混淆，病变水平相应部位出现根痛、短时间内出现截瘫、痛觉和温觉缺失、尿便障碍，但深感觉保留；②出血性：脊髓出血少见，多由外伤或脊髓血管畸形引起，起病急骤伴有剧烈背痛，肢体瘫痪和尿便潴留，可呈血性脑脊液，MRI 检查有助于诊断。

3）亚急性坏死性脊髓炎：较多见于 50 岁以上男性，缓慢进行性加重的双下肢无力、腱反射亢进、锥体束征阳性，常伴有肌肉萎缩，病变平面以下感觉减退，症状逐渐加重而出现完全性截瘫、尿便障碍、肌萎缩明显、肌张力减低、反射减弱或缺失、脑脊液蛋白增高、细胞数多为正常。脊髓碘油造影可见脊髓表面有扩张的血管。此病可能是一种脊髓的血栓性静脉炎，脊髓血管造影可明确诊断。

4）急性脊髓压迫症：脊柱结核或转移癌，造成椎体破坏，突然塌陷而压迫脊髓，出现急性横贯性损害。脊柱影像学检查可见椎体破坏、椎间隙变窄或椎体寒性脓肿等改变，转移癌除脊柱影像学检查外可做全身骨扫描。

5）急性硬脊膜外脓肿：临床表现与急性脊髓炎相似，但有化脓性病灶及感染病史，病变部位有压痛，椎管有梗阻现象，外周血及脑脊液白细胞增高，脑脊液蛋白含量明显升高，CT、MRI 有助于诊断。

6）急性炎症性脱髓鞘性多发性神经病：肢体呈弛缓性瘫痪，末梢型感觉障碍，可伴脑神经损害，括约肌功能障碍少见，即使出现一般也在急性期数天内恢复。

7）人类 T 淋巴细胞病毒 1 型（HTLV-1）相关脊髓病：是人类 T 淋巴细胞 1 型病毒慢性感染所致的免疫异常相关的脊髓病变，以缓慢进行性截瘫为临床特征。

**4. 治疗**

急性脊髓炎应早期诊断、早期治疗、早期康复训，且练对预后也十分重要。

（1）一般治疗：加强护理，防治各种并发症是保证功能恢复的前提。

1）高颈段脊髓炎有呼吸困难者应及时吸氧，保持呼吸道通畅，选用有效抗生素来控制感染，必要时气管切开，行人工辅助呼吸。

2）排尿障碍者应保留无菌导尿管，每 4~6 小时放开引流管 1 次。当膀胱功能恢复，残余尿量少于 100 mL 时不再导尿，以防膀胱挛缩、体积缩小。

3）保持皮肤清洁，按时翻身、拍背、吸痰，易受压部位加用气垫或软垫以防发生压疮。皮肤发红部位可用 10% 酒精或温水轻揉，并涂以 3.5% 安息香酊，有溃疡形成者应及时换药，应用压疮贴膜。

（2）药物治疗

1）皮质类固醇：急性期，可采用大剂量甲泼尼龙短程冲击治疗，500 ～ 1000 mg 静脉滴注，每日 1 次，连用 3 ～ 5 天，也可用地塞米松 10 ～ 20 mg，静脉滴注，每日 1 次，7 ～ 14 天为 1 个疗程。使用上述药物后改用泼尼松口服，按每公斤体重 1 mg 或成年人每日剂量 60 mg，维持 4 ～ 6 周逐渐减量停药。

2）大剂量免疫球蛋白：可按每公斤体重 0.4 g 计算，成年人每次用量 15 ～ 20 g，静脉滴注，每日 1 次，连用 3 ～ 5 天为 1 个疗程。

3）维生素 B 族：有助于神经功能的恢复。常用维生素 $B_1$100 mg，肌内注射，维生素 $B_{12}$500 μg，肌内注射，每日 1 次。

4）抗生素：根据病原学检查和药物过敏试验结果选用抗生素，及时治疗呼吸道和泌尿系统感染，以免加重病情。抗病毒可用阿昔洛韦、更昔洛韦等。

5）其他：在急性期可选用血管扩张药，如烟酸、尼莫地平；神经营养药，如三磷腺苷、胞磷胆碱。双下肢痉挛者可服用巴氯芬 5 ～ 10 mg，每日 2 ～ 3 次。

（3）康复治疗：早期应将瘫痪肢体保持功能位，防止肢体痉挛、关节痉挛和关节挛缩，促进肌力恢复，并进行主动、被动锻炼和局部肢体按摩。

5.护理措施

（1）保持患者呼吸道通畅

1）密切监测患者的生命体征、血氧饱和度的变化，观察呼吸频率、深度，有无呼吸困难，询问患者有无胸闷、气短。定时翻身叩背，雾化吸入，鼓励患者自行有效咳痰，必要时吸痰。舌后坠者，使用口咽通气道，保持呼吸道通畅。

2）出现呼吸困难或脊髓高位损伤时，给予低流量吸氧，必要时遵医嘱进行抢救。

（2）生活护理

1）认真做好交接班，检查皮肤。保持床单位清洁、干燥，每 2 ～ 3 小时翻身 1 次，观察受压部位，及时更换湿衣裤，保证皮肤的完整性。

2）进食时，采取坐位或半卧位，出现吞咽困难或呛咳时，给予鼻饲。

3）尿失禁的患者定时给予便器，锻炼自主排尿功能，留置导尿的患者保持会阴部皮肤及尿管清洁，观察尿液的颜色、性质和量。每月在无菌操作下更换尿管，使用抗反流的引流袋，根据患者不同情况定时规律的夹闭、开放尿管，以维持膀胱收缩和充盈功能，锻炼膀胱功能。

4）便秘时，鼓励患者食用富含粗纤维的饮食，保证水分的摄入，并按摩腹部，适当给予通便药物，嘱患者养成定时排便的习惯。

5）了解患者感觉障碍或自主神经功能障碍的变化，洗漱或泡脚时，注意水温，使用冰袋时防止冻伤。

（3）治疗用药的护理

1）使用免疫球蛋白时，将其放置在室温下30分钟，以不冰手为宜。用药前询问患者有无过敏史，告知输注过程中如有不适，及时呼叫医务人员。开始滴速稍慢，15分钟后若无不良反应，可调至正常滴速，输注前后用生理盐水冲管。患者如有药物不良反应，立即停药，应遵医嘱给药，认真做好护理记录，及时上报并保留药品送检。

2）使用皮质类固醇激素时，告诉患者长时间、大剂量使用时，会出现相应的不良临床症状，如面色潮红、情绪激动、入睡困难、心率增快等，出现不适要随时告知。此外，告知患者不要随意减药、停药，以免加重病情。

（4）帮助患者恢复瘫痪肢体的功能

1）为防止下肢深静脉血栓形成，给患者穿弹力袜。

2）早期进行主动和被动锻炼，翻身后做好良肢位的摆放，防止瘫痪肢体发生失用综合征。

（5）健康指导

1）向患者及其家属讲明疾病的预后及转归，树立信心。

2）出院后继续服用营养神经药物，配合辅助疗法，如按摩、理疗、针灸等，促进肢体功能恢复。

3）坚持活动和锻炼，克服依赖心理，逐步做一些力所能及的事情。

4）教会保留尿管的患者及其家属有关护理知识，以尽早自行排尿。

5）规律生活，注意休息，避免感冒。

6）遵医嘱服药，定期门诊复查。

6. 主要护理问题

（1）呼吸困难，与高位脊髓病变引起呼吸肌麻痹有关。

（2）失用综合征，与神经损伤、脊髓休克引起的四肢瘫有关。

（3）有皮肤完整性受损的危险，与长期卧床、大小便失禁有关。

（4）便秘，与长期卧床、自主神经功能紊乱有关。

（5）生活自理能力缺陷，与双下肢瘫痪有关。

（6）恐惧，与呼吸肌麻痹引起的呼吸困难带来的濒死感有关。

7. 预后

预后取决于急性脊髓损害程度、病变范围及并发症情况。如无严重并发症，多于3～6个月内基本恢复，生活自理。完全性截瘫6个月后EEG显示仍为失神经改变，MRI显示脊髓内广泛信号改变、病变范围累及脊髓节段多且弥漫者预后不良，合并泌尿系统感染、压疮，肺部感染常影响恢复，遗留后遗症。急性上升性脊髓炎和高颈段脊髓炎预后差，短期内可死于呼吸循环衰竭。

# 第三节　脊髓压迫症的护理

## 一、概述

### 1.概念

脊髓压迫症（compressive myelopathy）是一组椎管内或椎骨占位性病变所引起的脊髓受压综合征，随病变进展出现脊髓半切综合征、横贯性损害及椎管梗阻，脊神经根和血管可不同程度受累。

### 2.病因及发病机制

（1）病因

1）肿瘤：常见，约占本病的1/3以上，绝大多数起源于脊髓组织及邻近结构，神经鞘膜瘤约占47%，其次为脊髓肿瘤，髓内恶性胶质瘤占10.87%，肾及胃肠道等转移癌多见于硬膜外，脊柱恶性肿瘤可沿椎管周围静脉丛侵犯脊髓，淋巴瘤和白血病少见。

2）炎症：脊髓非特异性炎症、结核性脑脊髓膜炎、严重椎管狭窄、椎管内反复注药，以及多数椎间盘病变、反复手术和脊髓麻醉等可导致蛛网膜粘连或压迫血管，影响血液供应，引起脊髓、神经根受累症状。结核和寄生虫等可引起慢性肉芽肿、蛛网膜炎和蛛网膜囊肿等，化脓性炎症血行播散可引起急性硬膜外或硬膜下脓肿。

3）脊柱外伤：如骨折、脱位及椎管内血肿形成。

4）脊柱退行性病变：如椎间盘突出、后纵韧带钙化和黄韧带肥厚等均可导致椎管狭窄。

5）先天性疾病：如颅底凹陷症、寰椎枕化、颈椎融合畸形、脊髓血管畸形等。

6）血液疾病：血小板减少症等存在凝血机制障碍的患者，腰穿后可致硬膜外血肿，进一步导致脊髓受压。急性脊髓压迫症多源于脊柱旁或硬膜外病变，慢性脊髓压迫症多源于髓内或硬膜下病变。

（2）发病机制：脊髓受压早期可通过移位、排挤脑脊液和表面静脉血流得到代偿，外形虽有明显改变，但神经传导路径并未中断，可不出现神经功能受累的表现。后期代偿可出现骨质吸收，使局部椎管扩大，此时通常有明显的神经系统症状。脊髓受压产生病变的性质和速度可影响代偿机制发挥的程度，急性压迫通常无充分代偿时机，脊髓损伤严重，慢性受压时能充分发挥代偿机制，损伤相对较轻，预后较好。病变部位对损伤后果也有影响，如髓内病变直接侵犯神经组织，症状出现较早。髓外硬膜外占位性病变由于硬脊膜阻挡，脊髓受压较硬膜内病变轻。动脉受压供血不足可引起脊髓变性萎缩，静脉受压淤血则导致脊髓水肿。

## 二、护理评估

### 1. 临床表现

（1）急性脊髓压迫症：急性发病，进展迅速，常于数小时至数日内脊髓功能完全丧失。多表现为脊髓横贯性损害，出现脊髓休克，病变水平以下呈弛缓性瘫痪，各种感觉缺失，反射缺失，尿便潴留。

（2）慢性脊髓压迫症：病情缓慢进展，早期症状可不明显。通常分为3期：①根痛期：表现为神经根痛及脊膜的刺激症状；②脊髓部分受压期：表现为脊髓半切综合征的临床表现；③脊髓完全受压期：出现脊髓完全横贯性损害的症状。这三期表现并非截然分开，常有重叠，界限不清。

慢性脊髓压迫症的主要症状如下。

1）神经根症状：病变较小，压迫尚未及脊髓，仅造成脊神经根的刺激现象。其主要表现是根痛或局限性运动障碍。疼痛部位固定，局限于受累神经根分布的皮节区域。疼痛剧烈难忍，为"电击样""烧灼样""刀割样"或"撕裂样"，咳嗽、排便和用力等增加腹压的动作均可使疼痛加剧，改变体位可使症状减轻或加重，有时出现相应节段束带感。随着病情进展，神经根症状可由一侧、间歇性转变为双侧、持续性。早期可发现感觉过敏带，后期为节段性感觉缺失。病变位于脊髓腹侧者可无根痛症状，早期可出现前根刺激症状，表现为相应支配肌群的肌束颤动，以后出现肌无力或肌萎缩。这些早期症状的分布部位对脊髓受压的定位诊断很有价值。

2）感觉障碍：脊髓丘脑束受累产生对侧躯体较病变水平低2～3个节段以下的痛觉和温觉减退或缺失，压迫平面高者症状明显。脊髓感觉传导纤维有一定的排列顺序，有助于髓内外病变的鉴别。髓外病变感觉障碍自下肢远端向上发展至受压节段，髓内病变早期出现病变节段支配区分离性感觉障碍，累及脊髓丘脑束时感觉障碍自病变节段向下发展，鞍区（$S_3$～$S_5$）感觉保留至最后受累，后索受累产生病变水平以下同侧深感觉减弱或缺失。晚期表现为脊髓横贯性损害，病变水平以下各种感觉缺失。

3）运动障碍：一侧锥体束受压引起病变以下同侧肢体痉挛性瘫痪，肌张力增高、腱反射亢进并出现病理征。双侧锥体束受压初期双下肢呈伸直样痉挛性瘫痪，晚期呈屈曲样痉挛性瘫痪。脊髓前角及前根受压可引起病变节段支配肌群弛缓性瘫痪，伴肌束震颤和肌萎缩。

4）反射异常：受压节段后根、前根或前角受累时出现病变节段腱反射减弱或缺失；

腹壁反射和提睾反射缺失；锥体束受累出现损害平面以下腱反射亢进并出现病理反射。

5）自主神经症状：髓内病变时括约肌功能障碍较早出现，圆锥以上病变早期出现尿潴留和便秘，晚期出现反射性膀胱；圆锥、马尾病变出现尿便失禁。病变水平以下血管运动和泌汗功能障碍，可见少汗、无汗、皮肤干燥及脱屑，指和（或）趾甲失去光泽，皮下组织松弛，容易发生压迫性溃疡（压疮）。$C_8 \sim T_1$ 的灰质侧角内有睫状脊髓中枢，损害时产生 Horner 综合征。

6）脊膜刺激症状：多因硬膜外病变引起，表现为脊柱局部自发痛、叩击痛，活动受限和直腿抬高试验阳性等。

2. 辅助检查

欲确定病变的节段、性质及压迫程度，除根据临床神经系统的症状外，常常需借助适当的辅助检查。

（1）脑脊髓检查：脑脊液常规、生化检查及动力学变化对确定脊髓压迫症和脊髓受压的程度很有价值。如病变造成脊髓蛛网膜下隙堵塞时，在堵塞水平以下的压力很低甚至测不出，部分堵塞或未堵塞者压力正常甚至增高。椎管严重梗阻时，脑脊液蛋白 - 细胞分离，细胞数正常；蛋白含量超过 10 g/L 时，黄色的脑脊液流出后自动凝结。通常梗阻越完全、时间越长，梗阻的平面越低，蛋白含量越高。

（2）影像学检查

1）脊柱 X 线检查：可发现脊柱骨折、脱位、错位、结核、骨质破坏及椎管狭窄，椎弓根变形或间距增宽、椎间孔扩大、椎体后缘凹陷或骨质破坏等提示转移癌。

2）CT 和 MRI 检查：可显示脊髓受压，MRI 能清晰显示椎管内病变的性质、部位和边界等（图 5-3-1）。

3）椎管造影检查：可显示椎管梗阻界面，椎管完全梗阻时上行造影只显示压迫性病变下界，下行造影可显示病变上界。

4）核素扫描：应用 $^{99m}Tc$ 或 $^{131}I$（碘化钠）$^{10m}Ci$，经腰池穿刺注入，半小时后做脊髓全长扫描能较准确判断阻塞部位。

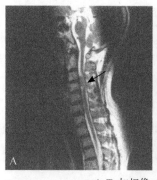
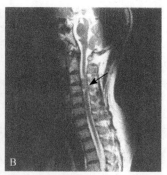

A. $T_1$ 加权像；B. $T_2$ 加权像。

图 5-3-1 MRI 显示髓外硬膜下肿物压迫颈髓（箭头）

### 3. 诊断及鉴别诊断

（1）首先明确脊髓损害为压迫性或非压迫性，再确定脊髓受压部位及平面，进而分析压迫部位和程度，最后研究压迫性病变的病因及性质。

1）纵向定位：根据脊髓各节段病变特征确定。早期节段性症状如神经根痛、感觉减退、腱反射改变和肌萎缩、棘突压痛及叩击痛，尤以感觉平面最具有定位意义，MRI 或者椎管造影可准确定位。

2）横向定位：区分病变位于髓内、髓外硬膜内或硬膜外，见表 5-3-1。

表 5-3-1 髓内、髓外硬膜内及硬膜外病变的鉴别

|  | 髓内病变 | 髓外硬膜内病变 | 硬膜外病变 |
| --- | --- | --- | --- |
| 早期症状 | 多为双侧 | 自一侧，很快进展为双侧 | 多从一侧开始 |
| 神经根痛 | 少见，部位不明确 | 早期常有，剧烈，部位明确 | 早期可有 |
| 感觉障碍 | 分离性 | 传导束性，开始为一侧 | 多为双侧传导束性 |
| 痛、温觉障碍 | 自上向下发展，头侧重 | 自下向上发展，尾侧重 | 双侧自下向上发展 |
| 脊髓半切综合征 | 少见 | 多见 | 可有 |
| 节段性肌无力和萎缩 | 早期出现，广泛明显 | 少见，局限 | 少见 |
| 锥体束征 | 不明显 | 早期出现，多自一侧开始 | 较早出现，多为双侧 |
| 括约肌功能障碍 | 早期出现 | 晚期出现 | 较晚期出现 |
| 棘突压痛、叩痛 | 无 | 较常见 | 常见 |
| 椎管梗阻 | 晚期出现，不明显 | 早期出现，明显 | 较早期出现，明显 |
| 脑脊液蛋白增高 | 不明显 | 明显 | 较明显 |
| 脊柱 X 线改变 | 无 | 可有 | 明显 |
| 脊髓造影充盈缺损 | 脊髓梭形膨大 | 杯口状 | 锯齿状 |
| MRI | 脊髓梭形膨大 | 髓外肿块及脊髓移位 | 硬膜外肿块及脊髓移位 |

3）定性诊断：髓内和髓外硬膜内病变以肿瘤最常见。脊髓蛛网膜炎导致的病损常不对称，症状时轻时重，感觉障碍多呈根性、节段性或斑块状不规则分布，压颈试验可有梗阻，蛋白含量增高，椎管造影显示造影剂呈滴状或斑块状分布。硬膜外病变多为转移癌、（腰段、颈下段）椎间盘突出。转移癌进展较快，根痛及骨质破坏明显。急性压迫多为外伤性硬膜外血肿、硬膜外脓肿，前者进展迅速，后者常伴感染。

（2）鉴别诊断

1）急性脊髓炎：急性起病，病前多有感染病史，数小时或数日后出现脊髓横贯性损害，急性期脑脊液动力学试验一般无梗阻，脑脊液白细胞增多，以单核和淋巴细胞为主，蛋白质含量正常或轻度增高，脊髓 MRI 有助于鉴别。

2）脊髓空洞症：起病隐匿，病程时间长，早期症状多见于下颈和上胸脊髓节段，亦可扩延至延髓。典型表现为病损节段支配区皮肤分离性感觉障碍，病变节段支配区肌萎缩，神经根痛少见，皮肤营养障碍改变明显。MRI 可显示脊髓内长条形空洞。

3）亚急性联合变性：多缓慢起病，出现脊髓后索、侧索及周围神经损害体征。血清中维生素 $B_{12}$ 缺乏、有恶性贫血者可确定诊断。

4. 治疗

（1）脊髓压迫症的治疗原则是尽快去除病因，可行手术治疗者应及早进行，如切除椎管内占位性病变、椎板减压术及硬脊膜囊切开术。恶性肿瘤或转移癌可酌情手术、放疗或化疗。硬膜外脓肿予以椎板切除或清除脓肿并长期抗感染治疗。对于脊髓出血以支持治疗为主，一般不采用手术治疗。

（2）急性脊髓压迫需抓紧时机，在起病 6 小时内减压，如硬脊膜外脓肿应紧急手术并给予足量抗生素，脊柱结核在行根治术的同时给予抗结核治疗。

（3）瘫痪肢体应积极进行康复治疗及功能训练，长期卧床者应防治泌尿系统感染、压疮、肺炎和肢体挛缩等并发症。

5. 预后

脊髓压迫症预后的影响因素很多，如病变性质、解除压迫的可能性及程度等。髓外硬膜内肿瘤多为良性，手术切除预后良好。通常受压时间越短，脊髓功能损害越小，越可能恢复。急性脊髓压迫因不能充分发挥代偿功能，预后较差。

# 第四节　脊髓空洞症的护理

## 一、概述

### 1. 概念

脊髓空洞症（syringomyelia）是一种慢性进行性脊髓变性疾病，病变多位于颈髓，亦可累及延髓，称为延髓空洞症。脊髓空洞症与延髓空洞症可单独发生或并发，典型临床表现为节段性分离性感觉障碍、病变节段支配区肌萎缩及营养障碍等。

### 2. 病因及发病机制

发病原因未明，多数学者认为脊髓空洞症不是一种单独病因所引起的独立疾病，而是多种致病因素所致的综合征。

（1）先天性发育异常：本病常合并小脑扁桃体下疝、脊柱裂、脑积水、颈肋、弓形足等畸形，故认为脊髓空洞症是脊髓先天性发育异常。

（2）脑脊液动力学异常：颈枕区先天性异常影响脑脊液自第四脑室进入蛛网膜下隙，脑室压力搏动性增高，不断冲击脊髓中央管并使之逐渐扩大，导致与中央管相通的交通型脊髓空洞症。

（3）血液循环异常：认为脊髓血管畸形、脊髓损伤、脊髓炎伴中央管软化扩张及蛛网膜炎等引起脊髓血液循环异常，产生脊髓缺血、坏死、液化，并形成空洞。

**3. 病理**

脊髓外形呈梭形膨大或萎缩变细，基本病变是空洞形成和胶质增生，空洞壁不规则，由环形排列的胶质细胞及纤维组成。空洞内的清亮液体成分与脑脊液相似，若为黄色液体提示蛋白含量增高。空洞于颈髓向胸髓或延髓扩展常见，腰髓空洞较少见，偶有多发空洞。病变多首先侵犯灰质前连合，对称或不对称的向后角和前角扩展。延髓空洞多呈单侧纵裂状，可累及内侧丘系交叉纤维、舌下神经核及迷走神经核。陈旧性空洞可见周围胶质增生，形成 1 ~ 2 mm 厚致密囊壁，空洞周围有时可见管壁异常透明变性的血管。

**4. 临床分型**

临床上可将脊髓空洞症分为以下 4 型。

（1）脊髓空洞伴第四脑室正中孔堵塞和中央管扩大等。

（2）特发性脊髓空洞症。

（3）继发性脊髓空洞症，由脊髓肿瘤、外伤、脊髓蛛网膜炎和硬膜炎所致。

（4）单纯性脊髓积水或伴脑积水。


# 二、护理评估

**1. 临床表现**

发病年龄多在 20 ~ 30 岁，偶可发生于儿童或成年以后，男女之比约为 3∶1。隐匿起病，进展缓慢，因空洞大小和累及脊髓的位置不同，临床表现各异，主要症状如下。

（1）感觉障碍：以感觉障碍为首发症状的居多。最早症状常为相应支配区自发性疼痛，继而出现节段性分离性感觉障碍，表现为单侧或双侧的手部、臂部、尺侧或一部分颈部、胸部的痛觉和温觉丧失，呈"短上衣样"分布，而触觉及深感觉相对正常。晚期脊髓后索及脊髓丘脑侧束被累及，造成空洞水平以下各种传导束型感觉障碍。

（2）运动障碍前角细胞受累出现相应节段支配区域肌无力、肌萎缩、肌束颤动、肌张力减低、腱反射减退或缺失，颈膨大区空洞致双手肌肉明显萎缩，呈"鹰爪样"。空洞发展晚期可出现病变水平以下锥体束征，累及侧柱交感神经中枢（$C_8$ ~ $T_2$ 侧角）。

（3）神经营养性障碍表现为皮肤增厚、过度角化，皮肤及手指苍白，受伤后难以愈合，痛觉缺失区的表皮烫伤、外伤可造成顽固性溃疡及瘢痕形成，甚至指（趾）节末端无痛性坏死、脱落。晚期可有神经源性膀胱和小便失禁。关节痛觉缺失可引起关节磨损、萎缩、畸形、关节肿大、活动度增加，运动时有明显骨摩擦音而无疼痛感。其他先天畸形如脊柱侧弯或后突畸形、隐性脊柱裂、颈枕区畸形、小脑扁桃体下疝、颈肋和弓形足等常合并存在。

空洞可累及延髓，三叉神经脊束核受损可出现面部痛觉和温觉减退，呈"洋葱皮样"分布，由外侧向鼻唇部发展；面神经核受损可出现周围性面瘫；舌下神经核受损可出现伸舌偏向患侧，同侧舌肌萎缩及肌束颤动。前庭小脑传导束受损，可表现为眩晕、恶心、眼球震颤、平衡障碍及步态不稳等。

2. 辅助检查

（1）脑脊液检查：常无特征性改变，较大空洞可引起椎管部分梗阻和脑脊液蛋白含量增加。

（2）影像学检查

1）X线检查：有助于发现骨骼畸形，如脊柱侧突、隐性脊柱裂、颈枕区畸形和神经病性关节病等。

2）延迟脊髓CT扫描：即在蛛网膜下隙注入水溶性造影剂，在注射后6小时、12小时、18小时、24小时后分别进行脊髓CT检查，可清晰显示出高密度的空洞影像。

3）MRI检查：矢状位图像可清晰显示空洞的位置、大小、范围，以及是否合并Arnold-Chiari畸形（图5-4-1）等，是确诊本病的首选方法，有助于选择手术适应证和设计手术方案。

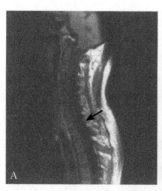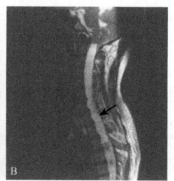

A. T$_1$加权像；B. T$_2$加权像。

图5-4-1　脊髓空洞症（箭头）的MRI表现

3. 诊断及鉴别诊断

（1）诊断：根据青壮年隐匿起病，病情进展缓慢，节段性分离性感觉障碍，肌无力和肌萎缩，皮肤和关节营养障碍等，检查常发现合并其他先天畸形，MRI检查发现空洞可确诊。

（2）鉴别诊断

1）脊髓肿瘤：脊髓内肿瘤进展较快，所累及脊髓病变节段较短，膀胱直肠功能障碍出现早，锥体束征多为双侧，脑脊液蛋白含量增高，脊髓造影及 MRI 有助于鉴别诊断。

2）脑干肿瘤：常起自脑桥下部，进展较快，临床早期表现为脑神经损害，以展神经、面神经麻痹多见，晚期可出现交叉性瘫痪，MRI 检查可鉴别。

3）颈椎病：多见于中老年人，神经根痛常见，感觉障碍多呈根性分布，手及上肢出现轻度肌无力及肌萎缩，颈部活动受限或后仰时疼痛。颈椎 CT、MRI 有助于鉴别诊断。

4）肌萎缩侧索硬化症：多在中年起病，上下运动神经元同时受累，严重的肌无力、肌萎缩与腱反射亢进、病理反射并存，无感觉障碍和营养障碍，MRI 无特异性发现。

4. 治疗

本病进展缓慢，常可迁延数十年，目前尚无特效药。

（1）对症治疗：可给予 B 族维生素等，有疼痛者可给予镇痛剂，痛觉缺失者应防止外伤、烫伤或冻伤，防止关节挛缩，可辅助按摩等。

（2）手术治疗：较大空洞伴椎管梗阻可行上颈段椎板切除减压术，合并颈枕区畸形及小脑扁桃体下疝可行枕骨下减压，手术矫治颅骨及神经组织畸形。继发于创伤、感染的脊髓空洞及张力性空洞可行空洞 – 蛛网膜下隙分流术。

（3）放射治疗疗效不肯定，已很少应用，可试用放射性同位素 $^{131}I$ 治疗（口服或椎管内注射）。

# 第五节　脊髓亚急性联合变性的护理

## 一、概述

1. 概念

脊髓亚急性联合变性（subacute combined degeneration of the spinal cord）是由于维生素 $B_{12}$ 缺乏引起脊髓后索、侧索与周围神经为主的变性疾病。

2. 病因及发病机制

正常人每天所需的维生素 $B_{12}$，主要从食物中摄取，而且维生素 $B_{12}$ 只有在内因子的作用下，才能顺利吸收。内因子是胃黏膜（胃底及贲门部黏膜为主）分泌的一种不耐热的黏蛋白。胃液中内因子不足以影响肠道对维生素 $B_{12}$ 的吸收。胃肠手术如胃全部或大部切除后，某些肠道疾病如原发性或继发性小肠吸收不良综合征、节段性回肠炎、脂肪性腹泻，胃黏膜萎缩或其他能引起胃黏膜腺萎缩的疾病，均可引起内因子缺乏，从而使人体维生素 $B_{12}$ 缺乏。维生素 $B_{12}$ 是脱氧核糖核酸尤其是核蛋白合成过程中的重要辅酶，也可能是维持髓鞘所必需的一种辅酶，当其缺乏时会影响神经系统代谢和造血。维生素 $B_{12}$ 在神经系统中所起的特殊生化作用尚未阐明，缺乏产生神经症状的原理尚未完全明了，很可能与影响造血系统的生化改变有所不同。

3. 病理

病变主要累及脊髓、周围神经。脊髓的上胸段最易受累，下颈段次之。切面可见白质有灰色的脱髓鞘、变性与坏死，最明显的变性区在后索、锥体束与脊髓小脑束。髓鞘肿胀、断裂，轴突变性及巨噬细胞吞食碎屑。周围神经的髓鞘断裂、轴突变性，可伴有脊髓前角细胞的继发性改变，有时脑的白质也可发现局限性病变。

# 二、护理评估

## 1. 临床表现

通常于 40 ~ 60 岁起病，男女发病无差异。亚急性或慢性起病，渐进性病程。早期症状常为足趾及手指末端感觉异常，如麻木、针刺或烧灼感，逐渐出现下肢无力，步态不稳。浅感觉障碍可呈"手套样""袜套样"分布。足趾部位的振动觉与关节位置觉的消失很早出现，以后扩展到踝关节、膝关节及手部。腿部肌肉的压痛通常伴随周围神经损害。同时患者有感觉性共济失调表现（由后索损害所致），走路不稳，踏地如踩"棉花感"，动作笨拙。这些症状于黑暗处或闭目时明显，病变波及侧索损害锥体束时，可引起肌力减弱、肌张力增高，出现病理反射。

临床体征依病变对周围神经、后索及锥体束影响的程度而定。如果周围神经变性占主要地位，则出现肢体无力、肌张力降低、轻度肌萎缩及腱反射降低。当后索与侧索变性占主要地位时，两下肢出现强直、无力及共济失调，腱反射亢进，腹壁反射消失。另外，还可以见到多发性周围神经病变的表现，如腿部肌肉压痛，末梢型分布的浅感觉障碍等。

括约肌障碍的症状出现较晚，未经治疗的患者最后都出现屈曲性截瘫、双上肢无力及大小便失禁。脑神经除了视神经以外都不受影响，5% 的病例出现视神经炎与视神经萎缩，少数病例有双侧中央性暗点、视野缩小等。

## 2. 实验室检查

脑脊液检查一般正常。多数患者有胃酸缺乏，注射组胺做胃液分析检查，通常可以发现有抗组胺性的胃酸缺乏现象。周围血常规及骨髓涂片检查可提供巨细胞性高色素性贫血的证据（国内患者少见），黄疸指数可能增高。血清中维生素 $B_{12}$ 含量降低，测定血清中抗内因子抗体有助于诊断。

3. 诊断

中年以上亚急性或慢性起病的脊髓侧索、后索与周围神经受损，合并有贫血、舌炎、胃酸缺乏，结合血清中维生素 $B_{12}$ 含量降低等实验室检查结果，可以确诊。

本病应与营养不良或肿瘤合并的多发性周围神经炎及脊髓压迫症、多发性硬化症、脊髓痨相鉴别。

（1）多发性周围神经炎：没有脊髓侧索损害的症状，症状的好转及恶化一般与维生素 $B_{12}$ 的治疗无密切关系。脊髓压迫症多数先有神经根痛，逐渐出现横贯性脊髓损害，有较明确的感觉障碍水平及肌肉萎缩，脑脊液蛋白多增高，椎管腔有阻塞。

（2）多发性硬化症：多在 40 岁以前发病，反复发生肢体无力或肢体活动笨拙、视力及眼球活动障碍等。发病较迟的多发性硬化症可表现为进行性、较对称的双下肢强直性无力，强直程度较亚急性联合变性为重。位置觉常有障碍，振动觉可能只有轻度障碍或只限于远端部位。多发性硬化症常有脑干损害、脊髓横贯性损害，电生理（视觉诱发电位、脑干诱发电位）及 MRI 检查有别于脊髓亚急性联合变性。

（3）梅毒性脑膜脊髓炎：也可以造成感觉性共济失调与截瘫，脑脊液变化及梅毒血清学检查阳性结果可鉴别。

4. 治疗

宜尽早治疗，否则神经损害不可逆。

（1）维生素 $B_{12}$：肌内注射，剂量为 500 ~ 100 μg，每日 1 次，连续 2 周。神经症状严重者，剂量还可加大。症状明显改善后，维持剂量为 100 ~ 200 μg，每周 2 ~ 3 次，半年后，可每次 10 μg，每周 1 次，长期使用。

（2）维生素 $B_1$：肌内注射，每次 100 mg，每日 1 ~ 2 次。对有周围神经炎的患者，疗效显著。症状改善后可改为口服，每次 10 mg，每日 3 次。

（3）其他：如硫酸亚铁，每次 0.3 ~ 0.6 g，每天 3 次。10% 枸橼酸铁铵溶液，每次 10 mL，每天 3 次，右旋糖酐铁注射剂，每支 50 mg（2 mL），每次 50 ~ 100 mg，隔 1 ~ 3 日注射 1 次。

（4）叶酸：目前意见不一，反对者认为叶酸会加重神经症状，不宜使用，但也有学者认为叶酸参与氨基酸和核酸的合成，与维生素 $B_{12}$ 合用能共同促进红细胞的生成和成熟，对有恶性贫血者应无限期与维生素 $B_{12}$ 共用，剂量为每次 5 ~ 10 mg，每天 3 次。

## 三、护理措施

（1）与患者建立信任，鼓励患者表达自己的情感，避免过度保护，主动给予心理干预，进行心理疏导，树立愉快的生活信心。

（2）满足患者日常生活需要。

（3）向患者讲解平衡饮食的重要性，住院期间饮食定时定量，多食富含维生素 $B_{12}$ 的食物。

（4）向家属讲解烹调食物的正确方法，由于烹调加热过程可降低食物中维生素 $B_{12}$ 的含量，所以烹调时，温度不可过高，时间不能过长，以减少维生素 $B_{12}$ 的丢失。

（5）嘱患者每日肌内注射维生素 $B_{12}$ 和饭后服用口服药物。

（6）根据患者病情制订康复计划，对患者取得的成绩及时给予肯定，增强其康复的信心。

## 四、主要护理问题

（1）自理缺陷，与双下肢无力、发硬及手动作笨拙有关。

（2）有受伤的危险，与双下肢无力、发硬、动作笨拙、步态不稳有关。

（3）躯体移动障碍，与脊髓受损有关。

（4）感觉异常，与刺痛、麻木、烧灼与脊髓和周围神经受损有关。

# 第六节　脊髓血管疾病的护理

## 一、概述

### 1. 概念

脊髓血管疾病（vascular diseases of the spinal cord）分为缺血性、出血性及血管畸形三大类。发病率远低于脑血管疾病，但因脊髓内结构紧密，较小的血管损害就可造成严重的后果。

### 2. 病因

（1）心肌梗死、心搏骤停、主动脉破裂、主动脉造影、胸腔和脊柱手术等引起的严重低血压，以及动脉粥样硬化、梅毒性动脉炎、肿瘤、蛛网膜粘连均可导致缺血性脊髓血管疾病。

（2）外伤是椎管内出血的最主要原因。自发性出血常见于脊髓动静脉畸形、血管瘤、血液病、抗凝治疗和肿瘤等，脊髓、血管疾病常作为其他疾病的并发症，易被原发病所掩盖。

（3）脊髓血管畸形是先天性血管发育异常，以病变压迫、盗血、血栓形成及出血等导致脊髓功能受损。1/4 ~ 1/3 患者可合并皮肤血管瘤、颅内血管畸形和脊髓空洞症等。

### 3. 病理

（1）脊髓对缺血的耐受力较强，轻度间歇性供血不足不会造成脊髓损害，完全缺血15分钟以上方可造成脊髓不可逆损伤。

（2）脊髓前动脉血栓最常见于颈胸段，该段是血供的薄弱区。脊髓梗死可导致神经细胞变性、坏死，血管周围淋巴细胞浸润，晚期血栓机化，被纤维组织取代，并有血管再通。脊髓内出血常侵及数个节段，中央灰质者居多，脊髓外出血形成血肿或血液进入蛛网膜下隙，出血灶周围组织水肿、淤血及继发神经变性。

（3）脊髓血管畸形可发生于脊髓的任何节段，是由扩张迂曲的异常血管壁形成网状血管团及其上下方的供养动脉和引流静脉组成。

## 二、护理评估

### 1. 临床表现

（1）缺血性脊髓血管疾病，见表5-6-1。

表5-6-1　缺血性脊髓血管疾病

| 分类 | 临床表现 |
| --- | --- |
| 脊髓短暂性缺血发作 | ①发作突然，持续时间短暂，不超过24小时；②恢复完全，不遗留任何后遗症；③间歇性跛行和下肢远端发作性无力是本病的典型临床表现，行走一段距离后单侧或双侧下肢沉重、无力甚至瘫痪，休息或使用血管扩张剂后缓解，或仅有自发性下肢远端发作性无力，反复发作，可自行缓解，间歇期症状消失 |
| 脊髓梗死（脊髓前动脉综合征） | ①中胸段或下胸段多见；②首发症状常为突然出现病损水平的相应部位的根性痛或弥漫性疼痛，短时间内发生弛缓性瘫痪，脊髓休克期过后转变为病变水平以下痉挛性瘫痪；③感觉障碍为传导束型，痛觉和温觉缺失而深感觉保留；④尿便障碍较明显 |
| 中央动脉综合征 | 病变水平相应节段的下运动神经元性瘫痪、肌张力减低、肌萎缩，多无感觉障碍和锥体束损害 |
| 脊髓后动脉综合征 | ①脊髓后动脉极少闭塞，即使发生也因有良好的侧支循环而症状较轻，且恢复较快；②表现为急性根痛，病变水平以下深感觉缺失和感觉性共济失调；③痛觉、温觉和肌力保存，括约肌功能常不受影响 |

（2）出血性脊髓血管疾病：硬膜外、硬膜下和脊髓内出血均可骤然出现剧烈的背痛、截瘫、括约肌功能障碍、病变水平以下感觉缺失等急性横贯性脊髓损害表现。硬膜下血肿比硬膜外血肿少见。脊髓蛛网膜下腔出血表现为急骤的颈背痛、脑膜刺激征和截瘫等，若为脊髓表面血管破裂所致则可能只有背痛而无脊髓受压表现。

（3）血管畸形脊髓血管疾病：动脉性及静脉性罕见，绝大多数为动静脉畸形，多见于胸腰段，其次为中胸段，颈段少见。多在45岁前发病，约半数在14岁前发病，男女之比为 3 ∶ 1。缓慢起病者多见，亦可为间歇性病程，有症状缓解期。突然发病者系由畸形血管破裂所致，多以急性疼痛为首发症状，表现不同程度的截瘫，根性或传导束性分布的感觉障碍，如脊髓半侧受累可表现为脊髓半切综合征。括约肌功能障碍早期为尿便困难，晚期则失禁，也有少数患者表现为单纯脊髓蛛网膜下腔出血。

2. 辅助检查（表 5-6-2）

表 5-6-2　脊髓血管疾病的辅助检查

| 检查项目 | 检查结果 |
| --- | --- |
| 脑脊液 | ①脊髓蛛网膜下腔出血时脑脊液呈血性；②椎管梗阻时脑脊液蛋白量增高，压力减低 |
| 脊髓造影 | 可确定血肿部位，显示脊髓表面血管畸形的位置和范围 |
| CT 和 MRI | 能清晰显示脊髓局部增粗、出血、梗死 |

# 三、治疗

缺血性脊髓血管疾病的治疗原则与缺血性脑血管疾病相似，可应用血管扩张剂和促进神经功能恢复的药物，低血压者应纠正血压，疼痛明显者可给予止痛剂。硬膜外或硬膜下血肿应紧急手术以清除血肿，解除对脊髓的压迫。其他类型椎管内出血应针对病因治疗，并使用脱水剂、止血剂等。脊髓血管畸形可根据情况行血管结扎、切除或介入栓塞。截瘫患者应加强护理，防止并发症如压疮和尿路感染。急性期过后或病情稳定后应尽早开始肢体的功能锻练和康复治疗。

# 第六章  周围神经疾病的护理

## 第一节  脑神经疾病的护理

### 一、三叉神经痛的护理

#### （一）概述

**1. 概念**

三叉神经痛（trigeminal neuralgia）是三叉神经分布区短暂的反复发作性剧痛，病因不明，可能因三叉神经脱髓鞘产生异位冲动或伪突触传递所致。

**2. 病理**

三叉神经感觉根切断术活检发现神经节细胞消失，神经纤维脱髓鞘或髓鞘增厚，轴索变细或消失。部分患者可发现颅后窝异常小血管团压迫三叉神经根或延髓外侧。

**3. 临床表现**

（1）多见于中老年人，40岁以上起病占70%~80%，女性较多，为男性的2~3倍。疼痛局限于三叉神经1~2个分支的分布区，第二、第三支最常见，多为单侧性，极少出现三支同时受累。表现为历时短暂的"电击样""刀割样"或"撕裂样"剧痛，每次数秒至1~2分钟，突发突止，通常无预兆，间歇期完全正常。疼痛以面颊、上下颌及舌部最明显，轻触鼻翼、颊部和舌可以诱发，称为扳机点。洗脸、刷牙易诱发第二支疼痛发作，咀嚼、哈欠和讲话诱发第三支发作，以致患者不敢洗脸、进食，表现为面色憔悴和情绪低落。

（2）严重病例伴面部肌肉反射性抽搐，口角牵向患侧，可伴面红、皮肤温度高、结膜充血和流泪等。严重者昼夜发作，夜不成眠或睡后痛醒。

（3）病程可呈周期性，每次发作期为数日、数周或数月，缓解期为数日至数年。病程越长，发作越频繁、严重，很少自愈。神经系统检查通常无阳性体征。

4.诊断及鉴别诊断

（1）诊断

根据疼痛的部位、性质、扳机点及神经系统症状，临床较易确诊。

（2）鉴别诊断

1）多发性硬化症、脊髓空洞症、原发性或转移性颅底肿瘤：可出现继发性三叉神经痛，表现为面部持续疼痛和感觉减退、角膜反射迟钝等，常合并其他脑神经麻痹。年轻患者的典型症状为三叉神经痛，特别是双侧性应高度怀疑为多发性硬化症。

2）牙痛：本病易误诊为牙痛，有的患者拔牙后仍疼痛不止才确诊。牙痛通常为持续性钝痛，局限于牙龈部，可因进食冷、热食物而加剧。X线检查有助于鉴别。

3）舌咽神经痛：是局限于舌咽神经分布区的发作性剧痛，性质颇似三叉神经痛，位于扁桃体、舌根、咽及耳道深部，每次持续数秒，吞咽、讲话、哈欠、咳嗽常可诱发，咽喉、舌根和扁桃体窝可有疼痛触发点。

4）蝶颚神经痛：是一种较少见的面部神经痛，亦呈"刀割样""烧灼样"或"钻样"疼痛，分布于鼻根后方、颧部、上颌、上腭及牙龈部，常累及同侧眼眶，疼痛向额、颞、枕和耳部等处放散，无扳机点。发作时病侧鼻黏膜充血、鼻塞、流泪，每日可发作数次至数十次，每次持续数分钟至数小时。

5）鼻窦炎：鼻窦部持续性钝痛，可有局部压痛、发热、流脓涕、白细胞增高等炎症表现，X线检查可以确诊。

6）非典型面痛：疼痛部位模糊不定、深或弥散，不易定位，主要位于一侧下面部，也可为双侧，无触痛点。情绪是唯一使疼痛加重的因素，多见于抑郁症患者。

7）颞颌关节病：主要在咀嚼时出现疼痛，颞颌关节有局部压痛。

## （二）治疗

### 1.药物治疗

特发性三叉神经痛首选药物治疗，抗癫痫药物治疗有效，有学者认为三叉神经痛是一种周围性癫痫样放电。

（1）抗癫痫药物：①卡马西平：常为首选，起始剂量为 0.1 g，口服，3 次 / 日，孕妇忌用，不良反应有头晕、嗜睡、口干、恶心、消化不良、步态不稳等，但多于数日后消失等；②苯妥英钠：常为 0.1 g，口服，3 次 / 日，如无效可每日增加 0.05 g，数日后加至 0.6 g/d；卡马西平或苯妥英钠单药治疗无效者两药合用可能有效；③氯硝西泮：常为 6 ～ 8 mg，口服，40% ～ 50% 的病例能完全控制，25% 明显缓解，不良反应有嗜睡和步态不稳，老年患者偶见短暂性精神错乱，停药后消失。卡马西平或苯妥英钠无效时可试用。

（2）巴氯芬：起始剂量为 5 mg，口服，3 次 / 日，常用剂量为 30 ～ 40 mg/d。不良反应有恶心、呕吐和嗜睡等，约 30% 的患者不能耐受不良反应。

（3）维生素 $B_{12}$：有文献报道大剂量维生素 $B_{12}$ 可能缓解疼痛，但作用机制不清，剂量为 1000～3000 μg，肌内注射，每周 2～3 次，连用 4～8 周。通常无不良反应，偶有一过性头晕、全身瘙痒和复视等。

（4）哌咪清：有文献报道哌咪清治疗顽固性三叉神经痛疗效优于卡马西平。约83.3% 的患者可出现手颤、记忆力减退、睡眠中肢体抖动等不良反应，多见于用药后 4～6 周，通常不需终止治疗。

#### 2. 封闭疗法

服药无效者用乙醇、甘油封闭三叉神经分支或半月神经节，使之变性，注射区面部感觉缺失，但可获得止痛效果。

#### 3. 经皮半月神经节射频电凝疗法

经 CT 导向将射频电极针经皮插入半月神经节，通电加热至 65～75 ℃，维持 1 分钟。选择性破坏节后无髓鞘传导痛觉和温觉细纤维，保留有髓鞘传导触觉粗纤维，疗效达 90%以上，但可出现面部感觉异常、角膜炎、咀嚼无力、复视和带状疱疹等并发症。长期随访复发率为 21%～28%，重复应用仍有效。

#### 4. 手术治疗

传统方法是三叉神经感觉根部分切断术，止痛效果为目前首选。近年来，推崇微血管减压术，手术暴露脑桥三叉神经感觉根及压迫该神经的异常走行或扭曲血管，减压术无须切断神经即可取得止痛效果。近期疗效达 80% 以上，并发症包括听力减退或丧失，面部感觉减退等。

### （三）主要护理问题

（1）疼痛，与三叉神经病变有关。

（2）营养失调，摄入量低于机体需要量。

（3）焦虑，与疼痛困扰、担心疾病预后有关。

### （四）护理目标

（1）疼痛缓解或消失。

（2）营养平衡。

（3）情绪稳定，配合治疗。

（4）患者及其家属了解疾病相关知识。

### （五）护理措施

#### 1. 标准化的床旁评估

主要包括以下组成部分：对触、压、针刺、冷、热、振动刺激的反应及时间总和效应，并做好记录。

2. 心理护理

（1）向患者介绍与本病有关的知识，帮助患者认清疾病的本质。

（2）指导患者家属照顾、关心患者，使患者感到家庭的支持。

（3）转移患者的注意力，引导患者将注意力放在工作上，培养患者的兴趣爱好，让其忘记病痛，在工作成绩和兴趣爱好上找到安慰和满足。

3. 饮食

（1）在间歇期鼓励患者进食，给予营养丰富的流质或半流质等饮食，防止营养不良。饮食勿辛辣、油腻，避免用力咀嚼诱发疼痛。

（2）对担心进食会引起疼痛的患者，要耐心讲解饮食的重要性，鼓励进食。

4. 休息

休息和睡眠对疼痛患者来说至关重要，应合理安排镇痛药和镇静剂的服用时间，为患者提供安静、舒适的睡眠环境。

5. 基础护理

不能洗脸和刷牙的患者应给予口腔护理，1～2次/日，保持口腔清洁，预防感染。

6. 健康宣教

向患者及其家属讲解疾病相关知识，介绍一些缓解疼痛的方法。

7. 药物指导

（1）合理使用缓解疼痛的药物，注意用药时间、剂量及药物的不良反应，防止药物依赖。

（2）做好患者的疼痛评估，了解患者疼痛的程度。

8. 疼痛发作时的护理

（1）指导患者用盐水漱口或湿毛巾轻轻擦拭面部，切记避开"疼痛触发区"。

（2）当疼痛发作或加剧时，可暂停各种活动，置患者于舒适位置。

（3）疼痛缓解时可使用吸管饮水，减少唾液分泌，帮助吞咽。

（4）疼痛无法缓解的患者必要时到疼痛科由专科医师进行治疗。

# 二、特发性面神经麻痹的护理

## （一）概述

### 1. 概念

特发性面神经麻痹（idiopathic facial palsy）是茎乳孔内面神经非特异性炎症导致的周围性面瘫。

**2. 病因及病理**

面神经炎的病因未完全阐明。由于骨性面神经管仅能容纳面神经通过，面神经一旦发生炎性水肿，必然导致面神经受压。风寒、病毒（如带状疱疹）感染和自主神经功能不稳等可引起局部神经血管痉挛，导致神经缺血、水肿。

面神经炎早期病理改变为神经水肿和脱髓鞘，严重者可出现轴索变性。

**3. 临床表现**

（1）本病可发生于任何年龄，男性略多。通常急性起病，症状可于数小时或 1 ~ 3 日内达到高峰。病初可伴麻痹侧乳突区、耳内或下颌角疼痛。

（2）患侧表情肌瘫痪，可见额纹消失，不能皱额、整眉，眼裂变大，不能闭合或闭合不全，鼻唇沟变浅，口角下垂，示齿时口角偏向健侧，口轮匝肌瘫痪使鼓嘴和吹口哨漏气，颊肌瘫痪可使食物滞留于病侧齿颊之间。

（3）鼓索以上的面神经病变出现同侧舌前 2/3 味觉丧失，镫骨肌支以上受损时出现同侧舌前 2/3 味觉丧失和听觉过敏，膝状神经节病变除有周围性面瘫、舌前 2/3 味觉障碍和听觉过敏外，还可有患侧乳突部疼痛、耳郭和外耳道感觉减退、外耳道或鼓膜疱疹。

**4. 诊断及鉴别诊断**

中耳炎、迷路炎和乳突炎等可并发耳源性面神经麻痹，腺炎、肿瘤和化脓性下颌淋巴结炎所致者有原发病史和特殊症状。颅后窝肿瘤或脑膜炎引起的周围性面瘫起病缓慢，有原发病表现及其他脑神经受损。

**5. 治疗**

（1）药物治疗：①急性期可口服皮质类固醇激素，可减轻面神经水肿、缓解神经受压和促进神经功能；②维生素 $B_1$ 100 mg、维生素 $B_{12}$ 500 mg，每日 1 次，肌内注射，可促进神经髓鞘的恢复；③巴氯芬 5 mg，每日 3 次，口服，可逐渐增量至 30 mg，分 3 次服，可通过减低肌张力改善局部血循环，不良反应为恶心、呕吐和嗜睡等。

（2）理疗：急性期行茎乳孔附近超短波透热疗法、红外线照射等有利于改善局部血循环，消除神经水肿。恢复期可行碘离子透入疗法、针刺或电针治疗。

（3）康复治疗：患侧面肌活动开始恢复时应尽早进行功能训练，对着镜子皱眉、举额、闭眼、露齿、鼓腮和吹口哨等，每日数次，每次数分钟，辅以面部肌肉按摩。

（4）手术疗法：病后 2 年仍未恢复者可行面神经－副神经、面神经－舌下神经或面神经－膈神经吻合术，但疗效尚难肯定，宜在严重病例试用。严重面瘫患者可行整容手术。

（5）预防眼部并发症：由于不能闭眼、瞬目使角膜长期暴露，易发生感染，可用眼罩、眼药水和眼膏加以防护。

6. 预后

（1）不完全性面瘫起病后 1 ~ 3 周开始恢复，1 ~ 2 个月内可望明显恢复或痊愈，年轻患者预后好。轻度面瘫无论治疗与否，痊愈率可达 92% 以上。受凉起病者、面瘫 4 天后镫骨肌反射仍存在者，预后较好。老年患者发病时伴乳突疼痛，合并糖尿病、高血压、动脉硬化、心绞痛或心肌梗死者预后较差。

（2）病后 10 天面神经出现失神经电位通常需 3 个月恢复。完全性面瘫病后 1 周内检查面神经传导速度可判定预后，如患侧诱发动作电位 M 波的波幅为健侧的 30% 或以上，可望 2 个月内恢复。

## （二）护理措施

1. 一般护理措施

（1）心理护理：①向患者介绍与本病有关的知识，使其了解病程及预后；②安排患者到有相似疾病并恢复较好的患者房间，使患者之间的获得良好的交流；③指导家属对患者照顾，使患者能感到来自家庭的支持；④鼓励患者表达自身感受；⑤针对个体情况进行针对性心理护理。

（2）饮食：给予营养丰富的半流质，以增强机体抵抗力。

（3）休息：保证充足睡眠，以增强机体抵抗力，利于疾病恢复。

（4）基础护理：协助患者做好口腔护理，保持口腔清洁。

（5）健康宣教：向患者及其家属讲解相关疾病知识，并指导用药。

2. 特别指导

（1）注意保暖，温水洗脸、刷牙。

（2）进食时食物放在患侧颊部，细嚼慢咽，促进患侧肌群被动训练。

（3）注意保护角膜、结膜，预防感染，必要时使用眼药水和眼罩。

3. 康复指导

面瘫后自我锻炼、按摩、理疗非常重要，主要为防止麻痹肌的萎缩及促进康复。具体做法是指导患者注意面部保暖，耳后部及病侧面部热敷。因面肌瘫痪后常松弛无力，且面肌非常薄，故病后即应进行局部按摩，按摩用力应柔软适度，持续稳重。方法：对镜用手紧贴于瘫痪侧面肌上做环形按摩，每日 3 次，每次 10 ~ 15 分钟，以促进血液循环，并可减轻瘫痪肌受健侧的过度牵引。当神经功能开始恢复后，鼓励患者练习瘫痪侧面肌的随意运动。

面瘫主要累及额肌、眼轮匝肌、提上唇肌、颧肌、提口角肌、下唇方肌和口轮匝肌。每天应针对这些肌肉进行功能训练，每个动作 20 次，每天 1 ~ 2 次。

（1）抬眉训练：让患者尽力上抬双侧眉目。

（2）皱眉训练：让患者双侧同时皱眉。

（3）闭眼训练：让患者双眼同时闭合。

（4）耸鼻训练：让患者往鼻梁方向用力耸鼻。

（5）努嘴训练：让患者用力收缩口唇并向前方努嘴。

（6）示齿训练：让患者的口角向两侧同时用力示齿。

（7）张嘴训练：让患者用力张大口。

（8）鼓腮训练：让患者鼓腮，漏气时让其用手上下扶住口轮匝肌进行训练。

康复训练有利于改善面部表情肌的运动功能，使患者面部表情肌对称协调。增强患者自信心，早日恢复健康。

## 三、偏侧面肌痉挛的护理

### （一）概述

#### 1.概念

偏侧面肌痉挛是指一侧面部不自主地阵挛性抽动，特发性病例多见，或为特发性面神经麻痹暂时或永久性后遗症。

#### 2.病因

本病的病因未明，可能为面神经异位兴奋或伪突触传导所致。有文献报道，颅后窝探查发现大部分患者面神经进入脑干处被微血管袢压迫，可行减压术治疗，提示与三叉神经痛有类似的发病基础。少数患者由脑桥小脑角肿瘤或椎动脉瘤引起。

#### 3.临床表现

多在中年以后发病，女性较多，开始多为眼轮匝肌间歇性轻微颤搐，逐渐扩散至同侧其他面肌如口角肌，严重者可累及颈阔肌。抽动可因精神紧张、疲劳而加重，入睡后停止。无神经系统阳性体征。

#### 4.诊断及鉴别诊断

本病根据临床表现可以做出诊断，但需与以下疾病相鉴别。

（1）功能性睑痉挛：多发生于老年妇女，常为双侧性，无下部面肌抽搐。

（2）梅热综合征（Meige syndrome）：也称为特发性眼睑痉挛 - 口下颌肌张力障碍综合征，表现为两侧睑痉挛，伴口舌、面肌、下颌、喉和颈肌肌张力障碍，老年妇女多发。

（3）习惯性抽动症：常为较明显的肌肉收缩，与精神因素有关，多见于儿童及青年。

（4）抗精神病药物引起面肌运动障碍：患者服用奋乃静、三氟拉嗪、氟哌啶醇等，表现为口强迫性张大或闭合，不能随意伸舌或蜷缩等。

### 5. 治疗与护理

（1）A 型肉毒毒素（botulinum toxin type A，BTX）注射：是目前首选治疗方法，安全有效，简便易行。BTX 由单一多肽链组成，可裂解为重链（H）和轻链（L）2 个片段，抑制乙酰胆碱囊泡量子性释放。在痉挛肌肉处注射极小量 BTX 可产生麻痹效应，使肌痉挛减弱或消除，疗效持续 3 ~ 6 个月，复发后重复注射有效。注射后可出现短暂麻痹症状如眼睑下垂，数日后可消退。此药已用于多种局限性肌张力障碍的治疗，是近年来神经疾病治疗领域的重要进展。

（2）镇静药、安定药和抗癫痫药：如卡马西平 0.1 g，2 次 / 日，逐渐增量至 0.6 g，或苯妥英钠 0.1 ~ 0.2 g，3 次 / 日，轻症可有改善，但多难以奏效。

（3）50% 酒精面神经分支阻滞术、颅后窝微血管减压术：可产生不同程度的面瘫，相当数量病例可复发，目前已被 BTX 注射取代。

## 四、多发性脑神经损害的护理

多发性脑神经损害是指多种病因引起的单侧或双侧多数脑神经病变，临床常见的多发性脑神经损害包括脑膜肿瘤、颅底脑膜炎、慢性中耳炎及乳突炎引起的颅底骨髓炎、白血病脑膜浸润、神经中毒和神经受压等。主要采用病因治疗（表 6-1-2）。

表 6-1-2　常见的多发性脑神经损害

|  | 受累脑神经 | 病变部位 | 临床表现 | 常见病因 |
|---|---|---|---|---|
| 海绵窦 | Ⅲ、Ⅳ、Ⅵ和Ⅴ的第一支病变偏后者可累及Ⅴ的第二、第三支 | 海绵窦 | 同侧眼球突出，上下眼睑和球结膜充血、水肿，眼球向各方向运动麻痹，眼睑下垂，瞳孔散大，光反射和调节反射消失；三叉神经麻痹症状：同侧眼及额部疼痛、麻木，角膜反射减弱或消失 | 多继发于面部感染后的海绵窦血栓形成或血栓性海绵窦炎，外伤性海绵窦动静脉瘘、肿瘤、颅骨骨折、骨膜炎等 |
| 眶上裂 | Ⅲ、Ⅳ、Ⅵ和Ⅴ的第一支 | 眶上裂 | 全部眼肌麻痹，眼球突出并固定于正中位，瞳孔散大，光反射和调节反射消失；眼以上额部皮肤和角膜感觉缺失，可伴发神经麻痹性角膜炎，泪腺分泌障碍等 | 眶上裂骨折、鼻窦炎蔓延、眶上裂骨膜炎、蝶骨嵴脑膜瘤、垂体瘤、脊索瘤和动脉瘤 |
| 眶尖 | Ⅱ、Ⅲ、Ⅳ、Ⅵ和Ⅴ的第一支 | 眶尖 | 急性进行性眼肌麻痹，上睑下垂、延髓性麻痹、眼球固定、瞳孔散大，光反射和调节反射消失；突眼，结膜充血、水肿，可伴有 Horner 征；视力障碍 | 眶尖部的外伤，炎症、肿瘤和血管疾病 |

| | 受累脑神经 | 病变部位 | 临床表现 | 常见病因 |
|---|---|---|---|---|
| 岩尖 | Ⅵ和Ⅴ | 颞部岩骨尖端 | 眼球内斜视和复视，同侧眼支区域及颜面部疼痛或麻木，并有感觉减退，可有脑膜炎症状 | 中耳炎、慢性乳突炎继发颞骨岩尖部炎症，岩尖部肿瘤或外伤 |
| 桥小脑角 | Ⅴ、Ⅶ、Ⅷ，有时伴Ⅵ、Ⅸ、Ⅹ | 脑桥小脑角 | 持续性耳鸣、眩晕、眼球震颤和平衡功能障碍；病侧周围性面瘫；面部感觉缺失、疼痛、同侧角膜反射减弱，可有颅内高压症状，同侧小脑性共济失调及对侧轻偏瘫及Ⅵ、Ⅸ、Ⅹ受损症状 | 听神经瘤、胆脂瘤、胶质瘤、桥小脑角脑膜瘤或蛛网膜炎、蛛网膜囊肿、结核性脑膜炎、血管畸形和动脉瘤 |
| 疑核－脊髓－丘脑束麻痹 | Ⅹ，Ⅺ | 延髓 | 延髓构音障碍、声音嘶哑、吞咽困难和咽喉部感觉丧失，不能向同侧转颈，不能耸肩 | 肿瘤、外伤、炎症、脑血管疾病 |
| Jackson | Ⅹ，Ⅺ，Ⅻ | 延髓 | 构音障碍、声音嘶哑、吞咽困难、咽喉部感觉丧失，不能向同侧转颈，不能耸肩，同侧的舌肌瘫痪，伸舌偏向患侧 | 肿瘤、外伤、炎症、脑血管病 |
| Tapia | Ⅹ，Ⅻ | 周围神经 | 声音嘶哑，同侧舌肌瘫痪及舌肌萎缩，伸舌偏向患侧，有时可有Homer征 | 外伤，尤其下颌角后部外伤 |
| 颈静脉孔 | Ⅸ，Ⅹ，Ⅺ | 颈静脉孔 | 病侧软腭、咽部感觉障碍，舌后1/3味觉缺失，声音嘶哑，病侧咽反射消失；不能向同侧转颈，不能耸肩；可有耳鸣、耳聋和面神经麻痹 | 肿瘤、炎症和脑血管疾病 |
| 枕髁－颈静脉孔 | Ⅸ，Ⅹ，Ⅺ，Ⅻ | 颈静脉孔及枕骨髁区 | 病侧颈静脉孔综合征，病侧舌肌瘫痪，伸舌偏向患侧及舌肌萎缩 | 肿瘤，外伤 |
| 腮腺后间隙 | Ⅸ，Ⅹ，Ⅺ，Ⅻ | 颅外咽后区 | 同侧软腭、咽部感觉障碍，舌后1/3味觉缺失，声带和软腭麻痹，病侧咽反射消失，胸锁乳突肌、斜方肌、舌肌瘫痪和萎缩；伸舌偏向患侧；可有Horner征和面神经麻痹 | 腺瘤如上咽部及鼻腔肿瘤、外伤、感染及颅内动脉瘤 |
| 偏侧颅底 | Ⅰ～Ⅻ | 颅底 | 典型或完全型则一侧12支脑神经均先后发生麻痹，非典型或非完全型则为一侧颅底的部分脑神经受损症状 | 颅底的恶性肿瘤、颅外肿瘤如鼻咽癌等 |
| 枕骨大孔 | Ⅸ，Ⅹ，Ⅺ，Ⅻ | 枕大孔区 | Ⅸ、Ⅹ、Ⅺ、Ⅻ神经麻痹，神经根、延髓、颈髓受压症状，脑膜刺激征，小脑症状 | 肿瘤、先天畸形 |

# 第二节　脊神经疾病的护理

## 一、臂神经痛的护理

### （一）概述

**1. 概念**

臂神经痛（brachial neuralgia）是指构成臂丛的神经受损，导致其支配区域的疼痛。

**2. 病因及发病机制**

臂丛由 $C_5 \sim C_8$ 及 $T_1 \sim T_2$ 的脊神经前支组成，在任何部位受到伤害性刺激都可出现臂神经痛。主要为邻近组织的病变压迫，如颈椎病或椎间盘突出症、颈椎、锁骨、肱骨的骨折或脱位，颈髓或肺尖部肿瘤，锁骨上下窝肿大的淋巴结，神经干的神经鞘瘤或神经纤维瘤等。其次是各种的外伤，如火器伤、刀刺伤。较少见的有神经根或神经干的感染、中毒或变态反应性炎症。

**3. 临床表现**

典型的临床表现是颈、肩及上肢不同程度的疼痛，呈钝痛、刺痛或灼痛，可持续性或阵发性加剧，夜间和活动肢体时加重。在神经支配区内可有轻度的感觉障碍、肌肉萎缩、腱反射减低和自主神经障碍。神经分布区域有压痛点，直臂抬高及臂丛神经牵拉试验呈阳性。根据病变的部位，可分为根性、丛性及干性三种类型。

（1）根性臂神经痛：组成臂丛的神经根受损，常出现在 $C_5 \sim C_8$。绝大多数为继发性病变，多于紧张、劳动或受凉，甚至扭伤后而急性或亚急性起病，病程较长，反复发作。最主要的症状是疼痛，常为一侧颈根部，严重时向肩、臂、手指放射，呈钝痛、刺痛或灼痛，通常于夜间严重，头颈转动、咳嗽时加剧，常伴颈部僵硬，甚至强直，患区麻木、寒冷、异常感等，少数有节段性痛觉和温觉过敏，下颈椎棘突、椎旁及锁骨上窝等可有压痛。

（2）丛性臂神经痛：基本上是锁骨上下窝的各种病变损及臂丛，大多数为继发性病变。疼痛开始主要在锁骨上下窝，扩展至肩后部，向臂部和手指放射，呈钝痛、刺痛或灼痛，多呈间歇性，其后可转为持续性，并阵发性加重。上肢的外展、上举可诱发或加重疼痛。压痛点位于锁骨上下窝、肩胛冈上方、腋窝等。严重臂丛损伤尚可有不同程度的神经麻痹，通常可分为 2 型：①上臂丛麻痹：主要是 $C_5 \sim C_6$ 受损，表现为上肢外侧的疼痛，感觉过敏或减退，肩臂下垂，上臂外展和外旋、前臂屈曲和旋后等运动无力；②下臂丛麻痹：基本为 $C_8 \sim T_1$ 的损害，呈现前臂内侧及手部尺侧的疼痛、感觉障碍、手部无力和肌萎缩，呈"爪形手"。

（3）干性臂神经痛：为上肢神经干的受损，出现相应支配的运动、感觉及自主神经功能的障碍，而以疼痛为突出表现的主要见于正中神经，常出现上肢剧烈的灼痛，腋窝及上臂肱二头肌内侧沟有压痛点。前臂不能旋前，手屈腕和握拳无力，拇指、食指不能屈曲和过伸，拇指不能对掌、外展。鱼际肌群萎缩、拇指内收及伸展，形成"猿掌"。

4. 实验室检查

根据臂神经痛的病变部位及可能原因，选择相应的检查。

（1）X 线检查：颈椎、锁骨、肩及上肢的 X 线检查，可发现骨折脱位，尤其是颈椎正侧位和斜位，有助于诊断颈椎骨质增生或椎间盘变性。

（2）腰穿脑脊液动力试验、细胞及生化检查：可了解颈椎管腔是否通畅及脑脊液成分是否改变，对颈段肿瘤、椎间盘突出症的判断有参考价值。

（3）颈段 CT、MRI 及椎管造影检查：对颈段脊髓压迫症，如肿瘤、蛛网膜炎、椎间盘突出或膨出等的诊断有较大帮助。

（4）肌电图和神经传导速度检查：通常无明显改变，在严重病例可出现失神经现象和传导速度减慢，可协助确定臂丛神经损伤的部位和范围。

5. 诊断

依据疼痛的部位和范围，局限的压痛点，压头或屈颈、直臂抬高或臂丛神经牵拉等试验阳性，相应神经支配区有轻度的运动、感觉和自主神经障碍，其后按上述临床表现区分解剖类型，即根性、丛性和干性。进一步才是病因的判断。

（1）根性臂神经痛

1）颈椎病：大多为一侧根性痛，头颈部活动时诱发或明显加剧，以 $C_6 \sim C_7$ 神经根较常见，疼痛多由颈根部向拇指、食指或中指放射，压头和屈颈试验阳性。下颈椎棘突，尤其是横突有明显的压痛，有些患者可压迫椎动脉而发生眩晕。X 线、CT 或 MRI 显示椎体边缘或钩椎关节骨质增生、椎间隙变窄、椎间孔缩小等。

2）颈膨大肿瘤：首发常为一侧上肢的神经根性疼痛，渐进性病程，发展为脊髓半切综合征，最终呈横贯性损害。X 线显示椎间孔扩大，椎弓根或椎体后缘骨质破坏。CT、MRI 及椎管造影检查可明确肿瘤部位及脊髓受压程度。

3）颈髓蛛网膜炎：较多见的是粘连性蛛网膜炎，可能有感染或外伤史，上肢神经根性疼痛多为双侧性，常左右不对称，病程中也可有缓解，脑脊液可有细胞和蛋白的增加，椎管造影或 MRI 可显示脊膜增厚或脊髓受压。

4）颈神经根炎：通常呈急性或亚急性颈臂痛，前 2 周多有上呼吸道感染史，神经根受累较广泛，主要为一侧或双侧颈臂部放射性疼痛，颈活动时加剧，常伴发热、头痛等症状，有的患者可出现不同程度的上肢运动、感觉及自主神经障碍。

（2）丛性臂神经痛

1）前斜角肌综合征：疼痛常起自肩部并向手臂内侧、前臂及手掌处放射，头颈旋转可使疼痛加剧，上肢屈曲及内收时疼痛减轻，而外展及上举时疼痛加剧，仰卧时疼痛更为明显，可在 $C_7 \sim T_1$ 支配区域发生感觉障碍，肌力减退及肌萎缩在后期出现。若有锁骨下动脉受累时同侧手冷，阵发性苍白或青紫，偶见 Horner 综合征。在垂直上举牵患肢后，头尽量转向患侧，可使桡动脉搏动减弱或消失。触诊可发现前斜角肌紧张和压痛。

2）颈肋综合征：临床表现与前斜角肌综合征相似，区别在于颈部有时可见到或摸及骨性肿物。患者取坐位，双手置于大腿上，掌面向上，作深吸气，将头过度后伸并左右旋转，若患侧桡动脉搏动明显减弱，并在锁骨上窝常听到杂音，通常提示颈肋综合征。

3）臂丛神经炎：常于受寒或流感后急性或亚急性起病，多见于成年人。常以锁骨上窝和肩部开始疼痛，很快扩展到上肢，疼痛呈间歇性或持续性，患肢常取屈曲姿势。检查时可发现臂丛神经干处压痛，牵引臂丛神经时（上肢外展或上举）诱发疼痛。早期上肢肌力减退，腱反射减弱至消失，皮肤感觉障碍及肌萎缩不明显，手指可以出现肿胀。

4）锁骨上窝肿物：除肩臂疼痛外，锁骨上窝还可触及肿物。CT 或 MRI 可确定位置，多见于肺尖肿瘤、淋巴结核、淋巴瘤等。

（3）干性臂神经痛

1）灼性神经痛：是一种周围神经损伤后的顽固性疼痛，呈现"烧灼样"疼痛，情绪激动、过热或过冷、强光、噪声或刺激等可诱发，疼痛部位异常敏感，其皮肤光亮而发红、不出汗，指甲弯曲无光泽，多见于正中神经的不完全断裂伤。

2）腕管综合征：主要表现为桡侧 3 个手指的刺痛及麻木，常于夜间、举手时诱发，压迫腕横韧带近侧缘中点，或过度伸屈腕关节可诱发疼痛。

3）神经干的神经鞘瘤：除疼痛外，局部可触及梭形较硬的肿块，压迫时常有沿神经分支向远端放射，感觉和运动障碍多不明显。

## （二）治疗与护理

基本原则是去除病因和缓解疼痛。

### 1. 对症治疗

无论何种原因导致臂神经痛，均应积极治疗，以减轻或消除疼痛。

（1）休息：适当休息，减少患肢活动，尤其要避免负重，悬吊患肢于胸前可能使神经受压和反应性水肿减轻，有助于缓解症状。

（2）药物治疗：可选择使用止痛药、镇静剂、B 族维生素，必要时用肾上腺皮质激素、脱水剂。

（3）局部理疗：急性期有用普鲁卡因离子透入等，疼痛减轻后改用超声波、碘离子透入、感应电或其他热疗等。

（4）神经阻滞术：对于经多种治疗而仍剧痛者，可施行神经阻滞术，依据臂神经损害的解剖部位及病变性质，选择下颈部神经根，臂丛、椎旁交感神经节（星状节），上肢周围神经干等的封闭治疗。

### 2. 病因治疗

根据病因采取不同的治疗方法。颈椎病可行牵引治疗，症状缓解后可用颈托以巩固疗效，视情况可择期手术。臂丛神经炎急性期有明确感染者，尤其是神经根炎，以消除炎症为主。颈肋和颈段脊髓肿瘤应行手术切除。

## 二、坐骨神经痛的护理

### （一）概述

#### 1. 概念

坐骨神经痛（sciatica）是指沿坐骨神经行径及其分布区，即臀部、大腿后侧，小腿后外侧及足外侧的疼痛。

#### 2. 病因及发病机制

按病因可分为原发性和继发性（症状性）两大类。原发性坐骨神经痛即神经炎，多由牙齿、鼻窦、扁桃体等感染，经血流而侵犯周围神经所致的间质性神经炎。继发性坐骨神经痛是因坐骨神经在其通路遭受附近组织的病变压迫所致。按病变的部位可分为根性和干性坐骨神经痛，前者主要是椎管内和脊椎的病变，最常见是腰椎间盘突出症，后者的病变主要位于椎管外，常见为腰骶丛及神经干邻近病变。

#### 3. 病理

从病变的主要部位，一般可分为神经根、丛和干的损害，且依原因不同而有差异。神经的病理变化主要为炎症性或炎症变性反应，大多数为压迫性损害，基本上是髓鞘脱失，不同程度的轴索减少，神经外膜水肿等。感染或变态反应所致者，则有明显的炎症细胞浸润、节段性脱髓鞘等。

#### 4. 临床表现

常见于青壮年，多为单侧性，疼痛为最主要的临床表现，典型疼痛位于腰部、臀部、并向股后、小腿后外侧和足外侧放射，呈持续性钝痛，并有发作性加剧，常在夜间严重。行走、活动及牵拉坐骨神经可诱发或加重疼痛。神经系统检查可发现轻微体征，如患侧臀肌松弛、小腿萎缩、足背外侧及小腿外侧的感觉减退、跟腱反射减弱或消失等，根据病变的部位，通常可分为根性和干性二种类型。

根性坐骨神经痛：多数为一侧性单根或双根损害。一般常是单侧腰痛，初期多在活动后出现，逐渐加重并转为持续性，随着病情进展，疼痛可突然或逐渐向臀部、大腿后侧、小腿后外侧、足背外侧等放射。改变体位、走路或其他运动，以及咳嗽、喷嚏、大便等动作，均使痛明显加剧。大多数的压痛点位于下腰椎的患侧棘旁和臀部，以前者为著，压迫时诱发疼痛并向下肢放射。神经牵拉征以直腿抬高、压颈（压颈静脉出现腰腿痛）、屈颈（颈前屈引致腰腿痛）等试验阳性，运动、感觉、反射及自主神经等检查，无明确或极轻微改变。

干性坐骨神经痛：自臀部以下的部位的剧烈的自发性疼痛，活动时加重，但咳嗽、喷嚏等动作并无明显影响，多取患腿微屈膝，脊柱向健侧的侧凸等减痛姿势。压痛点在臀部以下，最显著为臀点、股后点、腘点、腓点等。神经牵拉征为直腿抬高试验阳性，有时可见内旋髋（使梨状肌痉挛而压迫左骨神经）、跖屈踝（牵拉腓神经）、背屈踝（牵拉胫神经）等试验阳性，而交叉直腿抬高、屈颈、压颈等试验阴性。神经系统检查较常显示改变，自主神经障碍也较明显，如皮肤温度、颜色、出汗、趾甲等改变。

5. 实验室检查

（1）X 线检查：腰椎、骶髂及髋关节等 X 线检查，对发现骨折、脱位、肿瘤或先天性畸形，有很大帮助。

（2）脑脊液检查：脑脊液的细胞及生化改变，在根性坐骨神经痛时有异常，对椎管内肿瘤、蛛网膜炎等的判断有参考意义。

（3）CT、MRI 及椎管造影检查：有助于发现脊柱及坐骨神经部位的骨关节病变，对椎管内肿瘤、椎间盘突出症等诊断有较大帮助。

（4）肌电图和神经传导速度检查：一般无明显改变，在损伤严重的病例中，可发现失神经现象及传导速度减慢，可协助判断坐骨神经损害的部位及范围。

6. 诊断

由于发病原因众多，而临床表现又彼此类似，因此，须详细询问病史、全面的体格检查和针对性强的辅助检查，加以仔细的综合分析，才能得出正确的诊断。

（1）根性坐骨神经痛

1）脊椎疾病：许多腰骶椎病变通过不同途径使邻近的神经根受压，而成为根性坐骨神经痛的常见原因。

2）腰椎间盘突出症：为根性坐骨神经痛的最常见原因，临床上呈现经常反复发作的一侧性腰腿痛，先前有外伤或过度负重等病史，典型的 $L_4 \sim L_5$ 棘旁放射性压痛点，直腿抬高征明显阳性，腰脊柱侧凸等，应高度怀疑后侧型腰椎间盘突出症。

3）腰骶椎病变：较长时间的局限性腰痛，出现根性坐骨神经痛，须注意椎体的肿瘤、结核或类风湿性脊椎炎，通常神经损害的体征较轻或不典型，X线检查具有相应的特征性改变。

4）腰椎管狭窄症：可因马尾神经在侧隐窝或椎间孔处受压而出现坐骨神经痛，常伴患肢麻木、无力，具有间歇性跛行的特征，体检可无异常症状，X线显示腰椎管前后径减少、椎弓根间距离及椎间孔变小等。

5）马尾肿瘤：疼痛的特点不同于椎间盘突出症，卧位加重，坐、立或活动时相对减轻。临床上无明显诱因，缓慢起病，进展性病程，受累神经的征象逐渐增多并加重。

（2）干性坐骨神经痛

1）腰骶关节炎：除坐骨神经痛外，常有股神经和闭孔神经受损，疼痛和压痛主要位于该关节区，各种腰骶关节试验阳性。

2）慢性盆腔疾病：盆腔肿瘤、严重慢性盆腔炎症等，可能累及腰骶神经，通常超出坐骨神经范围而有其他神经受累征象，多伴有下腹部重坠感和压痛，甚至扪及包块。X线、CT及妇科检查，更有助于判断。

3）梨状肌综合征：主要疼痛在臀部、髋内旋、内收受限，下肢活动尤其腿旋转时痛加剧。俯卧位可在臀中部扪及较硬条索或隆起的梨状肌，局部压痛明显，梨状肌紧张（内旋髋）试验阳性。

4）感染性坐骨神经炎：多有感染灶或受寒病史，起病较急，疼痛自臀部放射至足部。

（3）临床上能引起腰腿痛的疾病甚多，其中不少须与坐骨神经痛进行鉴别，应特别注意下列几种疾病。

1）脊髓疾病：如脊髓型多发性硬化症、脊髓痨、腰骶段脊髓空洞症等，有时也可出现类似坐骨神经痛的腰腿痛。而急性脊髓炎、硬脊膜外脓肿的早期，有的发生神经根痛，然而这些疾病均有明确的脊髓受损的截瘫及大小便障碍。

2）急性感染性多发性神经根神经炎：有些病例可能呈现急性广泛性腰骶神经根痛，常很快发生双下肢的无力、麻木，有的进行性发展，甚至出现呼吸麻痹。

3）血栓闭塞性脉管炎：典型的间歇性跛行，在行走一定距离后才出现腿痛，以小腿腓肠肌为著，休息后减轻或消失，一般无坐骨神经沿径的压痛点，跟腱反射无改变，直腿抬高试验阴性，足趾苍白、冰冷，足背动脉搏动减弱或消失。

4）下肢静脉曲张：特点为久站后疼痛加重，走路或患肢抬高时减轻。沿坐骨神经无压痛点，直腿抬高试验阴性，跟腱反射无改变，常见腿部静脉曲张。

## （二）治疗与护理

与臂神经痛的治疗原则相同，主要是对症治疗和去除病因。

1.对症治疗

（1）卧床休息：在严重疼痛的急性期，应卧硬板床休息，尽力减少患肢活动，避免负重，以减轻病变组织的张力及反应性水肿，有助于缓解症状。

（2）药物治疗：可选用止痛药、镇静剂、B族维生素等。因急性神经根水肿而出现严重疼痛，可用脱水药，一般用呋塞米，必要时使用肾上腺皮质激素，严重者可考虑短期静脉滴注。

（3）局部理疗：急性疼痛可用超短波、普鲁卡因离子透入、紫外线等。疼痛减轻后，改用感应电、超短波、碘离子导入和各种热疗。

（4）神经阻滞术：经多种方法治疗仍有剧痛者，可进行神经阻滞术，依据病变部位和性质，可选用骶管硬膜外、椎管脊神经、臀部坐骨神经干等部位。

（5）其他：骨盆牵引有助于复位，减少或消除神经根的压迫。按摩、推拿、针灸等均可酌情选用，有利于止痛、消肿，促进功能恢复。

2.病因治疗

根据病而选取不同的方法，局部压迫严重且经多种方法治疗无效者，视情况可择期手术。对于炎症病变，可选用相应的抗炎药物。对于骨关节炎或盆腔疾病，也应进行针对性治疗。

# 三、多发性神经病的护理

## （一）概述

### 1.概念

多发性神经病（polyneuropathy）是指肢体远端的多发性神经损害，也称末梢神经炎或多发性神经炎。临床上以四肢远端对称性感觉、运动及自主神经功能障碍为特征。

各种多发性周围性神经病的临床表现差别较大，依主要受累神经纤维功能而异，可呈现感觉性、运动性、自主神经性障碍。

### 2.病因及发病机制

多发性神经病的病因很多，发病机制复杂多样，主要为以下几类。

（1）遗传：由遗传因素造成的周围神经病种类很多，损害以脑神经或脊神经为主，主要损害感觉纤维或运动纤维。多在儿童及青年期发病，有家族史，缓慢发展。

（2）感染：可分为严重感染的并发症，如伤寒、副伤寒、流行性腮腺炎、猩红热、传染性单核细胞增多症、疟疾等的多发性神经炎；也可有嗜神经的细菌毒素所致的多发性神经炎，如白喉、破伤风、细菌性痢疾等；有些是周围神经直接受到病原体的损害，如麻风、炭疽、带状疱疹等感染所表现的多发性神经炎。

（3）代谢障碍及营养缺乏：如糖尿病、痛风、黏液性水肿、肝病、低血糖、淀粉样变性等。

（4）中毒：①重金属中毒，如砷、铅、汞、锑等；②化学药物，如丙烯酰胺、一氧化碳、四氯化碳、二硫化碳、硝基苯等；③各种农药，如有机磷杀虫剂；④临床使用的药品，如呋喃西林、异烟肼、乙胺丁醇、链霉素、呋喃唑酮、丙咪嗪、长春新碱、秋水仙碱等。

（5）血管性病变：四肢周围神经的血管病变，主要是缺血性损害，如血管闭塞性脉管炎、结节性多动脉炎、巨细胞性动脉炎、类风湿性关节炎等。

（6）肿瘤：通过癌肿毒素、继发性代谢障碍而损害周围神经，也有学者认为是由于免疫异常所致，如肺癌、淋巴瘤、多发性骨髓瘤等。

（7）其他：X 线的慢性损害、电击伤后及某些过敏性疾病等可引起多发性周围神经病。在临床上有些患者通过各种检查，仍难以确定病因。

3. 分类

（1）中毒性多发性神经病：在神经系统中，毒物作用最常见的靶器官是周围神经，依据主要病变，可分为中毒性远端轴索病和髓鞘病，前者为逐渐起病，对称性远端感觉及运动障碍，下肢出现较早，恢复缓慢或不完全，常有 EEG 改变；后者起病较急，运动障碍较突出，恢复迅速，神经传导速度明显减慢。

（2）砷中毒性多发性神经病：亚急性发病，早期症状表现的四肢远端发麻、灼烧感和疼痛，随后发生运动和明显的深感觉障碍，以下肢为重，病者步态不稳，行走困难。后期可有手和足的小肌肉萎缩。

（3）铅中毒性多发性神经病：呈亚急性发病，早期有铅中毒神经衰弱的症状，然后才出现多发性神经病征象，以运动障碍为主，肌萎缩明显，易出现垂腕和垂足。感觉障碍很轻或缺如，还可出现铅中毒性腹绞痛、继发性贫血、上齿龈深蓝色的铅线等。

（4）呋喃西林中毒性多发性神经病：发病较急，从服用至开始出现中毒症状的时间平均为 12 天。大多数患者感觉异常和疼痛为最早及最突出的症状，烧灼样痛尤为多见，以远端为重，部分患者表现为红斑肢痛症的特点。对称的手套 - 袜子型感觉减退，四肢末端的皮肤变嫩、多汗、色素沉着，但萎缩不明显。

（5）异烟肼中毒性多发性神经病：多见于服用大量异烟肼的患者，以感觉障碍为主，最先指（趾）的感觉异常、麻木，其后发展为手套 - 袜子型感觉缺失，浅感觉较重，同时有烧灼样疼痛及肌肉压痛。后期四肢远端肌力减退及腱反射消失。

（6）有机磷中毒性多发性神经病：在急性中毒后 1 ～ 2 周才逐渐出现周围神经损害的症状，其发病机制还不十分清楚，可能是中毒后的免疫功能改变而造成的自身免疫性变态反应，呈亚急性或慢性起病，临床症状以四肢远端的运动障碍为主，呈现弛缓性瘫痪，肌萎缩，垂足，走路呈跨阈步态，四肢远端的感觉障碍相对较轻。

（7）感染性多发性神经病：也是多发性神经病的一大类病因，多数是并发症，也有感染继发的免疫反应，少数为病原体的直接侵害。

（8）流行性感冒性多发性神经病：流行性感冒合并多发性神经病，可能是中毒性血管功能紊乱所致。通常临床症状较轻，表现为四肢轻度无力、手套－袜子型感觉减退、腱反射降低、恢复较快，若同时有神经根炎，则脑脊液压力增高，蛋白轻至中度增加，而细胞数正常。

（9）营养缺乏性及代谢障碍性多发性神经病：周围神经的功能维持同许多营养物质有关，尤其是 B 族维生素，单纯的营养缺乏性神经炎已非常罕见，临床上大多数是某种疾病，特别是代谢障碍性疾患所继发的营养缺乏和（或）代谢障碍，引致周围神经的损害。

（10）遗传性多发性神经病：大多数是常染色体隐性遗传或显性遗传，多是由于酶的缺陷，使某种代谢物质潴留，引起周围神经病变，故也称遗传性代谢障碍性神经病。

（11）缺血性多发性神经病：大多数结缔组织病，包括结节性多动脉炎、系统性红斑狼疮、类风湿性关节炎等。在周围神经和血管发生病变，主要是坏死性炎症，慢性者为肉芽组织，导致缺血性损伤，并与缺血程度平行，故也称周围血管闭塞性或血管炎性神经病。

临床上常突然起病，发生多发的单神经病，受累部位出现麻木、疼痛、数日后运动感觉功能有障碍，最后四肢神经血管受累，表现为四肢远端对称的无力、肌萎缩、腱反射减退至消失，手套－袜子型感觉减退或缺失。

（12）癌肿性多发性神经病：多由恶性肿瘤间接引起，以肺癌多见。神经病和肿瘤的症状在发生时间上无恒定的关系，有时在神经症状出现数月甚至数年，肿瘤才被发现，有时则相反。依据临床病理，主要可分为癌性感觉运动性神经病和癌性感觉性神经病。前者常先双足麻木无力，后进展至下肢近端及双手，位置觉、振动觉及触觉的感觉障碍严重，跟腱反射常消失，肌力减退，有的出现手小指肌肉萎缩及垂足；后者主要呈亚急性感觉性神经病，表现为各种感觉均减退，上下肢皆可受累，并可有感觉异常及共济失调。

另外，多发性骨髓瘤合并周围神经病较其他恶性肿瘤为多，典型者为感觉运动神经病，常呈下肢先麻木、针刺感或疼痛，伴各种感觉障碍，轻度肌力减退及腱反射消失，后累及双手。不典型者呈运动障碍为主的多发性神经病。运动障碍常逐渐进展，终致行动困难，腱反射消失，痛觉和温觉无障碍，手足或有轻微的位置及振动觉减退。

4.临床表现

多发性神经病根据病理可分为急性、亚急性、慢性、复发性。不同病因所致的临床表现也不尽相同，可在任何年龄发病，大部分患者症状可经数周至数月的发展，其临床表现基本可分为以下几点。

（1）四肢远端对称性深浅感觉障碍：初期往往为感觉异常，如针刺感、蚁爬感、灼热感等，之后可出现疼痛、感觉过敏、感觉减退或消失，皮肤及肌肉有触痛或压痛。

（2）四肢远端对称性下运动神经元性的运动障碍：自觉四肢乏力，检查可发现肌力减退，从轻瘫至全瘫，肌张力降低，可有肌萎缩。上肢可见骨间肌、蚓状肌、鱼际肌等，可呈垂腕；下肢为胫前肌、腓骨肌萎缩，可以有垂足，走路呈跨阈步态。

（3）腱反射减退或消失：上肢有二头肌、三头肌和桡骨膜反射，下肢为膝反射和踝反射。

（4）四肢远端对称性自主神经功能障碍：表现为四肢末端皮肤菲薄，变嫩或角化过度而粗糙或指（趾）甲松脆等。

**5. 实验室检查**

多数患者的实验室检查缺乏特异性，有的结果可起到提示病理或病因的作用，必须结合临床进行仔细分析，有针对性地选择关系较密切的检查项目。

（1）脑脊液检查：大多数患者的脑脊液常规及生化检查无异常发现，仅少数患者可见蛋白增高。

（2）电生理检查：主要是肌电图和神经传导速度，周围神经轻度损害，可无异常变化，在严重轴索变性及继发性髓鞘脱失时，传导速度变慢，EEG 检查显示有失神经性改变，节段性脱髓鞘而轴索变性不显著者，仅有神经传导速度减慢。

（3）生化检查：有些患者须检测血糖、尿素氮、肌酐等。

（4）免疫检查：疑有免疫异常者，可行免疫球蛋白、类风湿因子、抗核抗体、抗磷脂抗体、淋巴细胞转化等检查。

（5）神经活检：疑为遗传性的患者，可做腓神经活检。此外，对血、尿、头发、指甲等测定铅和砷的含量，有助于确定病因。

**6. 诊断**

诊断的主要依据是临床表现的特点，即以四肢远端为主的对称性下运动神经元性瘫痪、末梢型感觉障碍及自主神经功能障碍。肌电生理检查及神经肌肉活检在诊断上很有帮助。神经传导速度测定，有助于亚临床型的早期诊断，并可区别轴索变性和节段性脱髓鞘。要认真询问病史，掌握不同病因所致的多发性神经病的特殊表现、实验室检查等资料，并进行深入分析，才有利于病因诊断。

临床须与导致弛缓性瘫痪的疾病相鉴别。在肌肉疾病中，尤其要注意周期性瘫痪，其发作期与多发性神经病相似，但无明确的感觉障碍，口服氯化钾疗效明显，病情迅速康复。此外，要区别下运动神经元瘫痪的脊髓灰质炎，其肌肉瘫痪多不对称，且无感觉障碍。

7. 治疗

（1）去除病因：必须根据不同的病因，采取针对性强的措施，以消除或阻止其病理性损害。

1）中毒：应设法阻止毒物继续进入体内，加速排出和用解毒剂。药物毒性所致者，立即停药，重金属或化学品的中毒，应即刻脱离中毒环境或避免继续接触有关毒物。急性中毒须输入大量液体，促使发汗和利尿通便，加速毒物排出。

2）对各种疾病所致多发性神经病，重要的是积极治疗原发病，如黏液性水肿用甲状腺素，结缔组织病及变态反应可用肾上腺皮质激素，某些肿瘤的切除也可使多发性神经病的症状缓解。

（2）改善神经的营养代谢：在多发性神经病中，营养缺乏和代谢障碍，有的可能成为病因，少数在发病机制中起重要作用。在治疗上必须重视改善神经营养及纠正代谢障碍。因此，临床上大量应用多种维生素、辅酶 A、胞磷胆碱等，尤其是 B 族维生素更利于神经损伤的修复和再生。

（3）对症处理：急性期应卧床休息，疼痛明显者，用镇痛剂如卡马西平或苯妥英钠的效果较好，恢复期可选用针灸、理疗、按摩等，以促进肢体功能恢复。肢体瘫痪严重者，应定期翻身，保持肢体功能位置，防止挛缩和畸形。

# 第七章　神经肌肉疾病的护理

## 第一节　重症肌无力的护理

### 一、概述

1. 概念

重症肌无力（myasthenia gravis）是一种神经－肌肉接头部位因乙酰胆碱受体减少而出现传递障碍的自身免疫性疾病，主要累及神经－肌肉接头突触后膜上乙酰胆碱受体。本病具有缓解与复发的倾向，可发生于任何年龄，20～40岁发病者，女性多于男性，40～60岁发病者，男性多见，多合并胸腺瘤。临床表现为受累横纹肌易于疲劳，呈波动性肌无力，经过休息或给予抗胆碱酯酶药即可恢复，但易于复发。

2. 病因及发病机制

重症肌无力是神经－肌肉接头突触后膜上的乙酰胆碱受体受累，由乙酰胆碱受体抗体介导的体液免疫、T细胞介导的细胞免疫、补体参与的自身性疾病。

（1）外因（环境因素）：临床发现某些环境因素，如环境污染造成免疫力下降，过度劳累造成免疫功能紊乱，病毒感染或使用氨基糖苷类抗生素等药物诱发某些基因缺陷等。

（2）内因（遗传因素）：研究发现，许多自身免疫疾病不仅与主要组织相容性抗原复合物基因有关，同时还与非相容性抗原复合物基因，如T细胞受体、免疫球蛋白、细胞因子、凋亡等基因有关。

（3）重症肌无力患者自身免疫系统异常：临床研究发现，患者体内许多免疫指标异常，经治疗后临床症状消失但异常的免疫指标却未改变，这是本病病情不稳定、容易复发的一个重要因素。

## 二、诊断要点

### 1.临床表现

（1）本病的发病率约为5/100 000，男女比例约为2:3，我国南方发病率较高。感染、精神创伤、过度疲劳、妊娠等因素均可诱发本病。

（2）起病隐匿，眼外肌麻痹常为首发症状，表现为非对称性眼睑下垂、斜视、复视。瞳孔括约肌一般不受累，因此，瞳孔对光反射不受影响。严重者眼球运动明显受限，甚至眼球固定。随着病情进展逐渐累及其他脑神经支配的肌群，如面肌受累时皱纹减少，表情动作无力，咀嚼和咽喉肌受累时，吞咽困难、饮水呛咳、构音不清，颈肌和四肢近端肌群亦常受累，表现为屈颈抬头无力、四肢乏力。

（3）临床症状呈波动性，受累肌肉呈病态疲劳，早晨症状较轻，下午或晚上加重，活动后肌肉无力明显加重，经短暂休息后可减轻，呈规律的晨轻暮重波动性变化。整个病程也常有波动，疾病早期常可自发缓解和复发，晚期肌无力比较严重，虽经休息也不能完全缓解。

（4）临床检查可证实受累肌肉无力和疲劳，肌无力不符合任何单一神经、神经根或中枢神经系统病变的分布。受累肌肉持续活动导致暂时性肌无力加重，短期休息后好转是本病的特征性表现。

（5）重症肌无力危象如急骤发生延髓肌和呼吸肌严重无力，以致不能维持换气功能为危象。约10%的重症肌无力患者可出现危象。

### 2.辅助检查

（1）血、尿和脑脊液常规检查正常。胸部CT检查可发现胸腺瘤，常见于40岁以上的患者。

（2）疲劳试验：令受累肌肉在较短时间内重复收缩，如出现无力或瘫痪，休息后又恢复正常者为阳性。

（3）抗胆碱酯酶药物试验

1）依酚氯铵试验：静脉注射依酚氯铵10 mg，症状迅速缓解者为阳性，一般仅维持10分钟左右又恢复原状。

2）新斯的明试验：肌内注射甲基硫酸新斯的明0.5 ~ 1 mg，20分钟后，症状明显减轻者为阳性，可持续2小时左右。为对抗新斯的明的毒蕈碱样作用，可同时肌内注射阿托品0.3 ~ 0.5 mg。

（4）电生理检查：可发现神经肌肉传递障碍，约90%全身型重症肌无力患者重复电刺激可出现衰减反应。

（5）胆碱酯酶抗体测定：80% 以上的病例胆碱酯酶抗体滴度增高，但眼肌型仅约 60% 的患者抗体滴度增高。同一患者的胆碱酯酶抗体滴度越高，肌无力越明显，但对不同患者胆碱酯酶抗体滴度不能用于比较病情的程度。

## 三、治疗

（1）抗胆碱酯酶药：抑制胆碱酯酶的水解，改善神经－肌肉接头间的传递，增加肌力。常用药物有溴吡斯的明，可根据患者症状确定个体化剂量，餐前 30 ～ 40 分钟服药。该类药物可出现腹痛、腹泻、呕吐、流涎、支气管分泌物增多、流泪、出汗等毒蕈碱样作用，可预先用阿托品 0.4 mg 对抗。

（2）肾上腺糖皮质激素：抑制自身免疫反应，减少胆碱酯酶抗体生成，促进运动终板再生和修复，适用于各种重症肌无力患者。用药疗程和剂量可根据患者具体情况做个体化处理。

（3）免疫抑制剂：可选硫唑嘌呤，适用于不能耐受大剂量激素的重症肌无力患者，口服 50 ～ 100 mg，每日 2 次。服药期间注意复查白细胞、肝肾功能，若白细胞低于 $4 \times 10^9$/L，应停止用药。

（4）血浆置换法：应用正常人血浆或血浆代用品置换重症肌无力患者的血浆，以去除患者血液中抗体，疗效持续数日或数月。该法安全，但费用较高。

（5）淋巴细胞置换法：应用正常人血淋巴细胞替代患者血中产生胆碱酯酶抗体的淋巴细胞，此法与血浆置换法合用疗效更好，但疗效短暂。

（6）胸腺摘除和放射治疗：60 岁以下的重症肌无力患者可行胸腺切除术，对于年龄较大或因其他原因不适于胸腺摘除者可行放射治疗。

（7）免疫球蛋白：剂量为 0.4 g/（kg·d），静脉滴注 3 ～ 5 天，用于各种危象。

（8）危象的处理：尽快改善呼吸功能，呼吸困难者及时行人工呼吸，呼吸骤停者应立即行呼吸机辅助呼吸。

1）肌无力危象：最常见，抗胆碱酯酶药物剂量不足所致。注射依酚氯铵后症状减轻可证实，应增加抗胆碱酯酶药物的剂量。

2）胆碱能危象：由于抗胆碱酯酶药物过量所致。患者肌无力加重的同时出现肌束震颤和毒蕈碱样反应，依酚氯铵静脉注射无效或加重，应立即停用抗胆碱酯酶药物，等药物排出后重新调整剂量，或改用糖皮质激素治疗。

3）反拗危象：患者对抗胆碱酯酶药物不敏感，依酚氯铵试验无反应，应停用抗胆碱酯酶药，输液维持或改用其他疗法。

## 四、主要护理问题

（1）生活自理缺陷，与眼外肌麻痹、上睑下垂或四肢无力、运动障碍有关。

（2）营养失调，与咀嚼无力、吞咽困难致摄入减少有关。

（3）语言沟通障碍，与咽喉、软腭及舌肌受累或气管切开等所致构音障碍有关。

（4）恐惧，与呼吸肌无力、呼吸肌麻痹、濒死感或害怕气管切开有关。

（5）清理呼吸道无效，与咳嗽无力及气管分泌物增多有关。

（6）潜在并发症，与呼吸衰竭、吸入性肺炎、皮肤完整性受损有关。

## 五、护理目标

（1）患者能进行自理活动。

（2）患者营养均衡。

（3）患者未出现重症肌无力危象。

（4）患者及其家属能配合采取预防并发症的措施。

## 六、护理措施

1. 一般护理措施

（1）生活护理：①肌无力症状明显时，协助患者做好洗漱、进食、个人卫生等生活护理；②保持口腔清洁，防止外伤和感染等并发症。

（2）活动与休息指导：①指导患者充分休息，避免疲劳；②活动：可选择清晨、休息后或肌无力症状较轻时；③根据自身情况调节活动量，以不感到疲劳为原则。

（3）饮食护理：①指导患者进食高蛋白、高维生素、高热量的半流质或软食，选择易于吞咽的食物，避免粗糙、易引起呛咳的食物；③在餐前 15 ~ 30 分钟服药，进餐过程中如患者因咀嚼无力感到疲劳时，可让患者适当休息后再继续进食；④如果患者咽喉、软腭和舌肌肌群受累出现进食呛咳、难以吞咽时，可遵医嘱安置保留胃管行鼻饲流质饮食；⑤了解、关心患者每日进食情况，评估营养摄入情况，必要时遵医嘱静脉补充营养。

2. 药物指导

（1）服用抗胆碱酯酶药物时，应从小剂量开始，按时服用，剂量不足可缓慢增加，避免出现胆碱能危象。

（2）使用糖皮质激素药物期间，大部分患者在用药早期会出现病情加重，甚至发生危象，要严密观察呼吸变化。长期服用者，注意观察有无消化道出血、骨质疏松、股骨头坏死等并发症。

（3）使用免疫抑制剂时应定期检查血常规和肝肾功能的变化。

（4）对神经－肌肉传递有阻滞的药物如氨基糖苷类抗生素、普萘洛尔等应禁用，以免加重病情，使肌无力加剧。

3.健康教育

（1）嘱患者保持乐观情绪，避免情绪紧张和抑郁。

（2）遵医嘱按时服药，避免自行停药和更改剂量。

（3）嘱患者避免受凉、感冒等。

（4）强调复诊的重要性，安排复诊时间，嘱患者按时复诊。

# 第二节　神经肌肉活检术的护理

## 一、概述

### 1.概念

在神经疾病诊断中，脑组织、周围神经、肌肉活检病理技术及脑脊液细胞学非常重要。在这些活检技术中，取材最为准确且易于操作的是周围神经与肌肉组织，特别是肌肉组织。

肌肉活检为明确诊断神经肌肉疾病提供了依据，尤其在一些复杂的、不典型的、疑难的神经和肌肉疾病诊断中发挥了关键作用，包括诊断一些少见、罕见的神经肌肉疾病。

肌肉活检诊断技术不仅为一些肌肉和周围神经疾病提供可靠的定性诊断，还可为中枢神经系统疾病提供间接诊断。某些脑部疾病仅通过肌肉活检诊断技术，就可以确诊，还有一些非神经系统疾病如结缔组织疾病也可通过这项技术明确诊断。同时，肌肉活检取材方便、成本低、技术简单易行、危险性低，是一项非常具有临床价值的神经内科技术。

肌肉活检术是指从肌肉组织中取下小片样本，以便对肌组织进行显微镜镜检和进一步的生化指标测试。通常用于诊断神经肌肉性疾病，区分单纯的肌性疾病和神经肌肉性疾病，作为参考指标确定神经肌肉疾病的具体类型。

### 2.适应证和禁忌证

损伤骨骼肌的原因有很多，主要临床症状为肌力减退、肌张力减低。多数肌肉疾病根据其年龄、性别、发病部位、肌肉受累分布特征、病情严重的程度、进展速度等能做出诊断。但在具体临床诊断过程中，常发现其症状相似而患病不同，如临床诊断为肢带型肌营养不良的患者经肌肉活检后，确诊为脂质代谢异常或糖代谢异常。因此，为了找出肌力下降的原因，几乎所有的患者都应该进行肌肉活检。

（1）适应证：肌肉活检主要用于肌肉疾病的诊断与鉴别诊断，神经源性或肌源性肌损害，确定系统性疾病（表7-2-1）。一般性指征（出现肌肉疾病的证据）：①肌肉症状表现为肌无力、肌肉痉挛或活动后易疲劳无力；②检查发现肌酶升高，或EEG检查显示为肌原性损害；③出现系统性疾病，如血管炎、结节病或结缔组织病累及肌肉者，患者可以没有明显的肌肉受累症状，或出现不典型的肌痛或肌无力；④一些疾病进行电生理检查可能优于肌肉活检，如重症肌无力（神经肌肉接头病变）、肌强直（离子通道病），对其进行肌肉活检的意义在于鉴别和排除其他可能的诊断；⑤骨骼肌溶解在周期之后等待1个月。

表7-2-1　疾病适应证

| 活检分类 | 具体疾病 |
| --- | --- |
| 必须活检组 | 先天性肌肉病、炎性肌肉病、代谢性肌肉病（线粒体肌病、糖原累积病和脂肪沉积病） |
| 选择活检组 | 肌营养不良、神经源性肌萎缩 |
| 不做活检组 | 神经肌肉接头病、离子通道病（周期性瘫痪和肌强直性肌肉病） |

（2）禁忌证：①严重的心脏疾病，肝、肾功能不全者；②严重的出血倾向者；③皮肤软组织感染者。

3.肌肉活检术的方式（表7-2-2）

随着科学技术的不断发展，肌肉活检的手术方式也在变化，在20世纪60年代，主要是采用针刺式肌肉活检，由于所取得的样本较小，无法进行肉眼观察，比较局限。目前，临床上主要采用开放式的手术方式。

表7-2-2　肌肉活检术的方式

| 方式 | 内容 | 优势 | 不足 |
| --- | --- | --- | --- |
| 开放创口式 | 用锋利的手术剪刀采样，剪取小片肌肉组织 | 可肉眼观察 | 有2~3cm的手术创口，用线缝合疼痛持续数日 |
| 针刺式 | 用一根较大的钻孔针取样，采得的样本大约豌豆大小 | 创伤较小 | 样本小，无法肉眼观察 |

4.活检部位选择

（1）选择原则：保证安全，根据患者的病情选择。

1）慢性病：轻至中度累及的部位，病变严重的部位多处于病变的终末期，不能提供足够的诊断信息。

2）急性病：中至重度无力甚至伴疼痛的部位。

3）最佳部位：首先肌肉丰富、操作简便，损伤较轻的肱二头肌，其次是三角肌、股四头肌、胫前肌和腓肠肌，强调根据临床肌肉受累的发展过程和临床的怀疑诊断来确定取材部位。

（2）可以采取 MRI 或肌肉超声检查协助选择活检部位。

（3）避免在 EEG 检测部位、注射部位和外伤处取材。

5. 活检步骤

（1）局麻充分后，沿肌纤维的走向切开皮肤 1～2 cm。

（2）钝性剥离皮下脂肪层，充分露出肌外膜。

（3）切开肌外膜，用 3 个止血钳夹住肌外膜的每侧，向左右方向牵拉肌外膜，即可露出肌外膜下的肌肉。

（4）将锐利的小弯钳的前端伸入肌肉内，按活检需要的厚度分离，分离长度尽量要长些。

（5）切断肌肉。

（6）确认止血情况，缝合肌外膜，缝合皮肤，活检结束。

## 二、护理

### 1. 手术前护理

（1）一般护理：①提供安静、安全、舒适而整洁的环境；②注意休息时间段的管理，保证充足的睡眠。

（2）心理护理：①向患者讲解手术的目的、操作方法、术中和术后可能出现的情况；②介绍成功病例，尽力消除患者的思想顾虑和紧张情绪，更好地配合手术；③做好个体化心理指导，根据患者的年龄、性别、性格、文化程度等特征。

（3）配合做好各项术前检查：①安排有一定临床经验的护士完成抽血工作；②制订相关的工作流程和规范，如血常规、肾功能、心电图、大小便等检查；③做好床边护理指导工作。

（4）皮肤准备：嘱其术前备皮清洁手术区域。

（5）观察生命体征：做好生命体征的观察并记录。

（6）药物过敏试验：术前应做好局部麻药过敏试验和抗生素过敏试验。

（7）饮食：营养评估，予以高蛋白、高热量、高维生素饮食。

### 2. 手术后护理

（1）一般护理：①提供安静、安全、舒适而整洁的环境；②注意休息时间段的管理，保证充足的睡眠时间。

（2）病情及生命体征的观察：①每天进行4次生命体征的观察并记录，尤其注意体温的变化；②手术一侧患肢制动3天，防止切口裂开；③观察伤口敷料情况，有无渗血、渗液，有无肢体肿胀等；④术后第三天进行伤口敷料的更换；⑤手术后2周根据伤口愈合情况进行拆线。

（3）饮食：提供患者优质蛋白饮食，促进伤口愈合。

3. 常见并发症的护理

（1）切口疼痛：①评估患者疼痛程度，一般用VAS法进行疼痛评分；②采用分散注意力等办法缓解病员疼痛，必要时需遵医嘱给予镇痛治疗；③告诉患者术后1～2天发生疼痛，一般开始较重，之后逐渐减轻；④在术后4～5天患者仍有疼痛现象，应观察切口、体温及复查血常规等，考虑患者是否有并发感染，并做好相应处理。

（2）切口感染：①在操作中严格无菌操作，充分止血，一般情况下切口感染与无菌技术操作不严格或局部渗血、渗液等因素有关；②在重要时间段的伤口观察，切口感染常发生在术后3～4天；③做好伤口护理和观察并记录，保持伤口敷料干燥；④定时更换伤口敷料；⑤感染后切口可出现疼痛、红肿伴有硬结或有脓液渗出、体温升高、白细胞增加等。

（3）切口裂开：术后3～7天发生，常由缝合不牢、切口感染、营养不良等引起。

（4）切口愈合延迟：①认真做好评估工作，如糖尿病患者应控制血糖后再进行手术；②严格无菌技术操作；③避免使用一些使切口张力增高的因素；④提供优质蛋白的营养饮食，促进伤口愈合。

（5）切口周围皮肤肿胀：①调整切口包扎松紧度，以不影响血液循环为宜；②注意对伤口一侧肢体远端的皮肤进行观察，切口包扎过紧可引起血液循环障碍，静脉回流不足；③注意休息，将伤口一侧的肢体制动并抬高；④给予抗感染治疗。

# 第八章　支持内环境稳定的护理

## 第一节　体温的护理

### 一、发热的护理

#### （一）概述

发热（fever）是指体温高于正常范围，一般口腔温度超过 37.3 ℃则定为发热。发热护理是处理非环境因素导致的体温过高。

#### （二）护理目标

保持体温在正常范围内。

#### （三）护理操作流程

1. 核对

依次核对医嘱，患者床号、姓名、ID 号。

2. 评估

（1）了解患者病情、治疗方案、心理状态、发热程度，患者对发热知识的知晓度。

（2）环境宜安静，保持室内通风。室温应保持在 18 ~ 24 ℃，以患者感觉舒适为宜，湿度为 50% ~ 70%。

（3）体位舒适，高热者应卧床休息，低热者根据情况进行适当活动。

3. 告知

告知患者及其家属发热治疗的注意事项。

**4. 准备**

根据评估结果确定监测体温的次数，一般每日测量 4 次。 高热时，每 4 小时测量 1 次；超高热时，每小时测量 1 次。 待体温恢复正常 3 天后改为每日测量 1 ~ 2 次，必要时使用体核温度持续监测装置。

**5. 实施和观察**

（1）体液管理：进行出入量、电解质和酸碱平衡的监测。 根据患者情况，鼓励患者进食高热量、高蛋白、高维生素、易消化的食物，少量多餐，鼓励患者多饮水，以每日 3000 mL 为宜，必要时给予静脉输液治疗。

（2）进行血压、脉搏、呼吸、意识状态等生命体征的监测，根据患者情况给予吸氧。

（3）控制感染，遵医嘱给予药物治疗。

（4）高热者可冰敷头部、腹股沟或腋窝，没有禁忌证的患者可进行温水或酒精擦浴、使用降温毯等物理降温。

1）采取降温措施 30 分钟后复测体温。

2）药物降温时注意药物的剂量、用法，防止出现虚脱或休克现象。

3）冰敷和擦浴时，注意避开胸腹部；使用降温毯时，注意降温速度，同时监测生命体征。

（5）皮肤护理：监测皮肤颜色和温度，出汗多者及时擦干汗液，更换衣服和床单；根据情况给患者洗头、洗澡协助卧床者定时翻身，防止压疮；保持口腔清洁，危重、卧床患者给予口腔护理。

（6）安全护理：监测患者有无发生高热惊厥、躁动不安、谵妄等，注意防止坠床、舌咬伤，必要时加床挡、使用约束带约束患者。 使用约束带要家属签字同意，做好约束肢体的血运观察、护理记录、交接班等工作。

（7）心理护理：多与患者沟通，耐心解答患者提出的各种问题，给予精神安慰。

（8）健康教育：根据病情，给予相应的健康知识教育。

**6. 观察结果**

（1）观察治疗后体温恢复情况。

（2）观察治疗后患者全身症状、血常规检查结果。

（3）评估患者及其家属对发热的自我护理能力。

1）根据患者及其家属对发热知识的掌握程度进行强化教育，指导康复护理。

2）给持续发热患者做心理护理，指导继续治疗。

**7. 记录**

（1）准确绘制体温单，同时在护理记录单上做相应记录，做好体温计消毒及存放。

（2）分析发热类型，为治疗提供依据。

## 二、低体温的护理

### （一）概述

低体温（hypothermia）是指体温低于正常范围，低体温护理是指对体核温度低于 35 ℃ 的患者进行复温及监护。

### （二）护理目标

保持体温在正常范围内。

### （三）护理操作流程

1. 核对

依次核对医嘱患者床号、姓名、ID 号。

2. 评估

（1）一般情况，全身状况，体温过低的程度及其原因。

（2）环境应适合患者体温恢复。室温保持在 22 ~ 24 ℃，以感觉舒适为宜。湿度为 50% ~ 70%。

3. 告知

告知患者及其家属低体温治疗的注意事项。

4. 准备

根据评估结果确定监测体温次数，选择合适的治疗方法。一般每日测量 4 次；重度 体温过低（＜30 ℃）时，患者瞳孔散大，每 2 ~ 4 小时测量 1 次；致死温度（23 ~ 25 ℃） 时，每小时测量 1 次，待体温恢复正常 3 天后改为每日测量 1 ~ 2 次。

5. 实施和观察

（1）将患者从低温环境移至温暖的环境中复温，更换湿冷的衣服及床单，给予毛毯、 棉被、电热毯、热水袋、复温毯及衣服等保暖措施，新生儿则置于保温箱中。

（2）监测患者的生命体征，必要时使用体核温度持续监测装置，至体温恢复正常且 稳定，做好休克的预防。

（3）进行心电监护，及时发现心律失常，减少对患者的刺激，避免诱发心室颤动， 出现心室颤动，能够紧急采取心脏除颤等急救措施。

（4）监测与体温过低相关的症状。

（5）给予加温的静脉输液，记录出入量，进行电解质和酸碱平衡的监测，必要时应 用有创血流动力学监测，监测中心静脉压、心排血量等。

（6）进行低温诱导治疗时，应密切监测体温、生命体征、预防不良反应和并发症。

（7）监测患者的营养状况，制订膳食，指导摄取足够的维持机体需要的热量。

（8）健康教育：向患者讲解进入寒冷环境时注意穿保暖衣服的重要性，教导患者认识低体温的早期症状，能及时采取保护措施。

（9）患者清醒并有吞咽能力时，可给予温热饮料。

（10）监测与体温过低相关的症状，如疲乏、无力、意识障碍、冷漠、协调功能受损、说话含糊、寒战、皮肤颜色改变等。

（11）评估患者可能引起体温过低的潜在疾病状况，注意患者有无糖尿病、黏液性水肿、颅脑外伤、神经性厌食症、肿瘤晚期恶病质、营养不良等。

（12）静脉输液温度在 37 ～ 40 ℃为宜。

（13）体温过低时，禁止肌内注射和皮下注射。

（14）进行低温诱导治疗时，肛温在 33 ℃为宜，不宜低于 30 ℃。

6.观察结果

（1）治疗后体温恢复情况。

（2）治疗后患者全身症状、血常规结果等。

（3）有无并发症。

（4）评估患者及其家属对低体温的自我护理能力。

1）根据患者及其家属对低体温知识的掌握程度进行强化教育，指导康复护理。

2）给持续低体温患者做心理护理，指导继续治疗。

7.记录

（1）准确绘制体温单，同时在护理记录单上做相应的记录。

（2）分析低体温类型，指导继续治疗。

# 三、手术中体温调节的护理

## （一）概述

体温调节是指达到和（或）维持体温在正常范围内，手术中体温调节是指达到和（或）维持要求的术中体温。

## （二）护理目标

保持和达到维持要求的手术中体温。

**（三）护理操作流程**

**1. 核对**

依次核对医嘱，患者姓名、床号、ID 号。

**2. 评估**

（1）患者：患者的一般情况、全身状况、手术方式、手术部位、麻醉方式。

（2）环境：温度、湿度。

**3. 告知**

告知患者及其家属术中体温调节的必要性。

**4. 准备**

根据患者的情况调节合适的室温和湿度。

（1）如非手术特殊需要，整个手术过程室温维持在 22 ~ 24 ℃，湿度宜在 50% ~ 60%。

（2）当患者进入手术室 1 小时后，室温应适当调高，以 26 ~ 28 ℃为宜。 新生儿及早产儿的室温保持在 27 ~ 29 ℃。

**5. 实施**

（1）调节有助于治疗的手术室环境温度。

（2）注意转运中患者的保暖。

（3）注意非手术部位的保暖。

（4）根据患者的情况，选择加温方式。

（5）持续监测手术中患者的体温和室温。

（6）监测和维持加温或降温装置的温度。

（7）对护士进行手术患者保暖的相关知识、正确使用加温或降温装置的培训。

1）术前、术后患者的转运过程中采用盖被等保暖措施，转至麻醉恢复室时盖上温热的毛毯，新生儿用保温箱转运。

2）使用液体加温箱（恒温）者，温度设为 37 ℃；对静脉用药、血液、冲洗液进行加温，非特殊要求，冲洗液加温至 36 ℃再使用。

3）加温或降温装置由专人管理，定时检查，符合质量要求。

**6. 观察**

（1）持续监测手术中患者的体温变化，调节室内温度、湿度及冲洗液温度。

（2）监测生命体征。

**7. 记录**

做好相应记录。

# 第二节 循环系统的护理

## 一、心脏泵血功能的护理

### （一）概述

心脏是推动血液流动的动力器官，其主要功能是泵血，通过心脏收缩和舒张的交替活动完成。几乎所有类型的心脏、大血管疾病均可引起心功能障碍。心功能障碍反映心脏的泵血功能障碍，即心脏的收缩和舒张功能不全。

### （二）护理目标

（1）监测心脏泵血功能有关指标。

（2）预防和降低心功能不全及其并发症，促进患者康复。

（3）促进心肌供氧和需氧平衡。

### （三）护理重点步骤

（1）评估患者的胸痛情况（如强度、部位、有无放射、持续时间、诱发及缓解因素等），必要时给予药物预防疼痛、心肌缺血和（或）缺氧，注意监测药物的疗效。

（2）检查外周血管脉搏、有无水肿、毛细血管再充盈情况、皮肤颜色及温度等，全面评估外周循环状况。

（3）监测并记录生命体征，监测心率，确认血压有无改变。条件允许时监测血流动力学数值（如中心静脉压、肺毛细血管楔压等），必要时做 12 导联心电图。

（4）观察有无心律失常，如患者使用临时或永久起搏器时，需监测起搏器的功能；评价患者对心律失常的反应，必要时遵医嘱给予抗心律失常治疗（如抗心律失常药物、心脏电复律或心脏电除颤），监测用药及效果。

（5）注意观察有无心排血量降低的症状和体征，如血压降低、脉搏无力、静脉塌陷等。

（6）监测并记录呼吸情况，观察有无发生呼吸急促、呼吸困难、频繁咳大量粉红色泡沫痰及端坐呼吸等症状，提供氧气治疗，并监测用氧效果等。

（7）监测腹部情况，观察有无出现因灌注减少而引起的腹胀、恶心及呕吐等症状。

（8）监测神经系统情况，观察有无头痛、烦躁不安、倦怠等脑灌注不足的症状。

（9）监测液体平衡情况，观察出入量及每日体重。

（10）监测心肌酶、电解质、肝肾功能等实验室指标，注意观察有无出现血钾和血镁异常（血钾、血镁异常可导致心律失常，从而引起心脏供血不足）。

（11）必要时进行胸部 X 线检查。

（12）急性发作时保持环境安静，指导患者避免用力排便、咳嗽等动作，适当给予软化大便或止吐等药物治疗。

（13）注意翻身，必要时给予小剂量的抗凝剂，防止外周血栓形成。

（14）指导患者及其家属合理安排运动和休息，监测患者活动后的耐受情况，向患者告知及时报告病情的重要性。

（15）给予正确的饮食指导，限制含咖啡因、钠、胆固醇、高脂肪食物的摄入。

（16）给予患者及其家属心理支持。

（17）康复期给予健康指导。监测患者活动耐受情况，指导患者正确安排活动、休息及运动方法；指导患者及其家属正确使用药物，以及自行缓解胸痛的方法（如舌下含服硝酸甘油），若无改善，须立即来院就诊；必要时指导患者及其家属进行伤口护理；告知并指导患者及其家属心脏的危险因素（如吸烟、饮酒，或不恰当的饮食、运动等）。

（18）指导患者及其家属预防心功能不全。例如，情绪的剧烈变化（争吵），处于过冷或过热的环境，测量肛温、插入肛管、肛诊等刺激肛门的诊疗，暴饮暴食等因素。

## 二、心律失常的护理

### （一）概述

心律失常（arrhythmia）是指心脏冲动的频率、节律、起源部位、传导速度或激动次序的异常。心律失常的发生机制包括冲动形成异常和（或）冲动传导异常。心律失常轻者会引起心悸、头痛、头晕等症状，重者（如心室颤动和室性心动过速）将导致心源射血功能突然终止，发生心源性猝死。

### （二）护理目标

预防和识别异常心律，评估发生心律失常的原因，维持心脏正常射血功能。

### （三）护理重点步骤

（1）评估患者及其家属心脏病和心律失常的病史，如有无冠心病、心力衰竭、心肌病、心肌炎等。

（2）监测及去除心律失常的可能诱因，如电解质紊乱、低氧血症和酸碱平衡失调等。

（3）伴有呼吸困难、发绀等缺氧表现时给予吸氧。

（4）心律失常易导致胸闷、心悸、头晕等不适，应采取高枕卧位、半卧位或其他舒适体位。评估患者心律失常的类型及临床表现，与患者及其家属共同制订活动计划。

（5）持续心电监护，正确设定报警参数，监测心脏节律及频率，特别关注预示可能发生心律失常的心电图变化，如 QT 间期延长、频发室性期前收缩等。

（6）记录与心律失常发生的有关活动，确定患者是否存在与心律失常有关的胸痛或晕厥。

（7）记录心律失常发生的频率、持续时间及血流动力学变化。

（8）遵医嘱给予抗心律失常药物，使用微量注射泵或输液泵严格控制用药速度，监测用药过程的心率、心律、PR 间期、QT 间期等变化，评估疗效及有无不良反应。

（9）备好心脏除颤器、临时起搏器和急救药物，必要时开放静脉输液通道。

（10）配合医师做好各种诊断性检查（如心导管或电生理检查）的准备工作。

（11）必要时协助医师临时心脏起搏或心脏电复律。

（12）必要时实施心肺复苏。

（13）健康教育，向患者及其家属讲解有关心律失常的危险性、治疗措施、药物作用和不良反应、预防心律失常复发的措施、如何求助紧急医疗系统等相关知识，必要时教会患者家属心肺复苏术。

## 三、休克的护理

### （一）概述

休克（shock）是指机体内有效循环血容量减少、组织灌注不足、细胞代谢紊乱、功能受损的病理和生理过程，是一个由多种病因引起的综合征。引起休克的原因有很多，包括失血和失液、烧伤、创伤、感染、过敏、神经刺激、心脏和大血管病变等。按照病因，休克可以分为低血容量性休克、心源性休克、失血性休克、创伤性休克、感染性休克、过敏性休克、神经源性休克及心外阻塞性休克等。休克是临床紧急情况，早期发现、早期处理极为重要，否则将会发生不可逆转的改变，甚至危及患者生命。

### （二）护理目标

保持呼吸道通畅，维持呼吸功能；防止进一步失血，维持循环功能，保持正常组织灌注；发现病因，采取相应措施；预防发生休克。

### （三）护理重点步骤

1. 休克的预防和护理

（1）监测生命体征，如脉搏、血氧饱和度、精神状态、肢体温度、色泽、毛细血管再充盈情况和尿量等。注意观察有无早期的休克代偿反应，如血压异常、脉压减少、轻度直立性低血压（15 ～ 20 mmHg）、毛细血管再充盈轻度延迟、皮肤苍白（发冷）或皮肤发红、轻度呼吸急促、恶心、呕吐、口渴加重等。

（2）监测血流动力学参数变化，如中心静脉压、平均动脉压、肺毛细血管楔压等。注意观察有无心功能代偿的表现，如心排血量减少和尿量减少、全身血管阻力和肺毛细血管楔压增加、肺部出现杂音、心动过速等。

（3）监测体液情况，包括每日体重变化、每小时尿量、出入量等。

（4）维持适当体位，休克患者常头胸部抬高 10° ～ 20°，下肢抬高 20° ～ 30°，以获得最佳灌注。

（5）给予氧气治疗，必要时给予机械通气，维持呼吸道通畅，必要时使用口咽通气管、气管插管等维持气道通畅。

（6）监测有无出现呼吸衰竭的症状，如动脉血氧分压降低、动脉血二氧化碳压力升高、呼吸肌无力、呼吸急促等。

（7）采集动脉血标本进行血气分析，监测组织供氧指标，如动脉血氧分压、动脉血氧饱和度、血红蛋白水平及心排血量等。

（8）必要时监测心电图。

（9）监测实验室指标，如血红蛋白及红细胞压积、白细胞分类、凝血情况、动脉血气、乳酸水平、电解质等。

（10）监测肾功能，如尿素氮、肌酐水平、肌酐清除率等，必要时进行持续肾脏替代疗法或血液透析。

（11）留置胃管，抽吸胃液并监测胃液情况。

（12）必要时监测舌下二氧化碳水平、胃黏膜 pH 值和（或）胃张力。

（13）必要时监测血糖水平并给予胰岛素治疗。

（14）注意观察有无擦伤、淤斑和黏膜状况。

（15）注意观察大便、呕吐物及胃引流物的情况，如颜色、次数和量。

（16）注意检查尿液中有无血红蛋白或红细胞

（17）监测有无腹腔积液的症状和体征，监测有无腹痛或背痛。

（18）选择使用大号静脉穿刺工具，并保持静脉通道通畅，根据患者情况静脉给予晶体液或胶体液、压缩红细胞、新鲜冰冻血浆和血小板等。

（19）必要时遵医嘱给予强心剂、血管扩张剂、血管升压素、抗心律失常、抗生素、利尿剂、溶栓药、皮质类固醇、重组活化蛋白质等药物，并监测药物使用效果。

（20）监测感染性休克，经大量补液治疗后是否出现高动力状态，如心排血量增加、体循环阻力降低、皮肤发红或体温升高。

（21）采取预防深静脉血栓和压疮的护理措施。

（22）给予患者精神支持，向患者及其家属说明有关病情变化和治疗，减少恐惧和不安心理；告知患者及其家属休克的诱因、即将发生休克的症状和体征，以及休克的处理步骤。

**2. 低血容量性休克的护理**

（1）监测是否存在急性失血、严重脱水或持续出血的情况，如胸部引流、伤口渗液、胃肠引流、腹泻、呕吐、呕血或便血。注意观察有无出现腹围和肢体的周径增大。

（2）检查所有分泌物有无显性或隐性出血。

（3）按压出血部位，预防血容量持续丢失。

（4）监测血压，注意观察收缩压是否低于 90 mmHg，或高血压患者血压下降是否超过 30 mmHg。

（5）必要时监测舌下二氧化碳水平。

（6）监测有无出现低血容量性休克的症状和体征，如口渴加重、心率加快、全身血管阻力增加、尿量减少、肠鸣音减弱、外周灌注不良、神志或呼吸改变等。

（7）维持适当体位，患者头胸部可抬高 10° ~ 20°，下肢抬高 20° ~ 30°，以获得最佳灌注。

（8）选择使用大号静脉穿刺工具，并保持静脉通道通畅，根据患者情况静脉给予晶体液或胶体液、压缩红细胞、新鲜冰冻血浆和血小板等。必要时可对输注液体和血制品加温。

（9）给予氧气治疗，必要时给予机械通气。

（10）进行动脉血气分析，监测组织供氧情况。

（11）监测实验室指标，如血清乳酸水平、酸碱平衡、电解质状况等。

（12）监测血红蛋白或红细胞压积。

（13）必要时监测凝血检查结果，包括出凝血时间、部分活化凝血酶原时间、纤维蛋白原、血小板计数等。

**3. 心源性休克的护理**

（1）监测心排血量减少的症状和体征。

（2）听诊肺部有无干、湿啰音或其他杂音。

（3）监测有无冠状动脉供血不足的临床表现，如心电图 ST 段改变、心肌酶升高、心绞痛等。

（4）监测凝血检查结果，包括出凝血时间、部分活化凝血酶原时间、纤维蛋白原、血小板计数等。

（5）给予氧气治疗，注意监测组织缺氧加重的症状，如混合血氧饱和度、中心静脉血氧饱和度、血浆乳酸水平、舌下二氧化碳浓度等。

（6）给予静脉输液治疗，必要时给予利尿剂，以维持最佳的前负荷。

（7）做好心脏血运重建的准备，如经皮冠状动脉介入或冠状动脉旁路移植术治疗，必要时给予增强心肌收缩力的药物或主动脉内球囊反搏。

（8）使用血管扩张剂或血管紧张素转化酶抑制剂来减轻心脏后负荷。

（9）在减轻心脏后负荷的同时，维持最佳的前负荷，如给予硝酸甘油、维持肺毛细血管楔压在一定范围内。

（10）通过快速补液、使用血管升压素等措施，维持平均动脉压＞60 mmHg，促进全身脏器血液灌注充足。

4. 过敏性休克的护理

（1）监测过敏反应的早期表现，如鼻炎、哮喘、呼吸困难、瘙痒、荨麻疹、表皮血管性水肿、胃肠道不适、腹痛、腹泻、焦虑不安等。

（2）确认并尽快去除过敏原。

（3）根据患者的年龄、体重，立即皮下或静脉注射适量肾上腺素。

（4）协助患者取舒适体位。

（5）必要时，在距离过敏原进入身体最近的部位（如注射部位、静脉穿刺部位、昆虫叮咬部位等）扎止血带，以阻断过敏物进入体内。

（6）保持气道通畅，必要时建立人工气道，给予高流量吸氧（10～15 L/min）。

（7）监测生命体征并记录。

（8）开放静脉通路，快速输注生理盐水、乳酸钠林格注射液或其他扩容药物。

（9）监测休克的征象，如呼吸困难、心律失常、抽搐、低血压等。

（10）如果出现风疹、血管水肿或支气管痉挛，给予解痉药、抗组胺药或皮质类固醇药等。

（11）注意监测24小时内是否再次发生过敏性休克。

（12）安慰患者及其家属，做好心理护理，教导患者如何避免已知的过敏原，建议有危险的患者携带医疗急救信息卡。

（13）进行皮肤过敏原试验，以确定过敏原，建议有严重过敏反应的患者接受脱敏治疗。

# 四、出血的护理

## （一）概述

出血（hemorrhage）是指血液从血管或心脏流至组织间隙、体腔内或体外的现象。

流出的血液逸入体腔或组织内，称为内出血；血液流出体外，称为外出血。引起出血的原因主要为缺氧使毛细血管内皮细胞变性导致血管壁损害、血小板减少或血小板的结构和功能缺陷导致毛细血管通透性异常、凝血因子缺乏等。若出血 500 ～ 1000 mL，患者可表现为口唇苍白或发绀、四肢冰凉、头晕、无力等；出血 1 ～ 2 L，患者可表现为心悸、四肢厥冷、脉搏细速、表情淡漠、心率＞ 130 次 / 分，血压下降。若中等口径血管损伤出血，可因急性大出血促成或加重休克；若大量出血又未能迅速止血和输血，可危及患者生命，因此，出血的预防和控制非常重要。

出血预防是指减少导致高危患者出血的刺激因素，出血控制是指减少或停止快速大量的失血。

### （二）护理目标

预防出血，患者出血情况停止或减少，避免因出血过多而引起的并发症。

### （三）护理重点步骤

（1）评估患者出血的原因及部位，监测有无持续性出血的症状。

（2）监测体液情况，包括出入量。

（3）观察患者的出血情况、出血量及性质，如有血肿，监测血肿的大小和性质。

（4）用手压迫出血点或可能的出血部位，必要时给予加压包扎或冰敷患处。

（5）维持静脉通路通畅，监测患者的体液平衡状况，必要时准备血液制品，给予输血（如血小板、新鲜冰冻血浆）。

（6）记录出血前后血红蛋白或血细胞比容的水平。

（7）评估患者对出血的心理反应和对时间的感受。

（8）检查是否存在黏膜出血、轻微创伤后淤血、穿刺部位渗血和淤斑等情况。

（9）检查所有分泌物有无显性和隐性出血，以监测持续出血的症状和体征。

（10）必要时对所有的排泄物，如呕吐物、痰液、大便、尿液、引流液等进行潜血试验，以观察出血情况。

（11）监测神经系统功能。

（12）监测凝血指标，包括凝血酶原时间、部分凝血活酶时间、纤维蛋白原、纤维蛋白裂解产物和血小板计数等。

（13）监测生命体征及血流动力学参数，监测与组织供氧有关的指标：动脉血氧分压、动脉氧饱和度、血红蛋白水平、心排血量。

（14）对患者进行指导：限制活动，避免服用阿司匹林或其他抗凝药，多摄取富含维生素 K 的食物，避免皮肤损伤，预防便秘等。

## 五、血栓的护理

### （一）概述

血栓（thrombus）是指流动的血液在血管（动脉或静脉）腔内或心腔内发生凝固，形成血凝块，堵塞血管腔，引起血管血流明显减少甚至完全中断的一组疾病。当血栓发生在动脉，导致供血的器官或组织严重缺血或血流中断，如脑供血不足、不稳定性心绞痛，甚至坏死，如急性心肌梗死、脑卒中。当血栓发生在静脉，如下肢深静脉血栓形成，可引起下肢血液回流障碍，引起水肿和静脉功能不全等。血栓形成的机制包括血管内膜损伤、血流改变及血液性质改变等。

### （二）护理目标

降低血栓形成风险，预防血栓形成，减少血管堵塞的并发症，确保溶栓治疗安全、有效。

### （三）护理重点步骤

1. 血栓的预防

（1）进行全面的外周循环评估，如检查外周脉搏、水肿、毛细血管再充盈、颜色及四肢温度等。

（2）抬高患肢20°或更大角度，使其高于心脏水平，促进静脉回流。

（3）可使用抗血栓弹力袜及气压治疗，注意每8小时松开抗血栓弹力袜15～20分钟。

（4）协助患者进行主动或被动肢体运动。

（5）每2小时改变患者体位1次，在床上主动屈伸下肢，避免长时间肢体下垂。

（6）增加活动量，手术患者早期下床，指导患者不要交叉双腿。

（7）防止局部压迫、外伤、感染等，以免损伤血管。

（8）禁止按摩或按压大腿肌肉。

（9）根据医嘱，预防性给予小剂量抗凝药和（或）抗血小板药（如肝素、阿司匹林等）。

（10）衣着舒适，避免穿着紧身衣。

（11）预防便秘，适当服用缓泻剂。

（12）指导患者低盐、低脂饮食，积极控制血压和血脂。

（13）指导患者多饮水（注意心脏负荷），降低血液黏稠度。

（14）鼓励患者戒烟、戒酒。

2. 外周血管血栓的护理

（1）进行全面的外周循环评估，如检查外周脉搏、水肿、毛细血管再充盈、颜色及四肢温度等。

（2）卧床休息，注意每2小时翻身1次，进行健侧肢体主动或被动活动。

（3）避免活动和用力排便，以免引起血栓脱落。

（4）必要时使用支架，架高患肢部位的被子，防止压痛。

（5）指导患者勿按摩受累部位。

（6）监测受累部位的疼痛情况，采取缓解疼痛、促进舒适的措施，必要时遵医嘱使用止痛药。

（7）评估有无 Homans 征，即直腿伸踝试验。Homans 征阳性提示小腿深静脉血栓形成。

（8）评估静脉循环是否受损，其受损的临床表现包括四肢周径增加、痛性水肿及压痛、下垂时疼痛加剧、可触及的硬化静脉、严重痉挛、发红和温度升高、麻木和刺痛，以及发热等。

（9）适当时给予抗凝药，注意监测患者凝血酶原时间及部分活化凝血酶原时间，监测抗凝药物的不良反应，备好鱼精蛋白或维生素 $K_1$，以备急用。

（10）必要时做好溶栓治疗相应护理。

（11）拟行手术者，做好术前准备。

**3. 肺部血栓的护理**

（1）评价胸痛情况，如强度、部位、放射部位、持续时间、诱因和缓解因素。

（2）卧床休息，防止剧烈活动。

（3）听诊肺部检查有无湿啰音、哮鸣音或其他异常呼吸音。

（4）注意有无呼吸困难的症状，如呼吸急促、短促等。

（5）鼓励患者深呼吸和正确咳嗽。

（6）改善氧合和通气功能，予氧气治疗，必要时气管插管行机械通气治疗。

（7）监测动脉血气分析，评估影响组织氧合的因素等。

（8）监测组织氧合不足的表现，如苍白、发绀、毛细血管再充盈时间延长等。

（9）监测呼吸衰竭的表现，如动脉血氧分压降低、动脉血二氧化碳分压升高、呼吸肌疲劳等。

（10）监测 D- 二聚体、酸碱平衡等实验室指标的变化。

（11）行胸部 X 线、心电图、超声心动图等辅助检查，必要时行放射性核素肺通气 / 灌注（V/Q）扫描，与患者及其家属做好解释和沟通。

（12）适当时给予抗凝药，监测抗凝药的不良反应。

（13）必要时做好溶栓治疗的相应护理。

（14）拟行手术者，做好术前准备。

### 4.加强基础护理

（1）输液过程中绝对卧床，溶栓后应卧床休息，保持安静状态。

（2）预防肺部感染、压疮、泌尿系统感染等并发症的发生，指导患者多饮水，每2小时翻身1次、拍背、按摩骨突受压部位，以促进血液循环及痰液排出。

（3）瘫痪肢体保持功能位，协助患者主动或被动运动、按摩肌肉。

（4）指导患者进食清淡、易消化食物，多食新鲜蔬菜、水果，补充足够的维生素，保持大便通畅，不能进食者给予鼻饲。

## 六、血容量的护理

### （一）概述

血容量（blood volume）是指全身有效循环血量。

高血容量是指全身血容量增高、回心血量增加、心脏负荷增大的病理现象。临床多与高血压、冠心病、先天性心脏病、心脏瓣膜病、肾脏及内分泌系统疾病等有密切关系。血容量升高时，患者表现为心慌、头痛、血压增高、脉压增大、心音亢进，此时易出现肺水肿、充血性心力衰竭、脑水肿等。高血容量管理是指降低细胞外和（或）细胞内液体的容积，预防体液过多患者的并发症。

低血容量主要是由于血容量锐减，如出血（如创伤、主动脉瘤破裂、出血性溃疡）、液体丢失（如呕吐、腹泻、烧伤）、液体在血管外汇集（如继发于创伤的毛细血管通透性升高、肠手术后发生的肠梗阻）、液体输入不足、相对的血管舒张和外周血管紧张度丧失等患者会出现低血容量。当出现低血容量的情况时，患者表现为尿量减少、体温下降、血氧饱和度下降、低血压、低心排血量、低中心静脉压和低肺动脉压。低血容量管理是指增加容量不足患者的血容量。

以上患者需要监测血压、心率、呼吸、中心静脉压、尿量、补液量及速度等指标。

### （二）护理目标

降低高血容量患者细胞外和（或）细胞内液体的容积，预防体液过多引起的并发症。增加血容量不足患者的有效血容量。

### （三）护理重点步骤

#### 1.低血容量的护理

（1）评估患者血容量不足的原因，根据患者情况估算液体需要的种类和量。

（2）监测生命体征及血流动力学状况，必要时监测血红蛋白和红细胞比容的水平。

（3）监测患者对体液改变的反应，按医嘱合理输注低渗或等渗溶液以补充细胞内液或外液，输注晶体液或胶体液以补充血管内液体容量。

（4）保持静脉输液通路通畅，维持稳定的静脉输液速度，必要时根据医嘱及患者情况快速补液；观察静脉穿刺部位有无渗出或感染的表现。

（5）必要时按医嘱准备好血液制品并合理输注，同时监测输血反应。

（6）对于外科术后需复温的患者，根据医嘱谨慎使用扩血管药物，如硝酸甘油、硝普钠、钙通道阻滞剂。

（7）监测出入量、体重及其趋势，注意监测不显性体液丢失，如出汗、呼吸道感染等。

（8）观察治疗前、中、后患者脱水体征有无改善，如皮肤皱缩、毛细血管充盈延迟、脉搏微弱、严重口渴、黏膜干燥、尿量减少、低血压等。

（9）鼓励患者多饮水，教会患者及其家属有关低血容量的治疗措施。

（10）观察患者体液过多的临床症状和体征。

（11）监测有无肾功能衰竭的先兆表现。

2. 高血容量的护理

（1）评估患者血容量过高的原因。

（2）每日测体重并观察变化趋势。

（3）监测血流动力学状况，包括中心静脉压、肺动脉压、肺毛细血管楔压等。

（4）监测呼吸情况，注意有无呼吸困难。

（5）监测肾功能，如血尿素氮和肌酐水平。

（6）监测生命体征及出入量（必要时指导患者及其家属记录排出量）和末梢水肿的改变。

（7）监测与体液潴留相关的实验室结果，如尿比重增加、血尿素氮增高、红细胞比容减少、尿渗透压升高。

（8）保持恰当的静脉输液（或输血）速度，监测医嘱上静脉输液的量和速度。

（9）根据医嘱给予减轻负荷的药物，如吗啡、呋塞米、硝酸甘油等，并监测用药后的效果，如尿量增加、中心静脉压和（或）肺毛细血管楔压降低、异常呼吸音减少，监测使用利尿剂后血钾的水平。

（10）观察有无过度利尿及脱水的表现，如皮肤皱缩、毛细血管充盈延迟、脉搏微弱、严重口渴、黏膜干燥、尿量减少、低血压等。

（11）必要时为患者做好透析准备，如协助放置透析管路，并做好透析期间的监护。

（12）必要时抬高床头改善通气，维持机械通气肺水肿患者的呼气末正压，如使用密闭式吸引装置进行吸痰。

（13）经常为体位性水肿的患者翻身，必要时促进患者皮肤完整性，如监测有破损危险的部位、经常变换体位、避免剪切力、提供充足的营养。

## 七、心血管系统药物的护理

### （一）概述

心血管系统药物主要作用于心脏或血管系统，改善心脏和血管的功能，调节心脏血液输出，改变循环系统各部分的血液分配。心血管系统药物种类繁多，根据临床实际使用情况，可以简单分为收缩血管类药物（如肾上腺素、多巴胺等）、扩张血管类药物（如硝酸甘油、硝普钠等）、强心类药物（如地高辛等）及抗心律失常类药物（如利多卡因、胺碘酮等）。临床上将血管收缩药和血管扩张药统称为血管活性药物，即通过调节血管舒张和收缩状态，改变血管功能和改善微循环血流灌注而达到抗休克效果的一类药物。

### （二）护理目标

安全、有效地使用药物，避免药物不良反应的发生。

### （三）护理重点步骤

（1）严格执行双人查对制度，该类药品应严格按照法定给药途径和标准给药浓度，经双人核对后方可给药。

（2）根据药物的不同特点，用适宜的用具和技术准备药物，如硝酸甘油和硝普钠使用时需避光。

（3）病情的监测与评估，监测治疗前后的生命体征、神志、尿量等，监测药物治疗效果，如血管活性药物使用前后的血压变化等。

（4）严格控制给药速度，按照相关规定使用微量注射泵或输液泵给药；根据患者的生命体征及时调节用药速度，包括血压、心率及心律的变化，组织灌注情况（如神志、尿量等），以及临床实际效果等，并及时记录。

（5）使用血管活性药物时，注射器、输液袋及延长管要有高危药物标识。

（6）必要时，在给药前、中、后监测实验室指标，如血清钾。

（7）备好临时起搏器，必要时遵医嘱使用。

（8）监测可能发生的药物过敏、相互作用、不良反应等，如氨氯地平主要不良反应有心动过速、头痛、颜面潮红等，胺碘酮常见恶心、呕吐等不良反应。

（9）该类药物多数为血管活性药物，一旦外渗，对局部皮肤的损伤非常大，强烈建议从中心静脉导管输入，条件不允许时，选择从外周粗大血管输注。

（10）应独立输液通路，禁止从使用该类药物通道推注其他药物，以免引起血流动力学和心律的突然改变；停止使用该类药物时，在冲管和封管前必须使用注射器，将中心静脉导管或静脉留置针内的残留药液抽出弃去。

（11）床边应挂防外渗安全警示标识，护士须掌握药物外渗有关知识，有预防药物外渗的措施；密切观察穿刺部位的皮肤情况，及时发现药液外渗并做出相应处理。

（12）使用血管活性药物时，还需注意以下几点。

1）监测并记录使用药物前、后的生命体征变化，特别是血压变化，必要时监测有创血压，确保监测数值的实时、准确、动态。

2）确保平均动脉压＞60 mmHg，保证心、脑、肾等重要脏器的血液灌注。

3）监测神志、尿量、皮肤温度等反映脏器灌注的指标。

4）药液用尽需要更换注射器时，血流动力学不稳定的患者建议使用"泵对泵"更换推注药物，避免更换时因为药物加速注入或者停止注入而引起血流动力学的变化。

（13）使用强心药时，还须注意以下几点。

1）严格按医嘱给药，监测使用药物前、后的生命体征，特别是心率、心律和心电图变化。

2）教会患者服地高辛时应自测脉搏。

3）必要时监测血清地高辛的浓度。

4）静脉使用毛花苷或毒毛花苷 K 时，务必稀释后缓慢注射。

5）使用时应严密观察患者用药后反应，因洋地黄用量个体差异很大，老年人、肾功能不全等情况对洋地黄较敏感。

6）监测是否出现洋地黄中毒的临床表现。

7）如发生洋地黄中毒，遵医嘱立即停用洋地黄制剂、补充钾盐、停用排钾利尿剂并纠正心律失常。

（14）教会患者及其家属给药方法，如指导患者对于控释片、缓释片等口服药剂型，须保证整片吞服，严禁研磨或掰碎后服用。

（15）告知患者及其家属使用药物的临床作用和可能发生的不良反应。

# 第三节　呼吸系统的护理

## 一、气道通畅的护理

### （一）概述

气道通畅（cairway unobstructed）是指保证供气体交换的气管和支气管通道开放、清洁。临床上评估气道通畅的指标包括呼吸顺畅、呼吸频率和节律、痰液情况、排痰能力。当患者气道不通畅时，会引起气道阻力增高，出现呼吸困难的表现，从而影响患者的通气和换气功能。临床上通过促进有效咳嗽、胸部物理治疗、气道内吸痰等方法，帮助患者保持气道通畅。

### （二）护理目标

保持呼吸道及呼吸的通畅。

### （三）护理重点步骤

（1）利用仰头抬颌法或双手托颌法开放气道，必要时插入口咽管或鼻咽管。

（2）让患者取最有利于通气的体位，或协助患者取减轻呼吸困难的舒适体位。

（3）评估患者呼吸频率和节律、痰液情况、排痰能力；肺部听诊时，注意呼吸音减弱、消失的区域及有无异常呼吸音。

（4）教导患者有效的咳嗽方法，鼓励患者咳痰或对患者进行吸痰，可配合行胸部物理治疗来清除呼吸道分泌物。

（5）鼓励患者深慢呼吸、翻身和咳嗽，适当时使用计量式的呼吸功能锻炼器（激励式肺活量仪）。

（6）教导患者使用各种吸入剂，必要时给予药物喷雾剂治疗。

（7）气道痉挛时给予支气管扩张剂或超声雾化治疗。

（8）调整空气的温度、湿度，使用湿化的氧气。

（9）用吸痰或支气管纤维镜去除气管内异物。

（10）监测呼吸和血氧情况，以评估患者是否需要或可能需要气管插管。

## 二、气道分泌物的清除

### （一）促进有效咳痰

#### 1.概述

痰是肺泡、支气管和气管分泌出来的黏液。当肺部或呼吸道发生病变时，痰的分泌量增多，并含有某些病菌，所以，痰也是传播疾病的重要媒介物。痰液引流不通畅、不彻底，其他所有预防和控制肺部感染的措施都将丧失作用。咳痰是借助支气管黏膜上皮纤毛运动、支气管平滑肌的收缩及咳嗽反射，将呼吸道分泌物从口腔排出体外的动作。有效咳痰是清除呼吸道分泌物、促进肺膨胀、改善肺功能、保持呼吸道通畅的重要方法。

### 2. 护理目标

患者安全舒适，促进痰液排出体外，保持呼吸通畅。

### 3. 护理重点步骤

（1）评估患者的现病史、既往史，了解患者的心肺功能、影像学和实验室检查结果，了解患者的咳嗽排痰能力、呼吸频率和节律、痰液的情况，听诊肺部湿啰音情况，注意呼吸音减弱、消失的区域及有无异常呼吸音。

（2）患者取最有利于通气的体位，或协助患者取减轻呼吸困难的舒适体位，可取坐位或半坐卧位，屈膝，上身稍前倾有助于咳痰。

（3）教导患者有效咳嗽的方法，一般情况和咳嗽能力较好的患者，鼓励其做几次深呼吸，深吸一口气，屏气2秒，随后连续咳嗽2～3次，把痰液咳出；比较瘦弱、咳嗽能力较差的患者，可教导患者深吸气几次后，慢慢呼气，在呼气末呵气样咳嗽，反复几次后可把痰液咳出。

（4）痰液黏稠难以咳出者，可使用胸部叩击或机械辅助排痰方法。

（5）当患者处于咳嗽的呼气状态时，可以适时使用侧胸壁肋骨震动技术。

（6）痰液量过多者，可行体位引流加强排痰效果。

（7）当患者咳嗽时，用手掌按压患者剑突下方的腹部，并协助患者前倾身体。

（8）胸部有伤口的患者在咳嗽时，协助患者用手或枕头按住切口。

（9）鼓励患者深慢呼吸、翻身和咳嗽。适当时使用计量式的呼吸功能锻炼器（激励式肺活量计）。

（10）鼓励患者适当喝水。

（11）痰液黏稠者先行雾化吸入和拍背，有助于痰液咳出。

（12）排痰后再次听诊，协助患者取舒适体位，清洁面部。

（13）记录排出痰液的量、颜色和性状。

（14）教导患者使用各种吸入剂，必要时给予药物喷雾剂治疗。

（15）气道痉挛时给予支气管扩张剂或雾化治疗。

（16）调整空气的温度、湿度，使用湿化的氧气。

（17）出现痰液堵塞时，立即利用仰头抬颏法或双手托颌法开放气道，必要时插入口咽管或鼻咽管配合吸痰，或支气管纤维镜去除气管内分泌物或异物。

（18）监测呼吸和血氧情况，以评估患者是否需要或可能需要气管插管。

## （二）胸部物理治疗

### 1. 概述

胸部物理治疗是指通过物理技术协助患者，将气道分泌物从细支气管移至主支气管、以便自行咳出和（或）吸出的一种治疗方法，包括体位引流、叩击震颤、咳嗽、吸引、呼吸练习等。适用于各种支气管肺炎且伴有大量痰液的患者，如慢性阻塞性肺疾病、肺脓肿、支气管扩张。

2.护理目标

患者安全舒适，促进痰液引流，保持呼吸道通畅。

3.护理重点步骤

（1）评估患者的病情、耐受能力、湿啰音集中的部位，以及胸部 X 线检查提示的炎性病灶所在的肺叶或肺段，再结合患者自身的体验（何种姿势有利于咳痰）、耐受能力，确定引流的体位。

（2）确认患者是否有胸腔物理治疗的禁忌证，禁用于呼吸衰竭、有明显呼吸困难和发绀、近期有大咯血、严重的心血管疾病或年老体弱不能耐受者。

（3）引流体位选择的原则：使需要引流的肺叶处于最高位置，引流支气管开口向下。若有 2 个以上炎性部位，一般先以痰液较多的部位开始，然后进行另一部位；使用枕头支撑患者以维持适当的体位。患者处于坐位或半坐卧位可促进肺上叶引流；由一侧卧位转为仰卧位，再转为另一侧卧位，有利于肺中叶引流；头低脚高位、俯卧位等，也有利于肺下叶引流。

（4）选择合适的引流时间：引流通常在餐前或睡前进行，引流频率视痰量而定（痰量少，每日 2 次；痰量多，宜每日引流 3 ~ 4 次）。每次引流 1 个部位，时间 5 ~ 10 分钟，身体倾斜度为 10° ~ 45°；如需引流多个部位，总时间不超过 45 分钟，引流时配合肺部叩击震颤。

（5）肺部叩击

1）肺部叩击的原则：从下至上、从外至内，背部从第十肋间隙、胸部从第六肋间隙开始向上叩击至肩部。

2）肺部叩击的方法：叩击时两手手指弯曲并拢，使掌侧呈空杯状，以手腕力量，迅速而有节律地叩击胸壁，震动气道，每一肺叶叩击 1 ~ 3 分钟。叩击时应避开肾区、肝区和脾区、脊柱、胸骨、女性乳房、切口和引流管处。

（6）肺部震颤：双手掌重叠或分别置于胸廓的两侧，吸气时随胸廓扩张慢慢抬起，不施加任何压力，呼气期手掌紧贴胸壁，施加一定压力并做轻柔的上、下抖动。

（7）震颤紧跟叩击后进行，每个部位重复 6 ~ 7 个呼吸周期，儿童不适宜做震颤。

（8）叩击加震颤时间以 15 ~ 20 分钟为宜，在餐后 2 小时至下一餐前 30 分钟进行。

（9）在体位引流过程中，患者配合间歇深呼吸并用力咳痰，引流后鼓励患者咳嗽。

（10）病情观察：操作过程要有护士或患者家属协助，引流中要注意观察患者的血氧饱和度、呼吸节律及频率、心率和舒适程度，以了解患者的耐受程度。发现呼吸困难、发绀等异常情况，应立即停止操作并采取相应的护理措施。

（11）体位引流后，协助患者取舒适体位，并嘱患者漱口，保持口腔清洁。

（12）体位引流后，监测患者咳出痰液的量及性状，再次听诊肺部情况，了解呼吸音的变化，必要时配合其他的排痰措施，如雾化吸入、支气管扩张剂、化痰药。

### （三）气管内吸痰

#### 1. 概述

气管内吸痰是将吸痰管插入患者气管内加以负压并吸出气道分泌物的过程，其目的是清除呼吸道分泌物，保持气道通畅。气管内吸痰是肺部治疗和护理的必需组成部分，对预防肺部感染，以及已知肺部感染的控制与治疗具有重要作用。气管内吸痰是侵入性操作，对患者来说不仅是一种痛苦的经历，也充满风险。将吸痰管插入气道连接负压吸出气道分泌物的同时，也对气管黏膜形成刺激引起咳嗽、气道痉挛或损伤，可导致肺出血、颅内压增高、血压增高或降低；吸痰时也会抽出一部分的氧气，影响患者的气体交换，出现低血氧、肺不张等并发症。因此，气管内吸痰前必须正确评估患者吸痰指征，做到按需吸痰，以尽量减少吸痰对患者造成的刺激和避免并发症的发生。

#### 2. 护理目标

（1）清除呼吸道分泌物，保持气道通畅。

（2）无并发症发生。

#### 3. 护理重点步骤

（1）评估患者是否需要经口腔和（或）气管吸痰。评估患者病情，意识状态，口腔情况，自主排痰能力，血氧饱和度，痰液的部位、量和性状，听诊湿啰音的部位和程度，以及正确评估吸痰指征。

（2）评估生命体征及呼吸机支持力度和缺氧耐受能力。

（3）吸痰前告知患者及其家属吸痰的目的、配合方法，如插入吸痰管时患者做深慢呼吸。

（4）吸痰前后给予足够的氧气。吸氧患者增加氧流量至 6 ~ 10 L/min，机械通气患者给予 100% 氧气 2 ~ 3 分钟或智能吸痰，以增加患者氧储备，减少吸痰过程中可能发生的低氧血症损害。不建议采用短暂增加潮气量、呼气末正压通气（PEEP）、呼吸频率，或手控呼吸方式增加氧储备。

（5）采用密闭式或半开放式（通过打开呼吸螺旋接头三通帽）吸痰。吸痰时保持患者与呼吸机的连接，以维持患者连续机械通气和给氧。呼吸机将在吸痰期间为维持预设的压力或容量而进行漏气补偿，可以避免肺萎陷的发生。

（6）正确选用吸痰工具。选择粗细合适（小于气管套管内径的1/2）、长短合适（经口鼻吸痰、气管切开的吸痰长管约 30 cm，经气管插管吸痰管长约 55 cm）、柔韧度适宜的吸痰管。密闭式吸痰管选用有 2 个注水孔（一孔为气道内注水口，另一孔为冲洗吸痰管用）的，当吸入气中的氧浓度分数（$FIO_2$）> 50%、PEEP > 5 $cmH_2O$，建议使用密闭式吸痰管，以减轻因开放吸痰引起氧气和 PEEP 泄漏。建议对建立人工气道患者使用密闭式吸痰管。人工气道吸痰管和口鼻腔吸痰管应分开使用，即避免交叉使用。

（7）掌握吸痰指征和时机，遵循最小吸痰频次原则，按需吸痰。

1）需要吸痰的情况：①有气道不顺畅、通气功能低下或障碍患者咳嗽有痰，听诊有痰鸣音；②直接听见痰鸣音，听诊呼吸音粗糙或肺部有湿啰音；③机械通气患者采用容量控制模式时气道峰压增加或采用压力控制模式时潮气量减少；④患者不能进行完整有效的自主咳嗽（如痰液连续刺激呛咳）；⑤气道压力增高，或气道内可见痰液；⑥呼吸机流量或压力曲线呈锯齿状震荡（排除了呼吸机管路积水）；⑦怀疑误吸；⑧明显的呼吸费力；⑨血氧饱和度下降；⑩胸部 X 线显示改变与分泌物蓄积一致，需要留取痰标本检验。

2）翻身、拍背、雾化等促进痰液引流后，应立即吸痰，以获得最佳效果。

3）吸痰后听诊肺部，判断是否吸净痰液，若有痰，间隔 3 ~ 5 分钟，待血氧饱和度回升后再吸。

4）观察痰液的量和性状，根据痰液黏稠度的判断，选择相应湿化措施并决定吸痰频次。

5）监测外周血氧饱和度和血流动力学情况（平均动脉压值和心律）。吸痰前、中、后，如果患者出现心动过速、室性异位心律增多和（或）氧饱和度下降，应立即停止吸痰，并给予氧气或连接呼吸机辅助呼吸。

（8）掌握气管内吸痰的顺序和部位。

1）一般情况下，先吸人工气道内的痰液。再将吸痰管不带负压直接进到气管深部，遇到阻力时向外提 1 cm（避免吸到并损伤气道黏膜），最后加负压吸引。

2）当口鼻腔分泌物明显增多时，先吸口鼻腔分泌物，再吸人工气道内分泌物。2 次吸痰应用不同的吸痰管。

3）有声门下吸引者，人工气道吸引前后均应先清理声门下分泌物。

4）当外露人工气道或呼吸机螺纹管有分泌物时，应分 3 步：先使吸痰管带负压由浅入深进行吸痰，直至吸痰管送至气管插管 30 ~ 35 cm 或送至气管切开套管 10 ~ 15 cm，然后松开负压，送吸痰管到深部，遇到阻力向外提 1 cm，再加负压吸引，最后吸口鼻腔分泌物。

5）当气管切开的皮肤切口有大量分泌物溢出时，先吸切口外分泌物，接着按以上顺序和方法吸痰。

（9）控制吸引压力，选择能吸出痰液的最小压力，临床常用吸痰压力成年人为 –400 ~ 300 mmHg。

（10）控制气管内吸痰的持续时间。吸痰持续时间取决于分泌物的清除情况及患者对吸痰的反应和患者对缺氧耐受能力。一般每次吸痰时间不超过 15 秒，间歇 3～5 分钟。当评估患者呼吸机支持力度大、缺氧耐受能力差时，在有效吸引情况下，吸痰的持续时间尽量缩短，吸痰间歇时间延长，以减轻因吸痰引起低血氧等并发症。

（11）掌握非人工气道的吸痰方法。经口鼻腔吸痰时，当吸痰管插入至咽部，嘱患者深吸气或咳嗽，以便吸痰管进入气管内，刺激患者咳嗽，以便痰液排出，必要时插入鼻通气管及调整吸痰管插入角度，以利于吸干净痰液。

（12）必要时配合医师进行纤维支气管镜吸痰。

（13）做好人员防护。对呼吸道传染性疾病的患者，必须使用密闭式吸痰法。操作者须佩戴 N95 口罩、护目镜、面罩、防护服等相应防护措施。

（14）预防感染

1）严格遵守标准预防原则。

2）严格遵守无菌技术操作。

3）吸痰管及其他用物应符合无菌标准，吸痰管应一用一灭菌或一用一更换。

4）口鼻腔吸痰后，更换吸痰管，再进行人工气道深部或气管内吸痰。

5）患者吸痰操作前后，均应认真洗手或卫生手消毒，防止致病菌在患者间交叉传播。

6）条件许可时，采用密闭式吸痰法。密闭式吸痰管目前最佳的更换时间尚未确定，一般建议 24～48 小时更换。

7）声门下吸引管的接口及其连接的负压引流管，应放置于颈部或锁骨下深静脉穿刺部位的对侧。定时更换负压引流管，痰液黏稠者每日更换。

（15）监测吸痰效果：监测患者呼吸音、氧合状况、皮肤颜色、脉搏、氧饱和度、呼吸频率和呼吸活动度、血流动力学参数（心率、血压、心律）、痰液性状（颜色、量、黏稠度、气味）、呛咳能力、颅内压（必需时）、呼吸机监测参数（峰压和平台压、潮气量、压力、流量曲线）、血气分析。

（16）监测吸痰危象：吸痰前后，出现吸痰管置入困难或阻力很大；吸出痰液带有痰块、血块；呼吸机气道高压报警、分钟通气量过低报警或窒息报警；患者呼吸时出现明显困难、呼吸活动度大、呼吸时有很强的声音、氧饱和度急剧降低、大汗、心律失常、猝死，均应立即怀疑痰栓形成乃至窒息，可迅速导致患者意外死亡，应迅速证实并采取措施，如经验不足应同时大声呼喊救援。

（17）吸痰危象的紧急处理：如患者处于濒死状态，立即放松气囊，通过高流量面罩经口给氧或手控呼吸球囊经口加压给氧。由医师决定是否立即拔除人工气道，准备抢救车并准备随时再次建立人工气道。

（18）必要时留取痰标本物送检验科做培养和药物过敏试验。

（19）必要时教导有需要的患者及其家属吸痰方法，为出院做准备。

## 三、氧疗

### （一）概述

氧疗（oxygen therapy）是给予患者氧气并监测其疗效，用以纠正缺氧的一种治疗方法。患者使用氧疗是为了纠正缺氧，以维持人体代谢和生理需要。氧疗包括低流量给氧和高流量给氧。在氧疗中要预防因应用方法、剂量、疗程及监测疗效不到位，而引起的并发症。错误的氧疗不仅不能改善症状，反而可使病情恶化，出现氧中毒、肺不张、呼吸道干燥、呼吸抑制等并发症。

### （二）护理目标

正确使用氧疗，监测氧疗过程及时发现和预防并发症。

### （三）护理重点步骤

（1）评估实施氧疗的条件、环境和设备，根据患者的神志、呼吸状态（呼吸频率、节律、幅度）、缺氧程度（动脉血氧饱和度、血氧饱和度、血气分析、P/F）选择氧疗方式。

（2）评估患者有无鼻息肉、鼻中隔偏曲，口鼻腔是否有分泌物、出血堵塞。

（3）评估患者接受氧疗的反应及经验，判断患者是否主动配合氧疗及对氧疗知识的了解程度。

（4）告知患者及其家属氧疗的目的、安全用氧的重要性、注意事项，以及配合方法；做好四防：防震、防火、防热、防油；严禁自行调节氧流量。

（5）选择氧疗：低流量供氧的患者选择鼻塞或双腔鼻导管给氧；较严重缺氧患者，吸氧浓度需达 40% ~ 50% 时，选择面罩给氧；严重缺氧的患者，吸氧浓度需达 50% 以上时，使用储气囊面罩给氧；新生儿或神志不清、不能合作的患者，使用头罩吸氧或改良鼻导管吸氧。

（6）检查口鼻腔，清除口腔、鼻腔及呼吸道分泌物。

（7）安装吸氧装置并且选择合适的加温湿化装置，根据病情和医嘱调节氧流量（详见氧疗操作流程及要点说明）。

（8）监测氧疗过程中氧流量及输氧装置的衔接，确保按照医嘱要求的浓度给予氧气且没有干扰到患者的自主呼吸。

（9）监测氧疗的有效性，氧疗后监测呼吸状态、缺氧程度，如果没有改善，则需做好使用无创呼吸机或建立人工气道行机械通气的准备。

（10）监测患者进食时对暂停用氧的耐受力。如可耐受，在进食时暂用鼻导管代替面罩进行氧疗，如果不能耐受，则不经口进食，予停留鼻胃管进行肠内营养。

（11）鼓励患者做深呼吸，多咳嗽和经常改变卧位、姿势，保持呼吸道通畅及预防肺不张。

（12）氧疗时加强湿化和雾化吸入，防止呼吸道分泌物干燥和减少刺激。

（13）监测氧中毒症状：长时间给予高浓度吸氧时，监测患者是否出现胸骨下不适、疼痛、灼热感，呼吸增快，刺激性干咳，感觉异常，食欲不振，恶心和头痛、呕吐，烦躁等不适。

（14）定期进行血气分析、胸部 X 线检查，以监测吸氧引起的肺通气不足和吸入性肺膨胀不全的迹象。

（15）对于Ⅱ型呼吸衰竭者，应给予低浓度、低流量（1～2 L/min）持续给氧，维持动脉血氧分压在 8 kPa 即可，防止发生呼吸抑制甚至呼吸停止。

（16）监测患者与氧疗相关的焦虑，如烦躁、拒绝吸氧、多疑等。

（17）注意因吸氧装置摩擦而产生的皮肤破损，做好预防性皮肤的保护。

（18）转运患者时要为其提供氧气，避免患者在需要持续吸氧的状态下中断吸氧而引起缺氧。

（19）指导患者在坐飞机或去高原地区之前要取得氧气储备，并征得医师的评估和同意。

（20）指导患者及其家属在家中进行氧疗，指导其使用家庭氧气筒和制氧机。

（21）安排有助于患者活动的用氧装置，如加长氧气管；教会患者使用便携吸氧装置，如小氧筒、氧气袋等。

# 四、人工气道管理

人工气道（artificial airway）管理是针对建立人工气道后保证其有效性、安全性，及预防人工气道并发症而采取的综合护理措施。临床上需要保持呼吸道通畅的全身麻醉患者，呼吸衰竭或需要心肺复苏的急危重患者都需要建立人工气道。

## （一）建立人工气道

### 1. 概述

人工气道是将导管通过鼻腔或口腔或直接置入气管所建立的气体通道。人工气道是为保证气道通畅而在生理气道与空气或其他气源之间建立的有效连接，为气道的有效引流、通畅、机械通气、治疗肺部疾病提供条件。最常见的人工气道是口咽通气管、鼻咽通气管和喉罩、气管插管（经口、鼻）和气管切开。接下来主要介绍气管插管和气管切开。

**2. 护理目标**

用物准备齐全，确保气管插管和气管切开的有效实施、妥善固定，并维持人工气道通畅。

**3. 护理重点步骤**

（1）气管插管与固定

1）告知患者及其家属气管插管的目的、方法、可能出现的不适和并发症，并取得患者及其家属的同意。

2）评估患者牙齿、张口度、颈部活动，评估鼻腔、咽喉部、口腔和气道黏膜有无损伤等情况。

3）插管前按照标准预防原则，准备插管医护人员的防护用具，并正确佩戴。

4）插管前准备：选择正确型号和种类的气管插管导管、导管内导芯，合适的喉镜、吸引管、牙垫、注射器等；准备简易呼吸气囊及面罩、呼吸机或氧气装置；听诊器、心电监护仪（包含心率、血压、血氧饱和度、呼吸），药物。

5）协助患者准备体位：去枕、平卧、头部后仰。

6）插管：由接受过高级生命支持训练并取得证书的护士或有资格的医师完成插管。协助医师置入气管导管。插管过程中，监测和记录患者生命体征、血压、心率、血氧饱和度及病情变化，一旦出现心脏停搏立即行心肺复苏，根据医嘱使用药物。

7）确认导管位置正确：①确认导管已进入气管内；②给予气囊充气 8～10 mL，确认气囊充气是否合适；③确定导管插入深度正确，如需要调整导管位置，先放气囊，调整导管位置后再充气；④连接呼吸机或给氧。

8）气管插管的连接、固定、放置和标识：①经鼻气管插管固定：用胶布、边带固定气管导管，剪 1 条 10 cm × 2.5 cm 大小的胶布，从中间剪开一部分后固定，宽的一端贴在一侧面部，将另一端上方细长的胶布，环绕在气管插管的外露部，另一条下方细长的胶布贴在上唇与鼻前庭之间；②经口气管插管固定：用胶布、边带固定气管导管，用口咽管或牙垫防止患者咬扁气管插管，剪 1 条 10 cm × 2.5 cm 大小的胶布，从中间剪开一部分后固定，宽的一端贴在一侧面部，将另一端下方细长的胶布，环绕在气管插管的外露部，另一条上方细长的胶布贴在上唇与鼻前庭之间；③连接机械通气的患者，另应用可活动固定器或固定带将呼吸机管路悬挂于患者身体上方，固定点不能高于气管插管开口；④为患者翻身、吸痰、脱开或连接呼吸机时，要妥善固定气管导管、呼吸机管路，以减少牵扯及移动气管插管，避免导管折叠、扭曲；⑤经口气管插管患者，口腔护理时需要 2 名护士同时操作，其中一人负责固定气管导管，以防气管导管移位和脱出；⑥定期更换胶布和边带，经口气管插管患者，每次口腔护理后均需更换固定胶布和边带，如发现松脱或潮湿应随时更换，注意检查和保护耳朵皮肤，以防边带压伤；⑦标注气管插管在唇或鼻孔处的刻度，并记录。

9）气囊管理：确保人工气道的固定及通气的密闭性，预防误吸和气道黏膜损伤：①应用最小闭合滴定法，气囊压力保持在 25 ~ 30 cmH$_2$O；②判断气囊容量是否足够的方法是定期（目前没有最佳时间，一般建议每 4 ~ 8 小时 1 次）在呼气相监测气囊压力和容量并记录，用听诊器放在患者颈部气管旁，听诊是否有漏气声音，根据气囊压力调节的需要，给予充气或放气，无论测压、充气或放气，操作前必须先吸引口鼻腔、气管内分泌物，清除气囊上方滞留物，以防吸入性肺炎或加重肺部感染；③在使用镇静药或肌松药后立即检查气囊压力。

10）预防脱管和非计划性拔管：①确认呼吸机管路固定稳妥，预留足够的导管长度，再为患者移动身体，以免牵拉导致人工气道脱出；②患者烦躁或不合作时，可用身体约束，必要时使用镇静剂、肌松剂等药物约束；③评估记录气管插管插入长度，或外露长度。

11）非计划性拔管的应急处理：当气管插管完全被拔出气管后，应立即给予吸氧或简易人工呼吸气囊面罩通气，准备无创通气或重新插管用物。同时立即通知医师及寻求同事支援，配合医师重新插管。

（2）气管切开术配合与固定

1）告知患者及其家属气管切开的目的、方法、可能出现的不适和并发症，获得患者及其家属的知情同意。

2）按照标准预防原则，为手术医护人员准备防护用具，并正确佩戴。

3）气管切开前准备：选择正确型号和种类的气管套管，准备气管切开手术包和急救设备、药物。

4）配合医师气管切开：①协助患者摆好体位，肩下垫一小枕，头后仰，使气管接近皮肤，暴露明显，以利于手术；②提供无菌的环境；③保证负压吸引器的性能良好，术中及时将气道的血液、分泌物吸引干净；④根据医嘱使用药物；⑤密切监测患者生命体征、心率、血氧饱和度及病情变化，准确记录，一旦出现心脏停搏立即行心肺复苏。

5）确认气管套管位置正确（同气管插管与固定）。必要时，评估吸痰管插入是否顺利，吸出痰液用 pH 试纸判断为碱性。

6）气套套管的连接、固定、放置和标识：①用边带或魔术贴带固定在颈部，松紧以容纳患者 1 个手指为度；②连接呼吸机时，运用可活动间定器或固定带将呼吸机管路悬挂于患者身体上方；固定点不能高于气管套管开口，防止冷凝水积聚在呼吸机管路内，倒流入气道；③每班检查气管套管的固定是否妥当；④定期更换固定带，如发现血污、痰液污染、潮湿应随时更换，更换时，需要两人操作，其中一人负责固定气管导管，以防移位和脱出；⑤注意检查和保护颈项部皮肤，以防固定带压伤；⑥为患者翻身、吸痰、脱开或连接呼吸机时，妥善固定，减少牵扯及移动，避免折叠、扭曲。

7）局部皮肤护理：评估患者气管切开处有无出血、渗血，周围组织有无皮下气肿、红肿，有无痰液、脓液溢出。

8）观察评估患者循环系统的功能，观察生命体征、意识、血氧饱和度等，定时听诊两肺呼吸音，判断是否因为套管刺激、镇静药物应用、正压机械通气等治疗性作用影响循环系统功能，并按医嘱做相应处理。评估患者疼痛及咳嗽反射是否加剧。

9）气管套管非计划性拔管的应急处理：①判断气管套管是否仍在气管内，如果发现气囊露出气管切口，应立即气囊放气，拔出气管套管，吸氧或给予简易人工呼吸气囊面罩通气（用凡士林纱块和干纱块覆盖气管切口等处理），给予吸痰；②准备无创通气或重新插管用物，同时立即通知医师及寻求同事支援，配合重新置管；③对于气管切开时间较短者，可紧急给予鼻导管吸氧或气管切开处直接插入一条气管导管，连接呼吸机，再通知医师处理；④对于气管切开时间较长者，切开口已形成窦道，可配合医师直接将气管切开套管重新放回；⑤听诊胸部呼吸音减弱或消失，心率加快或由快变慢，呼吸加快，呼吸困难或由快变慢，血氧饱和度下降，呼吸机气道压力报警。

## （二）人工气道护理

### 1. 概述

建立人工气道患者，不论是否连接机械通气，因气管导管或套管与气管、支气管、肺直接相通，并且患者局部或全身抵抗力低下、损伤，机体失去上呼吸道生理屏障作用，吸入气体未经过滤、湿化、加温等原因，患者容易出现人工气道脱管、移位、堵塞、窒息、出血、感染、气管食管瘘、气胸、烦躁、孤独、焦虑等一系列并发症或不适。

### 2. 护理目标

（1）确保人工气道通畅、固定稳妥。

（2）预防和及时处理人工气道的并发症。

### 3. 护理重点步骤

（1）气管插管患者的护理

1）定时病情观察，评估患者的意识、生命体征、面色、口唇和甲床颜色、出入量，痰液颜色、性状和量，血气分析情况，定时听诊两肺呼吸音。评估是否因为人工气道刺激、应用镇静药物、正压机械通气等因素影响循环呼吸功能，并按医嘱做出相应处理。

2）告知患者及其家属建立人工气道的重要性，教会患者配合吸痰、翻身等治疗护理活动的方法。

3）人工气道的连接、固定、放置和标识（同前），每班测量气管导管插入刻度或外露长度，并列入护理记录和交接班项目。

4）正确评估患者的疼痛水平，并做相应处理。运用疼痛评分，为患者缓解疼痛。

5）选择舒适的体位，在患者无禁忌证时，应保持床头抬高 30°～45°，在进行护理操作时，床头下降不能低于 10°～15°，以预防胃内容物反流。

6）促进与患者的沟通交流，因气管插管经声门进入气管，致使患者发音障碍、交流困难，应告知患者发音障碍是暂时性的，并可在拔管后恢复；教会患者要用书写、图示、手势、口型等方式进行沟通，准备书写用具和呼叫铃。

7）保持口腔清洁。

8）保持人工气道通畅，定期抽吸气囊以上间隙的分泌物，气管内按需吸痰，及时倾倒呼吸机管道中的冷凝水。

9）预防并处理人工气道狭窄或阻塞：①当观察到气管内分泌物、痰或血块增多时，可出现呼吸机高压报警，患者烦躁不安、面色发绀、血氧饱和度下降，应立即吸痰；②若吸痰管插入困难，患者血氧饱和度直线下降，挤捏简易呼吸囊阻力增大时，应立即报告医师并与之协商，确认人工气道阻塞，拔出气管导管，给予重新插管；③若气管插管导管因折叠、压迫、挤压造成管道狭窄，可适当挤捏导管，使其复原，若不能恢复，可更换导管。

10）气囊管理的确保人工气道的固定及通气的密闭性，预防误吸和气道黏膜损伤。主要为：①应用最小闭合容量法，气囊压力保持在 25～30 cmH$_2$O；②判断气囊容量是否足够的方法是定期（目前没有最佳时间，一般建议每 4～8 小时 1 次）在呼气相监测气囊压力和容量并记录，用听诊器放在患者颈部气管旁，听诊是否有漏气声音，根据气囊压力调节的需要，给予充气或放气。无论测压、充气或放气，操作前必须先吸引口鼻腔、气管内分泌物，清除气囊上方滞留物，以防吸入性肺炎或加重肺部感染；③在使用镇静药或肌松药后立即检查气囊压力。

11）气道湿化的方法是：①非机械通气患者可使用加温湿化装置、人工鼻、氧气湿化瓶或雾化湿化；②机械通气患者可使用加温湿化装置、湿热交换器、雾化湿化；③间歇或持续气道滴注湿化；④保持送入气道气体的湿化温度为 37 ℃、湿度为 100%。

12）体液管理：经胃肠道或静脉补充足够的水分；评估患者液体平衡状态，是否有发热、出汗、腹泻、引流等体液丢失因素；记录并评估单位时间内的液体出入量。

13）预防感染：经鼻气管插管停留期间，要警惕鼻窦炎的发生，须每班检查患者的鼻窦（额窦、蝶窦、上颌窦）是否有压痛，如有压痛应结合头部 CT 检查，及早采取更换人工气道方式或药物治疗等措施，以控制鼻窦炎及其导致的后果。

14）鼻饲时预防误吸反流：①确保气囊维持在充气状态；②床头抬高 30°～45°，或协助患者保持坐姿，进行护理操作时，床头下降不能低于 10°～15°；③每隔 4 小时回抽胃管，回抽胃液大于上 1 次回抽量的 50%～100%，或者肠鸣音消失，需与医师协商，应暂停管饲，或减低管饲速度和量；④建立人工气道患者，禁止经口喝水、进食，患者口干可以沾水湿润唇、舌；⑤常规先证实胃管确实在胃内再进行管饲；⑥鼻饲泵控制肠内营养液的注入速度，减少胃内容物反流。

15）气管插管脱出和移位的预防与应急处理。

16）功能锻炼：病情允许的情况下，指导患者做适当的床上四肢活动，从小关节做起。康复期根据病情可以下床锻炼进行早期康复。连接呼吸机者，其活动应在充分评估，并做好环境、设备、人力等安全措施的情况下进行。

17）心理照顾：患者可出现焦虑、沟通障碍、孤独等，要多与患者交流，耐心了解患者的需要，并提供帮助。病情允许下，可以鼓励患者读报、听音乐、看家庭照片和家人视频、聊天等，为患者提供舒缓服务。

18）满足患者生活照顾需要：患者受建立人工气道及病情的影响，生活不能自理，应提供患者生理需要的基础护理，如擦浴、洗头、口腔清洁、会阴清洁、修剪胡须和指甲、大小便处理、皮肤、润唇等护理。

（2）气管切开患者的护理

1）缓解气管切开的疼痛：正确评估患者的疼痛水平，并做相应处理。

2）气管套管妥善固定：保持气管导管处于中立位。

3）保护气管切开处皮肤：观察气管切开处皮肤有无分泌物、红肿及不适，预防并警惕切口处皮下气肿发生；气管切开伤口每日更换 2～3 次敷料，有渗血、渗液时要及时更换气管切开套管的系带。

4）预防感染：气管切口应保持清洁、消毒，每日更换敷料 2～3 次；根据切口情况，选择敷料的种类，并决定更换敷料的频次。

5）气管套管移位、非计划性拔管的预防及应急处理：①预防：对于颈部短粗的患者，应使用加长型气管套管，并牢固固定，对于烦躁不安的患者，给予必要的肢体约束，或根据医嘱给予镇静药物，为患者实施各种治疗（如翻身、拍背、吸痰等）时应专人固定套管，在病情允许的情况下尽量分离呼吸机管道，以防套管受呼吸机管道重力作用而至脱管；②应急处理：患者发生管道脱落或者移位，立即通知医师和护士长，由医师确认并进行处理，及时做好相应的治疗和护理工作，做好解释工作，避免医患冲突，严密观察病情并及时做好记录，同时需紧急重新插入气管套管，立即重建气体通道。

6）观察并正确记录。

7）其余同气管插管患者的护理。

## （三）人工气道拔除

### 1. 概述

人工气道拔除包括拔除气管插管或气管切开套管，是指当患者符合拔除气管导管的指征时，有目的地拔除经鼻或经口气管插管或气管切开套管，改用吸氧或无创通气等支持呼吸的方法。

2. 护理目标

顺利拔除人工气道，预防拔管后并发症的发生。

3. 护理重点步骤

（1）拔除气管插管：①告知患者拔管操作的目的、程序和配合事项；②拔管前暂停管饲；③准备拔管用物、抢救用物，吸氧或无创通气装置；④选择最有利于患者呼吸肌发挥功能的体位，通常为抬高床头 75°；⑤按医嘱给予拔管前雾化，雾化后气管内吸痰、口咽部吸痰；⑥气管内吸痰、口咽部吸痰；⑦气囊抽气，拔除气管插管；⑧床旁继续备吸痰用物，咳痰能力差或排痰效果差时需给予吸痰；⑨鼓励患者咳嗽和排痰，并予清洁口腔；⑩根据医嘱给予拔管后经口雾化，必要时，给氧或无创通气；⑪拔管后鼓励患者咳嗽和深呼吸，观察患者的依从性及咳痰能力和效果；⑫鼓励患者拔除插管后 4 ~ 8 小时内少说话，观察有无声带损伤（表现为声音嘶哑）；⑬监测有无气道阻塞的体征，咳痰能力差或排痰效果差时按需吸痰，并配合翻身叩背；⑭监测生命体征及血氧饱和度的变化，观察吞咽和说话能力情况，有无喉头痉挛（表现为喉部喘息，严重者呼吸困难）、声门肿胀、喉头水肿、气管狭窄。如拔管失败，应及时配合抢救，重新建立人工气道机械通气；⑮拔管 24 小时以后才撤离呼吸机及其管路，以备拔管失败再次插管机械通气。

（2）拔除气管切开套管

1）按医嘱拔除气管切开套管，详见图 8-3-1。

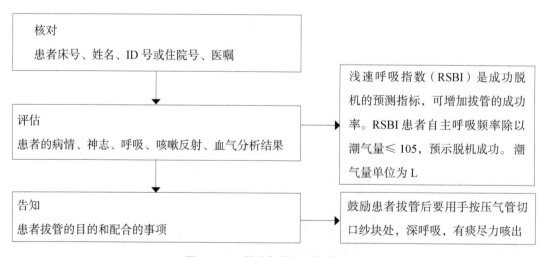

图 8-3-1　拔除气管切开套管流程

2）准备拔套管放气囊的注射器和拔管后吸氧或无创通气装置用物，以及抢救用物。

3）消毒后，并拢且闭合气管切开皮肤切口，用凡士林纱块和干纱块加压覆盖。协助和鼓励患者咳嗽和排痰。

4）教会患者自己用手按压气管切开部位进行咳嗽，鼓励咳嗽和深呼吸，观察患者的依从性、咳痰能力和效果。

5）观察吞咽和说话能力，拔管后暂不能饮水。

6）其余同拔除气管插管。

# 五、机械通气管理

## （一）有创机械通气管理

### 1. 概述

机械通气（mechanical ventilation）的作用是提供一定水平的分钟通气量以改善肺泡通气，改善氧合，提供吸气末压（平台压）和呼气末正压，以增加吸气末肺容积和呼气末肺容积；对气道阻力较高和肺顺应性较低者，机械通气可降低呼吸功消耗，缓解呼吸肌疲劳。有创机械通气是通过建立人工气道实施正压通气。

### 2. 护理目标

患者通气及氧合得到改善，避免或及时发现并发症。

### 3. 护理重点步骤

（1）评估患者进行机械通气的原因，如呼吸肌疲劳，创伤后神经功能障碍，麻醉、药物过量、顽固性呼吸性酸中毒、可能发生呼吸衰竭等。

（2）告知患者及其家属使用机械通气的基本原理和可能出现的不适，如暂时不能发音或喉咙痛等。

（3）连接呼吸机管，需经两人确认准确无误。

（4）在使用呼吸机前应对其进行全面检查，包括电源、气源、通气模式、参数设置、报警值设置及仪器有无异常声响。

（5）人工气道管理。

（6）在初次使用呼吸机时，评估患者的全身状况，与医师沟通设置呼吸机基本参数：通气模式、呼吸频率、吸入氧浓度、潮气量等。

（7）根据患者病情进展，发现患者呼吸肌做功增加（如病理性肥胖、妊娠、腹水、床头低、咬气管插管、呼吸机管路内有冷凝水、过滤器堵塞）或氧耗增加（如发热、颤抖、癫痫发作、疼痛、基础护理活动）时，决定是否需要增加呼吸支持。必要时，协同医师调整呼吸机参数，或给肌肉松弛剂、镇静剂、麻醉性止痛剂。

（8）监测呼吸机参数改变对机体氧合作用的影响：动脉血气分析、动脉血氧饱和度、静脉血氧饱和度、呼气末二氧化碳分压、肺动脉分流、肺泡动脉血氧分压差。

（9）监测并记录患者对呼吸机及呼吸机参数调整后的反应，如胸廓运动的变化、胸部听诊的变化、X线的变化、动脉血气的变化。

（10）无禁忌证（低血容量、创伤或脊柱损伤）患者保持床头抬高30°～45°，或根据患者病情采取有利于通气/血流比值的体位（如健侧肺在下方、俯卧位等）。

（11）使用呼吸机期间，确保呼吸机报警装置处于开启状态，监测患者的气道峰压、平台压、呼出潮气量、分钟通气量等，了解患者肺部顺应性、通气状况、患者与呼吸机同步情况。

（12）出现异常呼吸音和（或）气道峰压高时，给予吸痰。在吸痰过程中暂时关闭呼吸机警报，以减少错误警报频率。

（13）如患者使用镇静剂，一般情况下宜选择间断镇静，并每日进行拔管评估。

（14）监测呼吸机管道的情况。包括保持管道连接的密闭性，不频繁更换呼吸机管道（但如有污染需及时更换），随时清倒冷凝水。

（15）执行预防消化道溃疡和深静脉血栓形成的医疗和护理措施，避免机械通气时间延长。

（16）监测机械通气的不良反应，如气管导管移位、感染、气压伤、心排血量减少、胃扩张、皮下气肿。患者咳嗽时，可适当释放气道压力（通过打开螺纹管的三通帽）。咳嗽剧烈时，可遵医嘱给予气管滴入麻药，暂时减少剧烈咳嗽，避免气压伤发生。

（17）监测口腔、鼻腔、气管或喉部有无人工气道压迫、高气囊压力、意外拔管导致的黏膜损伤。

（18）采取各种措施减轻患者的痛苦，如调整体位、放松技术、支气管扩张治疗、镇静和（或）止痛、定期检查仪器设备。

（19）与医师和呼吸治疗师进行日常协作，以协助患者耐受治疗。

（20）确保床旁随时备有急救设备，如连接氧气的简易呼吸器、面罩、吸引装置、备用呼吸机、氧气等，包括停电的应急设备。

（21）做好呼吸机及其配件的清洗与消毒。

### （二）无创机械通气管理

1. 概述

无创正压通气（non-invasive positive ventilation）是指无须建立人工气道的正压通气，通过鼻罩和口鼻面罩的连接方式实施正压通气，可避免人工气道的不良反应和并发症。临床主要用于意识状态较好，具备气道保护能力的轻、中度呼吸衰竭的患者，或撤离有创机械通气的患者。

2. 护理目标

患者通气及氧合得到改善，避免或及时发现并发症的发生。

### 3. 护理重点步骤

（1）评估患者需要进行无创呼吸支持的原因。患者出现较为严重的呼吸困难，动用辅助呼吸肌，常规氧疗方法（鼻导管和面罩）不能维持氧合或氧合障碍，有恶化趋势时，应及时使用无创正压通气。

（2）评估是否存在无创呼吸支持的禁忌证。意识障碍、呼吸微弱或停止、无力排痰、严重的器官功能不全、上消化道大出血、血流动力学不稳定等，未经引流的气胸或纵隔气肿，严重腹胀，上气道或颌面部损伤、术后、畸形，不能配合无创正压通气或面罩不适。

（3）与医师沟通选择无创人工呼吸支持的设备和用物，如无创呼吸机类型，鼻罩还是口鼻面罩、氧气、电源、湿化装置。

（4）告知患者及其家属使用无创机械通气的目的、基本原理，可能出现的不适及配合方法，如闭口经鼻呼吸等。

（5）安装无创正压通气设备，确保各管道结合紧密，避免漏气（特别注意无牙或有胡须的患者）。

（6）患者取半坐卧位。

（7）评估患者的全身状况，与医师沟通设置呼吸机基本参数。连接呼吸机，首次使用呼吸机1小时内密切监测患者与呼吸机同步情况和呼吸音，以评估患者使用无创呼吸机的耐受性。监测无创呼吸机通气下患者病情的进展，并适当调整参数。

（8）使用呼吸机期间，确保呼吸机报警装置处于开启状态。

（9）监测和记录通气效果。观察胸廓运动和胸部听诊的变化、X线的变化、动脉血气的变化。

（10）监测增加氧耗的因素，如发热、颤抖、癫痫发作、疼痛、基础护理活动。

（11）监测和记录痰液的量、颜色、性状，指导患者有效咳痰，必要时进行胸部物理治疗或经口鼻腔吸痰。

（12）监测有无眼部刺激、皮肤破溃、气道阻塞、呼吸困难、焦虑、幽闭恐惧症、胃胀气、气压伤。检查面部、鼻梁受压皮肤的保护，消瘦者可用水胶敷料保护皮肤减压，患者咳嗽时，可松开鼻罩或面罩释放气道压力，如果咳嗽剧烈时，按医嘱给予药物治疗，减少剧烈咳嗽，避免气压伤发生。

（13）保持口腔清洁。

（14）通气时间较长的患者采取面部保护措施，如贴水胶体敷料，避免皮肤压伤。

（15）保证气道湿化，定期检测呼吸机的湿化设置，保证吸入气体在适宜的温度和湿度。定期检查呼吸机管路的连接和鼻面罩固定情况，随时倒空冷凝瓶中的冷凝水。

（16）减轻患者的不适，调整体位，治疗鼻炎、咽干，确保间歇通气休息时间（每4～6小时休息15～30分钟）。

（17）保证足够的营养摄入，持续无创正压通气的患者，建议留置鼻胃管进食，每4小时回抽胃管了解胃潴留情况，必要时进行胃肠减压。

（18）预防感染：1次性呼吸机管道、鼻面罩、呼气阀等，应专人使用，使用时间较长或管路污染时更换呼吸机管道，每周清洗和更换过滤网。

（19）心理照顾：机械通气对患者心理状况的影响，为患者提供沟通方式（如纸笔、写字板）和心理支持。

（20）通气期间确保床旁随时备有急救设备。经无创正压通气治疗后病情加重者，应通知医师，并备好气管插管，配合抢救。

（21）定期评估撤机指征，逐渐降低压力支持水平和（或）延长停机时间，仍能维持足够自主呼吸的能力。

## （三）机械通气撤机

### 1.概述

机械通气的撤离过程是一个重要的临床问题：当导致呼吸衰竭的病因好转后，应尽快开始撤机，延迟撤机将增加医疗费用和机械通气并发症的发生；过早撤机可导致撤机失败，增加再插管率和病死率。

### 2.护理目标

成功撤机。

### 3.护理重点步骤

（1）评估导致机械通气的病因是否好转或去除。

（2）评估撤机的指征，协助医师进行撤机筛查试验及自主呼吸试验。监测分流程度、肺活量、无效腔量/潮气量、最大通气量、吸气力量和第一秒用力肺活量，血流动力学状况、脑功能状况、代谢稳定性、采取促进拔管的措施、保持呼吸道通畅的能力、进行自主呼吸的能力。

（3）与医师商讨患者的撤机安排，制订撤机日程表，协调撤机尝试与患者的其他诊疗活动。

（4）与患者共同制订具体、可实现的撤机目标，并告诉患者及其家属撤机的不同阶段可能发生的情况。

（5）协助患者采取有利于呼吸的体位，如半坐卧位。

（6）在患者得到充分的休息后开始尝试撤机，给予呼吸机辅助自主呼吸30～120次/分。

（7）开始尝试撤机时，陪伴患者并提供心理支持，给患者提供正面强化信息，并经常告诉患者进展情况。

（8）在撤机过程中监测呼吸肌疲劳的指征。出现呼吸肌疲劳的患者及时恢复机械通气。

（9）密切观察和记录患者生命体征的变化。如果出现心率明显增加、呼吸急促、血氧饱和度下降应及时通知主管医师。

（10）保持气道通畅，必要时吸痰，或进行胸部物理治疗。

（11）帮助患者区分自主呼吸与呼吸机给予的呼吸，适当时告知患者由于减少呼吸机的支持会增加其呼吸功能，鼓励患者积极配合，指导患者放松。

（12）调整撤机时间，以保证充足的休息和睡眠。

（13）通过多学科的参与，与患者及其家属一起做好出院的准备。

# 第四节　电解质酸碱的护理

## 一、电解质的护理

### （一）概述

血清电解质是维持机体内环境生理功能的重要因素。电解质（electrolyte）管理是指促进电解质平衡和预防由于血清电解质不正常或非期望的水平所导致的并发症，包括收集、分析患者电解质失衡的高危因素、临床表现，以确定电解质失衡的类型，并采取积极的治疗和护理措施，预防及纠正潜在或存在的电解质失衡问题。

### （二）护理目标

通过监测血清电解质水平、高危因素、临床症状和体征，分析患者是否潜在或存在电解质失衡。评估电解质失衡的类型及严重程度，积极控制诱因和对症处理，以及时纠正患者潜在或存在的电解质失衡，预防因电解质紊乱而导致的并发症。

### （三）护理重点步骤

1. 低血钾的护理

（1）监测患者血清钾的变化趋势。

（2）监测可能发生低血钾的高危患者，如高血糖、代谢性碱中毒、尿渗透压降低、低血氯和低血钙患者早期低血钾的临床表现。

（3）监测患者低血钾的临床表现：①心血管系统，如心动过速、心律不齐、QT 间期延长、T 波低平或倒置、ST 段下降、出现 U 波；②神经系统，如疲乏、感觉异常、意识改变、反射减弱、肌无力、神经浅反射减弱或完全消失；③消化系统，如食欲不振、腹胀、恶心、便秘、麻痹性肠梗阻；④肾脏，如酸性尿、夜尿、多尿、多饮；⑤呼吸系统，如低通气和呼吸肌无力、动脉血氧分压降低和动脉血二氧化碳分压升高。

（4）监测患者低血钾的原因：①钾摄入不足导致的低血钾，如偏食、恶心、呕吐、进食困难、禁食、营养不良、急性酒精中毒；②钾排泄过多导致的低血钾，如利尿剂的使用、多尿期肾衰竭、呕吐、胃肠减压、腹泻、大面积烧伤、大量出汗、低镁血症；③内分泌失调导致的低血钾，如库欣综合征、糖尿病酮症酸中毒；④钾进入细胞内导致的低血钾，如碱中毒、注射胰岛素等。

（5）根据医嘱口服或静脉滴注氯化钾溶液。口服钾剂时，应先多喝水或饭后服，以减少对胃黏膜的刺激；静脉补钾时，速度宜慢，当浓度＞10 mmol/L 时，通过中心静脉补钾，当尿量＜20 mL/h 时，应停止补钾，当每小时补钾速度＞10 mmol 时，用微量泵调节速度，并持续心电监护，保持静脉通路通畅。

（6）静脉补钾时应监测体液、出入量情况，密切监测每小时尿量，预防反弹性高血钾。

（7）监测低血钾诱发洋地黄中毒症状，如心律减慢、膝反射减弱或消失。

（8）避免使用碱性药物，如碳酸氢钠、抗酸剂。

（9）指导患者及其家属低钾治疗方法，指导进食含钾高的食物，如干果、香蕉、西红柿、绿色蔬菜、乳制品。

（10）告诉患者有关利尿剂滥用导致低钾的知识，避免出现此种现象。

2.高血钾的护理

（1）监测患者血清钾的变化趋势。

（2）监测可能发生高血钾的高危患者，如急慢性肾衰竭、酸中毒、挤压综合征等；及时留取标本检验，如酸碱平衡、血钾、血钠、血氯、血糖水平、验尿钠和尿钾浓度、尿比重、尿渗透压。采集标本应避免标本溶血等，以避免虚假的高血钾的报道。

（3）监测高血钾的临床表现：①心血管系统，如心率减慢、心音减弱、心律失常、室性期前收缩，心排血量下降、心脏传导阻滞、T 波高尖、心室纤颤、心搏骤停；②神经肌肉系统，如肢体感觉麻木、极度疲乏、肌肉酸痛、肌肉无力、四肢苍白湿冷，吞咽、发声和呼吸困难及四肢肌肉疼痛性痉挛、感觉下降、反射过慢或麻痹；③消化系统，如恶心、肠绞痛。

（4）监测患者高血钾的原因：①钾摄入过多导致的高血钾，如输入钾溶液过多或过快等；②钾排泄过少导致的高血钾，如少尿、无尿及保钾利尿剂的使用；③钾排到细胞外导致的高血钾，如酸中毒、胰岛素缺乏、大片组织受伤。

（5）高血钾者，定时监测血纳水平、血细胞比容、白蛋白、总蛋白。

（6）遵医嘱使用药物对症治疗，促进钾离子转移到细胞内，如葡萄糖酸钙、碳酸氢钠、氯化钙、胰岛素、离子交换剂。

（7）监测治疗后钾离子的浓度变化。

（8）使用利尿药时监测每小时尿量，避免使用保钾利尿剂，避免输入过多库存血，避免洋地黄使用过量。

（9）监测患者出入量、体重，当出现尿少时，注意观察尿素氮及血肌酐水平。

（10）监测生命体征、心电变化，及时发现心律失常及T波改变的心电变化；监测有无血流动力学不稳定情况，做好高级生命支持的准备；必要时监测血流动力学指标，如中心静脉压、平均动脉压、肺动脉压。

（11）出现危急值时，立即通知医师处理。

（12）需行透析者，做好透析准备。

（13）指导患者避免进食含钾高的食物，如干果、香蕉、西红柿、绿色蔬菜、乳制品等。

### 3. 低血钠的护理

（1）监测可能发生低血钠的高危人群，如意识模糊的老年患者、低盐饮食或使用利尿剂的患者血清钠的变化趋势。

（2）监测患者低血钠的临床表现：①消化系统，如黏膜干燥、唾液分泌减少、食欲减退、恶心、呕吐、腹部绞痛和腹泻；②心血管系统，如体位性低血压、心率快、舒张压下降、脉搏微弱、皮肤湿冷、皮肤弹性差、高血压、脉搏快而强；③神经肌肉系统，如嗜睡、颅内压升高、意识改变、头痛、头晕、焦虑不安、疲乏、震颤、肌无力或痉挛、反射亢进、癫痫发作、昏迷。

（3）监测患者低血钠的可能原因及与血容量的关系：①低血容积性低血钠，如使用排钠利尿剂、呕吐、腹泻、大量肠液引流、烧伤、大量出汗；②正常血容积性低血钠，如摄取钠不足、血管升压素分泌过多、甲状腺功能不足；③高血容积性低血钠，如输入过量低张溶液、大量清水灌肠、高血糖、肝硬化、心力衰竭、急性水中毒。

（4）采集血清生化和血气标本，检测血清和尿钠浓度、血清和尿氯浓度、尿渗透压和尿比重。检测与低血钠相关的电解质失衡，如低血钾、代谢性酸中毒、高血糖。监测所有胃肠外液体的含钠量。

（5）体液管理，记录出入量。尿少时，注意监测肾功能。监测患者体液过多和体液潴留现象，如水肿、肺部湿啰音、中心静脉压升高、颈静脉怒张、腹水等。限制血容量正常或过多患者的液体摄入，每日约800 mL，适当使用利尿剂。避免静脉输入过多的低渗溶液。

（6）监测患者体重，评估其变化趋势。

（7）必要时监测血流动力学指标，如中心静脉压、平均动脉压、肺动脉压等。

（8）根据血清钠水平予以对症治疗，如轻度低钠者口服盐水血清钠低于125 mmol/L时，静脉补充含盐溶液；血清钠低于115 mmol/L时，静脉补充3%氯化钠溶液。只有在加强监护病房（intensive care unit，ICU）严密的监护下，才能以 3 mL/（kg·h）的速度或根据规定输入 3% ~ 5% 的高渗盐水，以纠正低血钠。

（9）适当限制患者活动，以保存体力。

（10）严重低血钠者，防癫痫发作。

4.高血钠管理

（1）监测可能发生高血钠的高危患者，如昏迷患者、大量输入高张溶液的患者血清钠水平的变化趋势。

（2）监测患者高血钠的临床表现：①消化系统，如口渴、恶心、呕吐、舌头肿胀干燥；②心血管系统，如体位性低血压、皮肤潮红、外周及肺水肿、低热、心动过速、颈静脉塌陷；③泌尿系统，如少尿、茶色尿、尿比重上升；④神经肌肉系统，如坐立不安、易激惹、虚弱、定向障碍、妄想、幻觉、肌张力增高或肌肉强直、震颤和反射亢进、癫痫发作、昏迷。

（3）监测患者高血钠的原因及与血容量的关系：①低血容量性高血钠，肾外流失（如呕吐、腹泻、烧伤、大量出汗、换气过度），肾脏流失（如高血糖导致渗透性尿、利尿剂的使用、尿崩症），水分摄入不足（如昏迷、禁食、吞咽困难）；②正常血容量性高血钠，如摄取钠过多；③高血容量性高血钠，如注射过量高钠溶液、盐皮质激素分泌过多、使用过多类固醇、库欣综合征。

（4）采集血清生化和血气标本，检测血清和尿液中钠、氯浓度，尿比重、尿渗透压；监测高血氯、高血糖。

（5）必要时监测血流动力学指标，如中心静脉压、平均动脉压、肺动脉压。

（6）每日监测患者体重，评估其变化趋势。

（7）体液管理，记录患者出入量，当出现尿少时，注意观察尿素氮及血肌酐水平；监测脱水表现，如出汗减少、尿量减少、皮肤弹性差和黏膜干燥。

（8）必要时根据体液情况、渗透压和医嘱，静脉补充生理盐水、5% 葡萄糖溶液等。

（9）做好口腔护理，指导患者多含漱，以增加患者舒适度。

（10）限制钠盐摄入，指导患者及其家属避免食用含钠高的食物，如罐头、腌制食物等。

## 二、体液酸碱平衡的护理

### （一）概述

机体遭遇疾病、手术和创伤等因素的应激，体内代谢失衡的程度超越人体的代偿能力，便可影响疾病的转归。在临床工作中，监测和收集患者血气、生化资料及临床表现，促进或维持酸碱平衡（acid-base balance），预防 $HCO_3^-$ 水平过低或过高，预防动脉血二氧化碳分压过高或过低，预防酸碱失衡导致的并发症。

## （二）护理目标

（1）能准确留取检验标本。

（2）患者酸碱失衡得到及时发现和处理，未出现并发症。

## （三）护理重点步骤

### 1. 代谢性酸中毒

（1）代谢性酸中毒指征。患者血 $HCO_3^-$ < 2 mmol/L、血 pH < 7.35，碱剩余（bass excess，BE）≤ -2 mmol/L，合并有高钾血症（血钾 > 5.5 mmol/L）或可能缺乏 $CO_2$ 时提示代谢性酸中毒，及时与医师沟通并给予干预措施。

（2）正确采集动脉血标本进行动脉血气分析。采血后立即送检，确保检验结果的准确性。

（3）监测影响组织供氧因素，如血红蛋白、低血容量、低血压。

（4）监测碳酸氢盐丢失情况，如腹泻、小肠造瘘、胰腺造瘘。

（5）监测非挥发性酸过多导致碳酸氢盐减少，如肾衰竭、糖尿病酮症酸中毒、组织缺氧。

（6）监测代谢性酸中毒引起的电解质紊乱，如低血钾、高血钾、低血钠、低血钙、低血磷、低血镁。

（7）监测代谢性酸中毒的临床表现：①中枢神经系统，如头痛、嗜睡、意识障碍；②呼吸系统，如呼吸困难、深大呼吸、血氧下降、呼吸气味；③心电图、循环系统，如心律失常、高钾心电表现、低血压、血流动力学不稳定；④胃肠道，如恶心、呕吐。

（8）正确执行医嘱，口服补充碳酸氢钠。静脉治疗时，保证碳酸氢钠按时、按量、专管、单管输入。保持静脉通路通畅，防止药物外渗。

（9）安全护理：在纠正代谢性酸中毒过程中，如患者出现手足抽搐，则要做好安全防护，避免抽搐时碰撞到床栏而碰伤。密切观察患者四肢肌力，如肌力<Ⅳ级，则要避免患者坠床或跌倒，必要时在床边备好开口器、舌钳、压舌板。

（10）协助患者取适当体位。半坐卧位可增加横膈活动幅度，有利于呼吸。

（11）促进排痰，保持呼吸道通畅，加强翻身、拍背、排痰，对于气道分泌物多者，给予雾化吸入，以湿化痰液和有利于排痰，必要时在病情允许的情况下做物理排痰。

（12）监测血压、中心静脉压、尿量情况，及时处理高血钾症。患者出现神志淡漠、乏力、四肢软瘫等，严重时可出现心搏骤停，一旦发现上述并发症时，护师应立即与医师沟通，做好高级生命支持的准备。

（13）做好口腔护理，减轻胃肠道症状。

### 2. 代谢性碱中毒

（1）代谢性碱中毒指征。患者血 $HCO_3^- > 26$ mmol/L、血 pH $> 7.45$、BE $> 2$ mmol/L，合并低血钾症（血钾 $< 3.5$ mmol/L）或可能二氧化碳潴留时提示代谢性碱中毒，及时与医师沟通并给予干预措施。

（2）采集动脉血进行动脉血气分析，采血后立即送检，确保检验结果的准确性。

（3）监测代谢性碱中毒引起的临床表现：①神经或神经肌肉，如抽搐、昏睡、昏迷、反射过度；②呼吸系统，如呼吸困难，呼吸变浅、变慢、换气不足；③心电图、循环系统，如心律失常、低钾心电表现、低血压、血流动力学不稳定；④胃肠道，如恶心、呕吐和腹泻。

（4）监测影响组织供氧因素，如血红蛋白、血容量、血压。

（5）监测酸性物质丢失情况，如使用大量利尿剂、呕吐、胃肠减压、腹泻等。

（6）监测代谢性碱中毒引起的电解质紊乱，如低血钾、高血钙、低氯血症。

（7）正确执行医嘱。口服补充枸橼酸钾；静脉途径给药时，确保氯化钾或盐酸精氨酸按时、按量输入，补钾时注意观察尿量需 $> 40$ mL/h。保持静脉通路通畅。

（8）警惕并监测高血钾症。盐酸精氨酸会导致高血钾症，故使用时应密切监测心电图、血压、中心静脉压、尿量和血清钾浓度的变化。发现高血钾时，应立即停止输注含钾液体，立即与医师沟通并马上给予相应的治疗和护理。

（9）警惕发生低血钾症。如患者出现手足抽搐，则要做好安全防护，避免抽搐时碰撞到床栏而受伤。密切观察患者四肢肌力，如肌力＜Ⅳ级，则要避免患者坠床或跌倒。必要时在床边备好开口器、舌钳、压舌板。

（10）准确记录 24 小时尿量。

（11）患者取适当的体位。如半坐卧位可增加横膈活动幅度，有利于呼吸。

（12）促进排痰，保持呼吸道通畅。

（13）做好口腔护理，减轻胃肠道症状。

（14）增加患者活动耐受力。每日制订活动内容、时间、形式和幅度，鼓励患者实施活动计划，使其逐渐增加活动耐受力。

### 3. 呼吸性酸中毒

（1）呼吸性酸中毒指征：患者血 pH $< 7.35$，$PaCO_2 > 45$ mmHg，BE $> 2$ mmol/L。

（2）采集动脉血进行动脉血气分析，采血后立即送检，确保检验结果的准确性。

（3）监测患者呼吸衰竭及慢性呼吸性酸中毒的临床表现，如桶状胸、杵状指、辅助呼吸肌的呼吸，动脉血氧分压降低、动脉血二氧化碳分压升高。

（4）监测呼吸形态和频率，呼吸困难的性质和体位，有无胸闷、气促、发绀、大汗等。警惕呼吸性酸中毒并发呼吸性碱中毒的发生，做好安全防护措施。

（5）正确给氧：吸氧的浓度调节在 0.6 ~ 0.7，避免发生氧中毒，对于机械通气患者要做好相关的观察与护理。

（6）患者取适当体位：半坐卧位可增加横膈活动幅度，有利于呼吸。

（7）保持呼吸道通畅。

（8）预防压疮发生。

4. 呼吸性碱中毒

（1）呼吸性碱中毒指征：患者血 pH > 7.45、$PaCO_2$ < 35 mmHg，合并高氯血症（血氯 > 108 mmol/L）或可能 $HCO_3^-$ 缺乏时提示呼吸性碱中毒，及时与医师沟通并给予相应的治疗和护理。

（2）采集动脉血进行动脉血气分析，采血后立即送检，确保检验结果的准确性。

（3）监测呼吸衰竭及由于过度换气引起呼吸性碱中毒的症状，如中枢性神经系统损伤、呼吸肌疲劳、高代谢状态、疼痛，低血氧、低动脉血氧分压，动脉氧饱和度比值下降。

（4）监测心肺功能和呼吸情况，患者有无呼吸深快、口周麻木、肌肉抽搐、头晕、心律失常、心排血量减少和过度换气。

（5）正确给氧，使用面罩吸氧并在面罩尾端接储气囊，以减少二氧化碳的呼出。机械通气患者给予适当的镇静、镇痛，通气参数根据病情设置高分钾通气，做好机械通气相关的观察与护理。

（6）患者取适当的体位，半坐卧位可增加横膈活动幅度，有利于呼吸。

（7）保持呼吸道通畅。

（8）预防压疮发生。

（9）保证充足的休息：尽量集中操作，限制探视，协调会诊。

## 三、体液的监测与管理

### （一）概述

体液性质包括 2 方面：一方面含有电解质、非电解质和一定的蛋白质，即张力的一面；另一方面还占有空间，即容量的一面。液体治疗不仅要满足机体对体液张力的要求，还要满足机体对体液容量的需要，以支持循环功能。影响体液失衡的因素有：液体摄入量的多少、有无高热、使用利尿剂、肾脏疾病、心力衰竭、大汗、肝功能异常、剧烈运动、暴露在热源下、感染、术后、多尿、呕吐和腹泻等，故有上述情况的患者都需要进行体液监测与管理。

体液监测是指收集并分析患者数据以调节体液平衡。体液管理是指促进体液平衡，预防因体液失调引起的并发症。体液监测与管理的指标有：皮肤的充盈度、尿量、尿色、尿比重、尿渗透压、血清渗透压、血清钠、血尿素氮、血红蛋白数、红细胞压积、白蛋白等。

### （二）护理目标

正确分析体液监测相关数据，做好体液管理，避免体液失衡引起并发症的发生。

### （三）护理重点步骤

（1）以患者能够理解的方式向其解释体液监测与管理的目的及方法。

（2）全面评估患者的情况。评估有无影响体液失衡的因素；评估患者尿量与尿色、比重；评估患者的液体治疗量；评估体液失衡的症状和体征，有无皮肤黏膜水肿或脱水征、呼吸系统、循环系统及泌尿系统常用功能指标的异常情况等。

（3）根据评估的情况，实施体液监测和管理，确定患者液体摄入的量、种类和排泄习惯，确定患者体液失衡的危险因素。

（4）监测患者的体重变化趋势，准确记录单位时间内的出入量。每日测体重要准确，必须在同一时间（最好是早饭前）、大便后穿同样衣着、用相同设备称量。

（5）监测血、尿电解质值，人血白蛋白和总蛋白水平，血、尿渗透压水平。

（6）监测血压、心率和呼吸状况，必要时监测直立位时血压和心率的变化，有无出现眩晕症状及有创血流动力学的参数。

（7）观察患者面部表现、黏膜、皮肤充盈度及口渴的情况，以及观察尿液的颜色、量及比重变化，观察大便是否干结。

（8）监测患者有无颈静脉怒张、肺部湿啰音、外周水肿、体重增加等体液过多的情况；监测腹腔积液的症状和体征。

（9）使用静脉输液泵，确保准确控制液体输入量和速度，必要时监测静脉输液装置，并做好输血和输入血液制品的准备。

（10）必要时补充液体或控制水分的摄入，并将全日总液体量分配到各时段，调节合适的静脉输液速度，必要时按医嘱使用药物增加患者的尿量。

（11）必要时按医嘱行透析或滤过，并注意患者血流动力学的情况及对脱水的反应。

（12）为了估量水的平衡，须建立液体和固体食物摄入量的准确记录，并按照营养科提供的固体食物水分换算表格进行换算。

（13）如果发现体液过多和体征持续存在或加重，通知医师。

（14）为患者选择合适体位，做好皮肤护理。

# 第九章　其他常见疾病的护理

## 第一节　高血压的护理

### 一、概述

高血压（hypertension）是一种以体循环动脉压升高为主要表现的临床综合征，是最常见的心血管疾病，可分为原发性及继发性两大类。在绝大多数患者中，高血压的病因不明，称为原发性高血压，占总高血压患者的 95% 以上；在不足 5% 的患者中，血压升高是某些疾病的一种临床表现，本身有明确而独立的病因，称为继发性高血压。高血压可导致血管、心脏和肾脏的病变，是危害人类健康的主要疾病。我国采纳了世界卫生组织（World Health Organization，WHO）建议的血压判断标准：①正常成年人收缩压≤ 18.6 kPa，舒张压≤ 12.0 kPa；②成年人高血压为收缩压≥ 21.3 kPa 和（或）舒张压≥ 12.6 kPa；③临界高血压是指血压数值在上述二者之间。

一般情况下，理想的血压为 120/80 mmHg，正常血压为 130/85 mmHg 以下，（130 ～ 139）/（85 ～ 89）mmHg 为临界高血压，为正常高限；（140 ～ 159）/（90 ～ 99）mmHg 为高血压Ⅰ期，此时机体无任何器质性病变，只是单纯高血压；（160 ～ 179）/（100 ～ 109）mmHg 为高血压Ⅱ期，此时有左心室肥厚、心脑肾损害等器质性病变，但功能还在代偿状态；180/110 mmHg 以上为高血压Ⅲ期，此时有脑出血、肾衰竭等病变，已进入失代偿期，随时可能有生命危险。

（1）轻度高血压：舒张压为 12.6 ～ 13.8 kPa（95 ～ 104 mmHg），且无靶器官损害。

（2）中度高血压：舒张压为 13.9 ～ 15.2 kPa（105 ～ 114 mmHg）。

（3）重度高血压：舒张压≥ 15.3 kPa（115 mmHg）。

（4）临界高血压：是指血压水平超过正常范围，而又未达到高血压的标准，即舒张压为 12.1 ~ 12.5 kPa（91 ~ 94 mmHg），收缩压为 18.9 ~ 21.2 kPa（141 ~ 159 mmHg）。

在某些疾病中，高血压只是其临床症状之一，血压随其原发疾病的发展而变化的，此种高血压称为症状性高血压或继发性高血压。高血压作为主要临床表现而病因不明者，称为原发性高血压或高血压病。临床所见高血压绝大多数属于原发性高血压，约占所有高血压的90%，是危害人类健康的常见病。

## 二、病因

### 1. 家族与遗传

有研究证实，双亲均为正常血压者子女患高血压的概率是3%，而双亲均为高血压者，其概率则为45%。动物实验研究已成功地建立了遗传性高血压大鼠株，繁殖几代后几乎100% 发生高血压，提示本病有遗传缺陷的内在因素。

### 2. 肥胖

流行病学调查发现，血压正常人群均显示体重与血压呈正相关性。在体重不伴随年龄增长而增加的人群中，动脉压亦不随年龄的增长而升高，超重是发生高血压的独立危险因素。因热量过剩引起肥胖而导致高血压的可能机制：①血容量和心排血量增加；②因伴有高胰岛素血症或肾素与醛固酮关系异常而引起体内水钠潴留；③神经内分泌调节的紊乱；④细胞膜协同转运功能缺陷，钠－钾泵活性异常，都可能是引起高血压和肥胖的细胞病理基础。

### 3. 饮酒

酒是导致许多疾病的危险因素，有研究报道表明，饮酒量与血压之间存在着剂量－反应关系，随着饮酒量的增多，收缩压和舒张压也逐渐升高，统计学差异有显著意义。重度饮酒者（约65 g乙醇），或长期饮酒者的高血压患病率及平均血压值均升高，尤其是收缩压。饮酒引起血压升高的可能机制：①长期饮酒者的皮质激素水平升高，儿茶酚胺水平上升；②饮酒影响肾素－血管紧张素及血管升压素和醛固酮的作用；③饮酒影响细胞膜的流动性、通透性，引起钠－钾泵活性异常和离子转运功能障碍。

### 4. 高盐摄入

盐摄入与高血压患病率之间呈线性相关。高血压患者有盐敏感型和非盐敏感型，盐敏感者占高血压人群的30% ~ 50%。高钠可能通过提高交感神经活性，促进排钠激素分泌，影响机体小动脉等自动调节机制而导致高血压。

### 5. 职业与环境

凡需要注意力高度集中、过度紧张的脑力劳动、对视听过度刺激的工作环境，均易使血压增高。城市中生活和工作环境也容易促使本病的发生。

### 6. 年龄

40 岁以后本病患病率明显增多，女性还常发生绝经期高血压，提示随年龄增长而发生的内在生理变化或长时间的外界因素作用，能促发本病。

## 三、临床分期

根据"心血管病流行病学和人群防治科研协作会议"修订的高血压临床分期标准，按临床表现将本病分为以下 3 期。

### 1. 第一期

血压达确诊高血压水平，临床无心、脑、肾表现。

### 2. 第二期

血压达确诊高血压水平并有下列一项者：①体检、X 线、心电图或超声心动图显示左心室肥大；②眼底检查示眼底动脉普遍或局部狭窄；③蛋白尿或血浆肌酐浓度轻度增高。

### 3. 第三期

血压达确诊高血压水平并有下列一项者：①脑出血或高血压脑病；②心力衰竭；③肾衰竭；④眼底出血或渗出，伴或不伴视盘水肿。

## 四、临床表现

### 1. 缓进型高血压

起病隐匿，病程进展缓慢，故亦称良性高血压。早期多无症状，偶于体格检查时发现血压增高，或在精神紧张、情绪波动或劳累后出现轻度而暂时的血压升高，表现为头晕、头痛、眼花、耳鸣、失眠、乏力、注意力不集中等症状。后期血压持续在高水平，可出现脑、心、肾等器官的器质性损害和功能障碍。

（1）脑部表现：头痛、头晕和头胀是本病常见症状。血管急剧升高常发生脑血管痉挛，短暂性的脑血管痉挛引起一过性脑缺血，出现头痛、失语、肢体瘫痪，数分钟至数天恢复。普遍而剧烈的脑血管痉挛引起脑水肿，颅内压增高，此时血压显著增高，头痛剧烈，并有呕吐、抽搐或昏迷。在脑部小动脉硬化的基础上，可发生脑出血或脑血栓。脑出血的临床表现视出血部位、出血量多少而定，多在体力或脑力紧张活动时发病，起病急，可有面瘫、失语、头痛、呕吐、嗜睡、昏迷等症状。脑血栓形成多发生在休息或睡眠之中，常有头晕、肢体麻木、失语等症状，然后逐渐发生偏瘫，一般无昏迷或有短暂神志不清。

（2）心脏表现：长期高血压引起心脏形态和功能改变称为高血压性心脏病。早期心功能代偿阶段，患者除有时感觉心悸外，其他心脏方面的症状不明显。代偿功能失调时，出现左心衰竭，反复或持续的左心衰竭可发展为全心衰竭。体检发现心尖冲动呈抬举性，心浊音界向左扩大，主动脉瓣区第二心音亢进。心电图显示左心室肥厚及劳损，晚期有心律失常。X线显示左心室肥大，主动脉弓延长弯曲。由于高血压可促进动脉粥样硬化，部分患者可合并冠状动脉粥样硬化性心脏病而有心绞痛、心肌梗死等表现。

（3）肾脏表现：长期血压增高致肾小动脉硬化，逐渐影响肾功能，开始时临床上一般无明显泌尿系统症状。当肾功能减退时，可出现多尿、夜尿等，反映肾脏浓缩功能减退。当肾功能进一步减退时，尿量减少，出现血尿，最后出现氮质血症和尿毒症。

（4）眼底改变：早期视网膜动脉痉挛，动脉变细（Ⅰ级）；之后发展为视网膜动脉狭窄，动脉交叉压迹（Ⅱ级）；眼底为出血或棉絮状渗出（Ⅲ级）；视盘水肿（Ⅳ级）。

2.急进型高血压

临床表现基本上与缓进型高血压病相似，但有病情严重、发展迅速、视网膜病变和肾功能迅速恶化等特点，故称为恶性高血压，占高血压的1%左右。可由缓进型突然转变而来，亦可以发病起即为急进型。血压显著升高，舒张压多持续在16.7～18.5 kPa或更高。各种症状明显，常于数月至1～2年内出现严重的脑、心、肾损害，常有视力模糊或失明，视网膜可有出血、渗出物及视盘水肿，迅速出现蛋白尿、血尿及肾功能减退，最后常因尿毒症死亡，也可死于脑血管意外或心力衰竭。

3.高血压危象及高血压脑病

在高血压病程中，血压急剧升高，外周血管发生暂时性强烈痉挛，引起一系列血管加压性危象及某些器官性危象症状，称为高血压危象。脑部出现危象的严重状态，称为高血压脑病，多发生于急进型高血压。缓进型高血压患者在血压超过33.25/19.9 kPa（250/150 mmHg）时，会发生高血压危象。需积极处理，常可迅速缓解，否则，预后凶险。

## 五、护理措施

### 1.增进患者的心理健康

（1）安排安静的环境，减少可能影响患者情绪激动的因素。

（2）向患者解释要做的检查及治疗措施，减轻其焦虑不安。

（3）协助患者合理安排生活，保持活动与休息平衡，保持生活规律，每天应有充足的休息和睡眠，午餐后休息30～60分钟，可使紧张的身心得到放松。

（4）必要时给予镇静剂。

### 2.合理膳食

（1）低盐、低脂肪、低胆固醇饮食，补充适量蛋白质。

（2）限制饮酒及避免刺激性饮料，如咖啡、浓茶、可乐等。

（3）少食多餐，因进食过饱，会增加心脏负担。

3.适当运动

（1）制订适度的运动计划，每天散步30分钟是一项有益的运动，但应避免爬楼梯，若必须爬楼梯，速度应放慢，爬数阶楼梯即休息几分钟。

（2）平时应避免提重物或自高处取物，因屏气用力会导致血压升高。

（3）鼓励从事有兴趣的娱乐活动，但不宜参加能造成精神紧张的刺激性活动。

4.家庭环境指导

环境安静舒适，室内保持适当的温度、湿度和空气新鲜。冬季注意保暖，外出时应戴帽子和手套，穿外套及毛袜，以免因寒冷刺激使血压升高。

5.用药指导

（1）遵医嘱服药，只服用医嘱规定的药物，不可根据自身感觉血压高或低来增减药物。

（2）必须准时服药，绝不能忘记吃药或试图在下次吃药时补吃漏服的剂量。

（3）避免突然停药，否则可能导致血压突然升高。

（4）观察药物不良反应，服药后如有不良反应出现，应通知医师处理。

（5）预防和处理体位性低血压。

（6）定期复查，指导患者定期到医院复查，便于早期发现问题，及时处理。若血压控制不满意或有心动过缓等应及时就诊。

6.指导血压计的使用

教会患者及其家属正确使用血压计测量血压、帮助患者创造在家中自测血压的条件、教会患者及其家属准确判断测量的血压数值，以便能动态监测血压变化，正确判断降压效果。密切观察血压时，应做到四定：定时间、定部位、定体位、定血压计。尽量在患者舒适的情况下测量血压，防止外来因素的影响。

7.预防并发症

预防脑血管疾病、心力衰竭、肾衰竭及视网膜病变等高血压的并发症，应注意以下方面。

（1）避免危险因素：教导患者理解保持良好心态和遵医嘱服药。平时注意遵医嘱服药，规律测量血压，选择适当的饮食，保证每日充足的休息与睡眠，避免情绪紧张。

（2）病情监测：定期监测血压，如发现血压急剧升高、剧烈头痛、呕吐、大汗、视力模糊、面色及神志改变、肢体运动障碍等症状，立即通知医师。注意观察头痛的性质、精神状态及语言能力，以便及早发现有无脑血管疾病等并发症。注意观察有无心力衰竭、冠心病及肾衰竭的临床表现，以便早发现、早治疗。

# 第二节　冠状动脉粥样硬化性心脏病的护理

## 一、概述

冠状动脉粥样硬化性心脏病（coronary atherosclerotic heart disease），简称冠心病，系指冠状动脉粥样硬化，使血管腔狭窄、阻塞，导致心肌缺血和缺氧，甚至坏死而引起的心脏病，其与冠状动脉功能性改变（痉挛）一起，统称为冠状动脉性心脏病，亦称缺血性心脏病。非冠状动脉性原因引起心脏生理需求超过冠状动脉释氧或心肌灌注不足，如贫血、严重心肌肥厚、主动脉瓣狭窄或严重关闭不全、主动脉夹层动脉瘤破裂、冠状动脉栓塞等则不包括在内。本病多发生在 40 岁以后，男性多于女性，脑力劳动者较多。

## 二、病因

引起冠心病的原因是多方面的，目前认为主要和下列因素有关。

1. 血脂异常

目前认为和动脉粥样硬化形成关系最密切的是血脂异常，主要为总胆固醇、甘油三酯、低密度脂蛋白或极低密度脂蛋白增高。新近研究认为脂蛋白增高是独立的致病因素。

2. 高血压

血压增高与冠心病关系密切。高血压患者患冠心病的概率较血压正常者高 3 ~ 4 倍，冠心病患者 60% ~ 70% 有高血压。收缩压和舒张压增高都与冠心病密切相关。

3. 吸烟

吸烟可造成动脉壁氧含量不足，促进动脉粥样硬化的形成。吸烟者与不吸烟者比较，本病的发病率和病死率增加 2 ~ 6 倍，且与每日吸烟的支数成正比。吸烟者戒烟后发病危险可减少。

4. 糖尿病

糖尿病多伴有高脂血症、血因子增高及血小板活力增高，使动脉粥样硬化的发病率明显增加。糖尿病患者心肌梗死的发病率比正常人高 2 倍。

5. 肥胖

肥胖者易患冠心病，尤其是体重迅速增加的人群。

**6. 缺少活动**

缺少体力活动者冠心病发病率较高，而经常体力锻炼者血脂常较低，较少发生动脉粥样硬化。

**7. 家族史**

有高血压、糖尿病、冠心病家族史者，动脉粥样硬化的发病率比无此类家族史者明显增高。

**8. 其他**

年龄在 40 岁以上的男性或女性绝经期后，进食过多的动物性脂肪、胆固醇、糖和钠盐，性情急躁、竞争性过强的人群均易患冠心病。

## 三、临床分型

根据冠状动脉病变的部位、范围、严重程度及心肌缺血程度，可将冠心病分为以下各型。

### （一）稳定性心绞痛

**1. 临床表现**

（1）症状：①发作性胸骨后压榨样疼痛；②多由体力负荷或情绪激动诱发；③经休息或含服硝酸甘油后在 2～15 分钟内缓解，每次发作情况（包括疼痛部位、严重程度、持续时间等）相对不变。

当符合上述 3 点时即为临床典型心绞痛症状，但在临床工作中常遇到发作部位非胸骨后痛（如牙痛、背痛、颈项痛、腹痛等），对临床症状不典型者更需进一步辅助检查。

（2）体征：无伴随疾病的患者平时体格检查多为正常，心绞痛发作时可有心跳加快、血压升高、第三或第四心音等。

**2. 辅助检查**

（1）心电图：①静息心电图，如有与症状同时出现的心电图 ST 段压低或 T 波改变，症状消失时心电图恢复正常则可临床诊断为心绞痛，否则需进一步检查；②活动平板运动心电图，阳性标准主要为运动中出现心绞痛症状，运动中或运动后出现 ST 段缺血性压低 ≥ 0.1 mV，持续时间 > 2 分钟；③动态心电图，可见发作性缺血性 ST-T 改变。

（2）核素心肌显像（静息＋运动）：包括 $^{201}T_1$ 或 $^{99m}Tc$-MIBI 心肌显像。

（3）冠状动脉造影：对心绞痛诊断可能性大，但又不能在临床明确诊断，有条件时可行此检查。

（4）胸部 X 线、超声心动图等可用于诊断与鉴别诊断。

（5）取静脉血查心肌酶、肌钙蛋白、血脂、血糖和电解质等。

3. 治疗

（1）急性发作时的处理：硝酸甘油 0.5 mg 或二硝酸异山梨酯（消心痛）10 mg，舌下含服，如 5 分钟左右无明显缓解可再含服 1 片，亦可用硝酸甘油或二硝酸异山梨醇气雾剂舌下喷雾。

（2）非急性发作时的处理

1）抗血小板药物：首选阿司匹林，剂量为每次 100 ~ 300 mg，每日 1 次，如对阿司匹林过敏可使用噻氯匹定 0.25 g，每日 1 次，或氯吡格雷 75 mg，每日 1 次。

2）硝酸酯类药物：单硝酸异山梨酯 40 ~ 60 mg/d，硝酸异山梨酯缓释片（长效消心痛）每次 20 mg，每日 2 次，选用其中一种，一般选用长效制剂。

3）β 受体阻滞剂：美托洛尔 25 ~ 100 mg，每日 2 次；阿替洛尔 50 ~ 100 mg，每日 1 ~ 2 次；比索洛尔 2.5 ~ 7.5 mg，每日 1 次。对无 β 受体阻滞剂禁忌证者可选用其中一种。

4）钙离子通道阻滞剂：对有 β 受体阻滞剂禁忌证者可选用，尽可能使用长效制剂或非二氢吡啶类钙离子通道阻滞剂。地尔硫䓬 30 ~ 60 mg，每日 3 ~ 4 次；维拉帕米 120 ~ 240 mg/d；非洛地平 2.5 ~ 10 mg，每日 1 次；氨氯地平 5 ~ 10 mg，每日 1 次，硝苯地平 10 mg，每日 3 次。

5）调脂药物：对血清总胆固醇 > 5.2 mmol/L、低密度脂蛋白胆固醇 > 2.6 mmol/L 者可使用调脂药物。

6）经皮冠状动脉介入术或冠状动脉旁路移植术：对药物治疗不满意，日常活动受限制者可行此治疗。

7）伴随高血压或糖尿病等的治疗。

### （二）不稳定性心绞痛和非 ST 段抬高急性心肌梗死

不稳定性心绞痛和非 ST 段抬高急性心肌梗死为心肌血氧供需不平衡所致的急性冠状动脉综合征。

1. 临床表现

（1）症状：疼痛性质同稳定性心绞痛，但程度加重，引起心绞痛发作的体力活动量下降，甚至不活动亦可出现心绞痛，胸痛持续时间常 > 20 分钟，对硝酸甘油反应较差。

（2）体征：心绞痛发作轻者体征同稳定性心绞痛，严重者可出现血流动力学不稳定，甚至晕厥等。

2. 辅助检查

（1）心电图：静息心电图多可获得发作性 ST 段压低及 T 波改变，必要时可行动态心电图检查。此外，对发作性 ST 段抬高性心绞痛亦称为变异性心绞痛。

（2）核素心肌显像：心电图改变不明显者可应用。

（3）冠状动脉造影：绝大多数患者（＞90%）可根据此检查明确诊断。

（4）测定血清肌酸激酶同工酶（CK-MB）、肌钙蛋白、C–反应蛋白、血脂、血糖、电解质和肝肾功能，如 CK-MB 升高，大于正常值的 2 倍，则应考虑为非 ST 段抬高急性心肌梗死。

（5）胸部 X 线、超声心动图等可用于诊断与鉴别诊断。

3. 治疗

对不稳定性心绞痛和非 ST 段抬高急性心肌梗死患者建议住院治疗。

（1）心电监护。

（2）胸痛发作时硝酸甘油片舌下含服或使用喷雾剂。

（3）吸氧。

（4）对含服硝酸甘油不能缓解疼痛者可静脉滴注硝酸甘油，剂量从 2 ～ 10μg/min 开始。病情稳定后改口服硝酸酯类药物，用法同稳定性心绞痛。

（5）对硝酸甘油不能缓解胸痛或合并急性肺水肿者可使用吗啡 5 ～ 10mg 皮下注射或 5mg 静脉注射。

（6）β受体阻滞剂，用法同稳定性心绞痛，但对 ST 段抬高所致的变异性心绞痛一般不选用。

（7）钙离子通道阻滞剂，对有 β受体阻滞剂禁忌证者选用，或为变异性心绞痛首选，用法同稳定性心绞痛。

（8）抗血小板药物，首选阿司匹林 300mg，每日 1 次，对有禁忌证者可使用噻氯匹定 0.25g，每日 1 次，或氯吡格雷 75mg，每日 1 次。

（9）抗凝药，主要为低分子肝素。

（10）调脂药物。

（11）血管紧张素转换酶抑制剂，高血压者首选，无高血压者可从常规用量的半量开始。

（12）对条件允许者，在上述处理病情稳定后可行经皮冠状动脉介入术，如经上述治疗心绞痛仍反复发作，应尽早行经皮冠状动脉介入治疗，对左主干病变者可行冠状动脉旁路移植术。

### （三）ST 段抬高急性心肌梗死

1. 临床表现

急性心肌梗死的诊断主要依靠典型的胸痛、心电图改变及血清酶学的增高。

（1）症状

1）先兆：不少患者在发病前数周可出现胸闷不适或心绞痛发作频繁或加重等。

2）疼痛：胸痛性质同心绞痛，但程度加重，持续时间＞15分钟，含服硝酸甘油无效；约30%的患者无典型的胸痛，表现为上腹痛、咽痛、牙痛、下颌痛等，亦有少数患者无疼痛症状而以严重心律失常、急性心力衰竭或休克为首发症状。亦可无明显疼痛，多见于糖尿病或老年患者。

3）其他症状：持续1周左右的发热，一般为38℃左右，很少超过39℃，恶心、呕吐，严重时出现心律失常、心力衰竭和休克等症状。

（2）体征：心音低钝，出现 $S_3$ 或 $S_4$、心动过缓或过速等，低血压、颈静脉充盈、肺部啰音和新出现杂音等提示存在心肌梗死的并发症，少数患者亦可无明显阳性体征。

（3）并发症

1）乳头肌功能失调或断裂：发生于起病前3天内，表现为心尖部收缩期粗糙的吹风样杂音，断裂时致严重二尖瓣反流，患者很快出现严重的充血性心力衰竭和肺水肿。

2）室间隔穿孔：多发生于起病前3天内，表现为突然加重的心力衰竭，胸骨左缘3、4肋间收缩期震颤及粗糙收缩期杂音。

3）心室游离壁破裂：多于发病2周内发生，表现为心包压塞、电机械分离及猝死。

4）室壁瘤：心电图 ST 段持续抬高超过2周者提示室壁瘤形成，心脏影像检查可见相应室壁有矛盾运动。

5）动脉栓塞：包括肺动脉和体动脉栓塞。

6）其他：如梗死后综合征（发热、心包炎、胸膜炎等）和肩手综合征（肩臂强直、活动受限并疼痛）等。

**2. 辅助检查**

（1）心电图

1）心肌梗死心电图呈动态改变，极早期（超急期）改变为 T 波高耸，继之 ST 段呈弓背向上型抬高，与直立 T 波形成单向曲线，出现异常 Q 波。ST 段于数日到2周内逐渐降至等电位线，T 波倒置并加深，约数周至数月后又逐渐变浅，多数 Q 波长期存在（称为陈旧性心肌梗死）。如心电图演变过程中仅有 ST 段和（或）T 波动态改变（一般要求24小时以上）而无 Q 波形成，则称为无 Q 波型心肌梗死。

2）心律失常心电图可出现各种类型的心律失常，以室性心律失常最多。前壁心肌梗死易发生室性心律失常，下壁心肌梗死易发生传导阻滞，前壁心肌梗死如发生传导阻滞表明梗死范围广泛、病情严重。

（2）心肌酶学检查：主要测定磷酸肌酸激酶（CPK）及其同工酶（CPK-MB）和乳酸脱氢酶及其同工酶，前二者在发病4～6小时开始升高，18～24小时达到高峰，48～72小时恢复正常；后者在发病8～12小时开始升高，2～3天达到高峰，2～3周恢复正常。

（3）肌钙蛋白 T 或 I 测定：心肌梗死后2～4小时即增高，可持续7～14天。

（4）胸部 X 线：如疑有肺部感染、心力衰竭等可行床边胸部 X 线检查。

（5）冠状动脉造影：如不进行急诊经皮冠状动脉介入则一般安排在发病后 2 周左右进行。

（6）放射性核素心肌显像：有条件的医院可做该检查，$^{99m}$Tc 焦磷酸盐"热区"显像，即坏死心肌组织显像，用于急性期，$^{201}$T$_1$ 或 $^{99m}$Tc-MIBI"冷区"显像，即坏死心肌组织不显像，可较精确地确定心肌梗死部位和范围，用于慢性期。

（7）血流动力学改变：多用肺毛细血管楔嵌压（PCWP）监测，正常为 0.9 ～ 1.6 kPa（7 ～ 12 mmHg），肺毛细血管楔嵌压在 2.4 ～ 2.7 kPa（18 ～ 20 mmHg）时开始出现肺充血，2.7 ～ 3.3 kPa（20 ～ 25 mmHg）时为轻至中度肺充血，3.3 ～ 4.0 kPa（25 ～ 30 mmHg）为中至重度肺充血，4.0 kPa（30 mmHg）时出现肺水肿。一般肺毛细血管楔嵌压在 2.0 ～ 2.7 kPa（15 ～ 20 mmHg）为左心室充盈压最佳范围，但当肺毛细血管楔嵌压 ＞ 2.4 kPa（18 mmHg）、心排血指数 ＜ 2.2 L/（min·m$^2$）时临床表现为心源性休克。

3. 治疗

原则为减轻患者症状，挽救濒死心肌，缩小心肌缺血范围，密切监护，尽早识别和处理可能出现的并发症。

（1）紧急处理

1）给氧、卧床休息、心电监护。

2）吗啡 3 ～ 5 mg，静脉注射镇痛，必要时 15 ～ 30 分钟后可重复注射。

3）静脉滴注硝酸甘油 5 μg/min，连续使用 2 ～ 3 天，反复心绞痛或肺充血者可延长，病情稳定后改用口服硝酸酯类药物（用法同心绞痛）。

4）阿司匹林 0.3 g，每日 1 次，对阿司匹林过敏者使用噻氯匹定 0.25 g，每日 1 次或氯吡格雷 75 mg，每日 1 次。

5）溶栓治疗适用于急性心肌梗死发病 6 小时内，近期研究表明，晚期溶栓（7 ～ 12 小时）对梗死范围虽无影响，但可改善心功能，降低病死率。禁忌证：脑血管意外，近期活动性出血或外科手术，出血倾向，严重高血压（＞ 26.7/16.0 kPa，即 200/120 mmHg），严重肝肾疾病，年龄 ＞ 70 岁，感染性心内膜炎等高度怀疑心房内有血栓者。目前采用静脉内溶栓，常用药物及用法：①尿激酶：20 000 U/kg，最大量不超过 1 500 000 U，溶于 100 mL 生理盐水 30 ～ 60 分钟内滴入；②链激酶：一般用量 1 500 000 U，溶于 100 mL 生理盐水，60 分钟内滴入，用药前皮试并静脉注射地塞米松 5 mg，以预防变态反应；③重组组织型纤溶酶原激活剂：首剂静脉注射 15 mg，之后第一个小时静脉滴注 50 mg，第二和第三个小时静脉滴注 35 mg。

6）溶栓成功的直接指标：冠状动脉造影再通。间接指标：胸痛迅速缓解（2 小时内）；ST 段在溶栓后 2 小时内迅速回降 ≥ 50% 或出现再灌注心律失常；CK-MB 高峰前移在 14 小时内出现。

7）紧急经皮冠状动脉介入术：对有条件的医院可行紧急经皮冠状动脉介入术或在溶栓后行冠状动脉造影，对溶栓不通者做紧急经皮冠状动脉介入术。

8）紧急冠状动脉旁路移植术：对持续胸痛或血流动力学不稳定，不能行经皮冠状动脉介入术者，可做紧急冠状动脉旁路移植术。

（2）进一步处理

1）β 受体阻滞剂：对无 β 受体阻滞剂禁忌证者可尽早使用，一般应用美托洛尔 3 ~ 5 mg，静脉注射，可每隔 15 分钟注射 1 次，连续 3 次，继之口服 25 ~ 50 mg，每日 2 次，需密切观察心功能的变化。

2）对血流动力学不稳定或右心衰竭的患者可行有创血流动力学监测。

3）低分子肝素可使用 1 周左右。

4）血管紧张素转换酶抑制剂：对血压增高者用常规剂量，血压正常者使用常规剂量的一半。

5）镇静治疗：可给予地西泮 2.5 mg，每日 3 次，每晚 1 次。

6）调节血脂药物：主要选用他汀类调脂药。

（3）恢复期的处理：对无并发症的急性心肌梗死，5 天左右可开始做适当运动，2 周左右可出院，有并发症的患者要等到病情稳定后方可出院；在出院前可行超声心动图、动态心电图、运动试验等检查，以评定发生再梗死、心脏病死亡的危险性；有指征者可行冠状动脉造影、经皮冠状动脉介入术等。

（4）并发症的处理

1）心力衰竭：首选血管扩张药和利尿药，严重时应使用吗啡，加强心肌收缩力可选用多巴酚丁胺静脉滴注，剂量从 2.5 μg/（kg·min）开始。一般用量为 2.5 ~ 10 μg/（kg·min）。洋地黄类药物在心肌梗死急性期一般不用，尤其是在 24 小时之内，心肌梗死 1 周后如仍有心力衰竭的表现，可使用小量地高辛（0.125 mg，每日 1 次）。当患者合并快速室上性心律失常时，则应该使用洋地黄类药物（静脉注射毛花苷 C，0.2 mg 左右）。

2）心室破裂和乳头肌断裂：应用主动脉内球囊反搏，尽快争取手术治疗。

（5）右室梗死的处理：右室梗死常与左室下壁梗死并存，应密切监测血流动力学变化，每日静脉滴注右旋糖酐 250 ~ 500 mL，如血压低于 12.0/8.0 kPa（90/60 mmHg）则应避免使用硝酸酯和利尿药，其他处理同左室梗死。

（6）心肌梗死的二级预防

1）硝酸酯类药物，如有心绞痛或无症状性心肌缺血等需较长时间使用，对无并发症者一般不需要长期使用。

2）阿司匹林：0.1 ~ 0.3 g/d，顿服，长期使用。

3）β 受体阻滞剂：对无 β 受体阻滞药禁忌证者应长期使用，多使用选择性 β 受体阻滞药，如美托洛尔 25 ~ 100 mg/ 次，每日 2 次。

4）血管紧张素转化酶抑制剂：对高血压患者根据血压调整剂量，对无高血压者多使用常规剂量的半量。

5）调脂药：主要为他汀类药物，如甘油三酯和低密度脂蛋白胆固醇均在达标水平以下，而以高密度脂蛋白胆固醇降低和甘油三酯升高为主则选用贝特类降脂药，长期使用。

### （四）缺血性心肌病

缺血性心肌病是指冠状动脉粥样硬化所致长期心肌缺血引起的以弥漫性纤维化为主的心肌病变，也称心肌硬化或心肌纤维化。缺血性心肌病者冠状动脉粥样硬化严重，为多支病变，心脏逐渐扩大，左室功能明显受损，左室射血分数多 ≤ 35%。临床主要表现为心律失常和心力衰竭，与扩张型心肌病颇为相似，因此称为缺血性心肌病。

**1. 临床表现**

临床主要表现为心力衰竭、心律失常，心力衰竭多逐渐发生，大多先呈左心衰竭，然后继以右心衰竭，可出现各种心律失常，一旦出现常持续存在，其中以室性或房性期前收缩、心房颤动、病态窦房结综合征、房室传导阻滞和束支传导阻滞多见。患者有心绞痛或心肌梗死病史，常伴有高血压，部分患者可无明显的心绞痛或心肌梗死病史。

**2. 辅助检查**

体格检查、X 线、超声心动图等可发现心脏扩大，以左室扩大为主（可先肥厚后扩大），后期两侧心腔扩大。心电图（静息心电图、动态心电图、运动负荷心电图）可见到冠状动脉供血不足的变化，包括 ST 段压低、T 波低平或倒置、Q-T 间期延长、QRS 波群电压低等。放射性核素检查显示心肌缺血和室壁运动异常，二维超声心动图也可显示室壁的异常运动。选择性冠状动脉造影可明确诊断。

**3. 治疗**

（1）控制心力衰竭：利尿药、血管紧张素转化酶抑制剂、洋地黄、β 受体阻滞剂等，应用洋地黄时宜选择作用和排泄快速的制剂，如毒毛花苷 K、毛花苷 C、地高辛等。

（2）控制心律失常：病态窦房结综合征、房室传导阻滞且有阿 – 斯综合征发作者，宜及早安装永久性人工心脏起搏器；有心房颤动的患者，如考虑转复窦性心律，应警惕其同时存在病态窦房结综合征的可能，避免转复窦性心律后心率极为缓慢；发生严重室性心律失常者，除药物治疗外，还可考虑用埋藏式自动复律除颤器治疗。

（3）改善冠状动脉供血和心肌的营养：异山梨酯（消心痛）、曲美他嗪（万爽力）等。

（4）减少和控制冠心病的各种危险因素。

（5）有指征者可行经皮冠状动脉介入术、冠状动脉旁路移植术。

## 四、护理诊断与计划目标

### 1. 护理诊断及医护合作性问题

（1）疼痛：与心肌缺血、缺氧有关。

（2）活动无耐力：与心肌氧的供需失调有关。

（3）潜在并发症：心肌梗死。

（4）知识缺乏：缺乏控制诱发因素及预防性药物应用知识。

### 2. 计划与实施

（1）患者的胸痛及早缓解。

（2）护士及早发现并发症，并及时救治。

（3）患者的活动耐力增加。

（4）患者有关冠心病危险因素的知识增加，有效的控制诱发因素，降低不稳定性心绞痛和心肌梗死的发生。

### 3. 预防并发症

（1）心绞痛发作时立即停止活动，卧床休息，安慰患者，解除紧张不安情绪。

（2）指导患者舌下含化硝酸甘油，以减少心肌耗氧量。

（3）给氧。

（4）疼痛的观察：评估疼痛的部位、性质、程度、持续时间及诱因，注意生命体征及面色、大汗、恶心、呕吐等。

（5）药物治疗与护理：发作时可含化硝酸甘油或消心痛，可多次含化，必要时静脉滴注硝酸甘油，但注意监测血压及不良反应。

### 4. 减轻心肌耗氧量，增加活动耐力

（1）减少或避免诱因：与患者讨论可能诱因，预防发作。

（2）制订活动原则：活动量以不致发生心绞痛为限，但对于不稳定性心绞痛应限制活动，必要时卧床。

（3）活动中不良反应的观察与处理。

（4）讲解治疗和控制危险因素的重要性。

### 5. 健康指导

（1）告知患者健康的生活方式。

（2）指导患者避免诱因及发作时采取的方法。

（3）坚持按医嘱服药，自我监测药物不良反应，常备必须药物，了解各种药物的作用、服用方法、不良反应及存放方法。

（4）定期进行心电图、血糖、血脂检查，积极治疗高血压、糖尿病、高脂血症。

（5）告知患者洗澡注意事项。

（6）告知患者何时应该到医院就诊。

# 五、护理措施

## （一）老年心绞痛的护理

### 1. 发作期护理

患者心绞痛频繁发作时要卧床休息。监测病情，严密观察胸痛的特点及伴随症状，随时监测生命体征、心电图的变化，注意有无急性心肌梗死的可能。注意观察发作的诱因与表现，记录服药后缓解的时间。疼痛发作时嘱患者立即停止活动，坐下或半卧位休息，立即舌下含服硝酸甘油或硝酸异山梨酯，缓解疼痛。稳定患者情绪，指导患者放松，缓解焦虑和恐惧。同时注意观察用药反应，必要时吸氧。

### 2. 缓解期护理

（1）遵医嘱用药：硝酸酯制剂、β受体阻滞剂、钙离子通道阻滞剂、阿司匹林等。

（2）合理饮食：选择低脂，低胆固醇，富含蛋白质、维生素C的食物，避免食用过多的动物性脂肪和高胆固醇食物，严禁暴饮暴食，戒烟酒。

（3）生活规律：保持乐观，避免过劳和情绪激动，劳逸结合，适当运动，保证充足睡眠。

### 3. 用药护理

针对老年人口干的特点，口服硝酸甘油前应先用水湿润口腔，再将药物嚼碎置于舌下，使药物快速溶化生效。也可选用硝酸甘油喷雾剂，首次使用硝酸甘油时宜平卧，因老年人易出现减压反射导致血容量降低。伴有慢性阻塞性肺病、心力衰竭或心脏传导病变的老年人对β受体阻滞剂很敏感，故应逐渐减量、停药。钙离子通道阻滞剂可引起老年人低血压，应从小剂量开始使用。使用阿司匹林或肝素等药物时，注意观察有无出血。

### 4. 健康指导

（1）让患者了解心绞痛发作的规律，去除诱因，如劳累、寒冷刺激、饱餐、用力排便、排尿、情绪激动等，加强宣传教育。

（2）有心绞痛发作史的患者应随身携带保健药盒（内有硝酸甘油、亚硝酸异戊酯、硝苯地平、地西泮）。硝酸甘油应半年更换1次，以保证药效。

（3）夜间发作时可令患者坐起或两足下垂，以缓解症状。

（4）说明情绪对疾病的影响，切忌情感压抑。

## （二）急性心肌梗死的护理

### 1. 监护

安置患者于冠心病监护病房连续监测心电图、血压、呼吸 5～7 天，及时发现各种心律失常，同时注意有无尿量、意识等改变。

### 2. 休息

病室保持安静、舒适，限制探视，保证患者充足的休息和睡眠时间。根据病情患者取半卧位或平卧位。前 3 天绝对卧床休息，一切日常生活均由他人协助进行，减轻患者的心脏负荷，降低心肌耗氧量，限制或缩小心肌梗死范围。病情稳定后逐渐增加活动量，可促进心脏侧支循环的建立和心功能的恢复。无并发症者，发病后 2～3 天协助翻身，活动肢体，以防止发生肺炎、便秘与深静脉血栓。

### 3. 饮食护理

给予清淡、低钠、低脂、低胆固醇、富含维生素、纤维素、易消化的半流食，以少量多餐为宜，不宜过饱。

### 4. 预防便秘

保持大便通畅，避免用力排便，清晨空腹饮水一杯或起床前顺时针腹部按摩，同时做缩肛动作 10～20 次。

### 5. 重症患者护理

偏瘫、失语的患者注意观察意识、瞳孔等变化，在观察中要准确记录出汗与尿量的变化，注意心律与心率的变化，脉率 60～100 次/分或出现脉搏强弱不等，接好心电示波器观察并及时处理。老年人夜间病情变化多且快，应加强巡视。

### 6. 医护合作问题

（1）溶栓治疗及护理：脑出血是老年人溶栓治疗时最危险的并发症，所以对接受急性溶栓治疗的老年人，应密切观察有无头痛、意识改变及肢体活动障碍，注意血压和心率的变化，及时发现脑出血的征象。

（2）急性介入治疗护理：应密切观察有无再发心前区痛，心电图有无变化，及时判断有无新的心肌缺血发生。

（3）药物治疗及护理：血管紧张素转换酶抑制剂可有头晕、乏力、肾功能损害等不良反应，故老年患者应使用短作用制剂，从小剂量开始，几天内逐渐加至耐受剂量，且用药过程中要严密监测血压、血清钾的浓度和肾功能。

### 7. 心理护理

急性期注意安慰患者，消除紧张、恐惧心理。解释不良情绪会增加心脏负荷和心肌耗氧量。向患者介绍本病的知识和监护室的环境。进行各项抢救操作时应沉着、冷静、正确、熟练，给患者以安全感。操作前应简要地将操作过程和不适感告知患者，以利其配合。

# 第三节　消化性溃疡的护理

## 一、概述

**1. 概念**

消化性溃疡（peptic ulcer）是指发生在胃和（或）十二指肠的慢性溃疡，即胃溃疡和十二指肠溃疡。因溃疡的形成与胃酸、胃蛋白酶的消化作用有关，故称为消化性溃疡。本病是消化系统疾病中的常见病、多发病，我国总发病率为 10% ~ 12%。十二指肠溃疡比胃溃疡多见，两者发病率之比为 3∶1。本病可见于任何年龄，十二指肠溃疡多见于青壮年，胃溃疡多见于中老年人，后者发病高峰较前者约晚 10 年。男性略多于女性。

**2. 病因及发病机制**

（1）幽门螺杆菌感染：大量研究表明，幽门螺杆菌感染是消化性溃疡的主要病因。多数消化性溃疡黏膜可检出幽门螺杆菌，而杀灭幽门螺杆菌可促进溃疡愈合，并降低复发率。

（2）胃酸、胃蛋白酶：消化性溃疡是胃酸、胃蛋白酶对黏膜的自身消化作用所致，在损害因素中，胃蛋白酶对蛋白有水解作用、胃酸对胃和十二指肠的黏膜有侵袭作用，胃酸的作用占主导地位。胃酸分泌增多在十二指肠的发病机制中起主导作用，也是起决定性作用的因素。

（3）非甾体抗炎药：阿司匹林、吲哚美辛和布洛芬等除具有直接损伤胃和十二指肠黏膜的作用外，还能通过抑制前列腺素合成，从而削弱后者对黏膜的保护作用。

（4）其他因素

1）吸烟：不可忽视的重要因素之一，尤其是十二指肠溃疡。

2）饮食因素，如无规律饮食、暴饮暴食、高盐饮食，长期食用过冷、过热、过硬和刺激性强的食物及嗜酒等可引起黏膜的物理性或化学性损伤。

3）持久或过度精神紧张、情绪激动等因素可引起大脑皮质功能紊乱，使迷走神经兴奋和肾上腺皮质激素分泌增加，导致胃酸和胃蛋白酶分泌增多，促使溃疡形成。

4）遗传因素，研究表明胃溃疡有家庭聚集现象。

消化性溃疡的病因和发病机制较为复杂，基本原理是由于黏膜自身防御 – 修复因素与黏膜侵袭因素之间失去平衡。

## 二、护理评估

### 1. 健康史

询问患者有无溃疡病家族史，有无不良的饮食和生活习惯；有无长期服用阿司匹林类药物和糖皮质激素等，有无慢性充血性心力衰竭、肝硬化等慢性疾病，有无精神刺激、过度疲劳、气候变化等诱因。

### 2. 身体状况

典型的消化性溃疡以慢性病程、周期性发作、节律性上腹痛为特点，一般春、秋季节易发作。

（1）症状

1）上腹痛：反复发作的慢性、周期性及节律性上腹痛是消化性溃疡的特殊症状。①疼痛部位：胃溃疡疼痛多位于上腹部，剑突下正中或偏左，十二指肠溃疡疼痛则位于上腹正中或偏右；②性质：胃溃疡和十二指肠溃疡疼痛性质相似，可为灼痛、胀痛或有饥饿样不适感；③疼痛的节律性：胃溃疡的疼痛常在餐后 0.5 ~ 1 小时出现，至下次进餐前自行消失，即进食－疼痛－缓解，十二指肠溃疡的疼痛多在餐后 3 ~ 4 小时出现，若不服药或进食则持续至下次进餐后才缓解或消失，呈疼痛－进餐－缓解规律，故又称空腹痛、饥饿痛，约半数患者于半夜发生疼痛，称为夜间痛。

2）胃肠道症状：表现为反酸、嗳气、恶心、呕吐等消化不良的症状。

3）全身症状：表现为失眠、多汗、消瘦、贫血等症状。

（2）体征：溃疡活动期上腹正中偏右或偏左有轻度压痛，缓解期无明显特征。

（3）并发症

1）出血：是本病最常见的并发症。大出血的溃疡多位于胃小弯或十二指肠后壁，由于溃疡侵蚀大血管，主要表现为呕血与黑便，常伴有头晕、无力和心悸等症状，当失血量超过 800 mL 时会出现失血性休克征象。

2）穿孔：急性穿孔是本病最严重的并发症，常发生于饮食过饱和饭后剧烈运动，表现为骤起的上腹部刀割样剧痛并迅速向全腹弥散的持续性腹痛，患者疼痛难忍，可有面色苍白、出冷汗、脉搏细速、血压下降等表现，腹式呼吸减弱或消失；弥漫性腹部压痛、反跳痛、肌紧张呈板样强直；叩诊肝浊音消失，可有移动性浊音；站立位 X 线检查可见膈下新月状游离气体影；腹腔穿刺可抽出黄色浑浊液体。

3）幽门梗阻：主要由十二指肠溃疡或幽门管溃疡引起。呕吐为主要症状，患者可感到上腹饱胀不适，餐后加重，呕吐量大，呕吐物为发酵酸性宿食，不含胆汁，有腐败酸臭味，重者出现失水和低钾、低氯性碱中毒。腹部检查有胃蠕动波、振水音等。

4）癌变：少数胃溃疡可发生癌变，此时上腹痛的节律性消失，溃疡顽固不愈，粪便隐血试验持续阳性。

**3. 实验室和其他检查**

（1）胃镜及黏膜活组织检查：是确诊消化性溃疡的首选检查方法，可直接观察溃疡的部位、大小、性质，并可取活组织做病理检查和幽门螺杆菌检查。

（2）X线钡餐检查：龛影为溃疡的X线直接征象，是诊断溃疡病的可靠依据之一；十二指肠球部激惹和变形、胃大弯侧痉挛性切迹等为溃疡的间接征象。

（3）幽门螺杆菌检测：可做 $^{13}$C-尿素呼气试验，测量血中抗幽门螺杆菌抗体，或检测活组织标本确定有无幽门螺杆菌感染。此检查为常规检查项目，检测结果可作为指导治疗方案的依据。

（4）胃液分析：十二指肠溃疡患者常有胃酸分泌增高，胃溃疡患者胃酸分泌正常或低于正常。

（5）粪便隐血试验：消化性溃疡活动期粪便隐血试验可为阳性，持续阳性提示有癌变的可能。

**4. 心理和社会状况**

消化性溃疡有周期性发作和节律性疼痛的特点，患者易产生焦虑、抑郁等心理反应，当消化性溃疡合并出现消化道出血时患者会有紧张、恐惧等心理反应，另外，癌变也是某些溃疡患者经常考虑的问题，患者也可因此有负面情绪的改变。

**5. 治疗要点**

治疗原则是祛除病因、缓解症状、促进溃疡愈合、防止复发和避免并发症的发生。

（1）降低胃酸的药物

1）抗酸药：使胃内酸度降低，常用药物有氢氧化铝、碳酸氢钠、铝碳酸镁等。

2）$H_2$受体拮抗剂：能阻止组胺与 $H_2$ 受体结合，使壁细胞分泌胃酸减少。常用药物有西咪替丁、雷尼替丁和法莫替丁等。

3）质子泵抑制剂：以奥美拉唑为代表，是目前最强的胃酸分泌抑制药，作用时间长，作用机制是抑制壁细胞分泌胃酸的关键酶 $H^+$-$K^+$-ATP 酶失去活性，从而阻滞壁细胞内的 $H^+$ 转移至胃腔而抑制胃酸分泌。

（2）保护胃黏膜的药物：枸橼酸铋钾、硫糖铝等。

（3）根除幽门螺杆菌治疗：目前推荐以质子泵抑制剂或胶体铋剂为基础加上两种抗生素组成的三联治疗方案，即奥美拉唑或枸橼酸铋钾加上克林霉素和阿莫西林或甲硝唑。

（4）手术治疗：适用于大量出血经内科治疗无效、并发急性穿孔、并发瘢痕性幽门梗阻、顽固性溃疡及胃溃疡有癌变的患者。

## 三、主要护理诊断

（1）疼痛，与胃酸刺激溃疡面或胃酸作用于溃疡引起化学性炎症有关。
（2）营养失调，与疼痛或食后饱胀不适致摄入量减少、消化吸收障碍有关。
（3）焦虑，与病程迁延等有关。
（4）潜在并发症，如出血、穿孔、幽门梗阻、癌变。

## 四、护理目标

疼痛减轻或消失，恶心、呕吐减轻，食欲改善，体重增加，情绪稳定，焦虑减轻或消失。

## 五、护理措施

**1.一般护理**

（1）休息与活动：溃疡活动期或粪便隐血试验阳性时患者应卧床休息，症状较轻的患者可边工作边治疗，注意劳逸结合，避免过度劳累、紧张，保持良好的心情。

（2）饮食护理

1）溃疡病急性发作期：应给予温软、半流质且含蛋白质、糖类、维生素较高的食物，如大米粥、小米粥、蛋花汤、蒸鸡蛋、藕粉、蜂蜜、果汁等易于消化的饮食，每日进食6～7次，使食物与胃酸经常保持结合状态，以缓解症状，促进溃疡愈合。此期应严格限制对胃黏膜有刺激的食物，以保护胃黏膜。此期应适当限制肉汤、鸡汤、鱼汤，因含氮高的饮食能强烈刺激胃酸分泌，增加胃的代谢负担。

2）好转恢复期：以清淡和无刺激性的易消化饮食为主，原则是定时定量、细嚼慢咽、少食多餐。每日进食5～6次，主食以面食为主，不习惯面食者可用软米饭或米粥代替，两餐之间可摄取适量牛奶，因牛奶中的钙质可刺激胃酸分泌，不宜多饮。此期可适当增加蛋白质、糖、脂肪和食盐量。

**2.病情观察**

注意观察疼痛的规律和特点，呕吐物及粪便性状，以尽早发现出血、幽门梗阻等并发症的出现，突发腹部疼痛时，应注意有无腹膜刺激征等穿孔迹象，注意监测患者的生命体征。

**3.疼痛的护理**

疼痛患者要了解其疼痛特点，如有典型的节律，可按其特点指导缓解疼痛的方法，如十二指肠溃疡为空腹痛或午夜痛，指导患者准备碱性食物（如苏打饼干）在疼痛前进食或遵医嘱服用抗酸药物防止疼痛发生。局部热敷或针灸止痛均可采用。

**4. 心理护理**

忧虑、恐惧可刺激迷走神经兴奋导致胃酸分泌增多，从而加重对胃黏膜的损伤，因此，要消除患者的紧张感，告知患者情绪反应与疾病的发展、转归密切相关，提高患者情绪的自我调控能力及心理应急能力。向患者讲解消化性溃疡的有关知识，告诉患者及其家属经过正规治疗，溃疡是可以痊愈的，让患者树立战胜疾病的信心，保持乐观的情绪，主动配合医师治疗。

**5. 用药护理**

（1）抗酸药：如氢氧化铝凝胶等应在饭后 1 ~ 2 小时和睡前服用，应避免与奶制品、酸性食物或饮料同时服用。

（2）$H_2$受体拮抗剂：应在餐中或餐后即刻服用，若需同时服用抗酸药时，则两药应间隔 1 小时以上。静脉给药时应注意控制滴注速度，以免引起低血压和心律失常。常见的不良反应有乏力、粒细胞减少、皮疹等。

（3）质子泵抑制剂：奥美拉唑可引起头晕，特别是用药初期，因此应嘱患者用药期间避免从事注意力高度集中的工作。兰索拉唑的主要不良反应为荨麻疹、皮疹、瘙痒及头痛等。

（4）其他药物：硫糖铝宜在餐前 1 小时服用，可有便秘、口干、皮疹、眩晕、嗜睡等不良反应。枸橼酸铋钾在酸性环境中才起作用，故应在餐前 30 分钟服用，不可与抗酸药同服，因其可使齿、舌变黑，应用吸管直接吸入，部分患者服药后出现便秘或大便呈黑色，停药后可自行消失。服用阿莫西林时，应询问患者有无青霉素过敏史，服用过程中应注意是否有迟发性过敏反应。甲硝唑可引起恶心、呕吐等胃肠道反应，口腔金属味、舌炎和排尿困难等不良反应。

**6. 并发症的护理**

（1）上消化道出血：见本章相关内容。

（2）急性穿孔和瘢痕性幽门梗阻：应遵医嘱做好各项术前准备，做好呕吐物的观察与处理，指导患者禁饮食，行胃肠减压，保持口腔清洁。同时迅速建立静脉通道，输液，做好解痉药与抗生素的用药护理。

**7. 健康指导**

（1）知识指导：向患者及其家属介绍疾病基本知识、导致溃疡复发与加重的诱因。对嗜烟酒的患者说明烟酒对消化性溃疡的危害性，并与患者共同制订切实可行的戒烟酒计划，帮助其戒烟酒。合理安排休息与活动，睡眠充足，劳逸结合，精神放松，心态良好。

（2）饮食指导：合理饮食，纠正不良饮食习惯，定时进食，少食多餐，细嚼慢咽，避免餐间零食和睡前进食。忌暴饮暴食，忌过冷、过热饮食，禁辛辣、浓茶、咖啡、过酸或油炸食品。

（3）用药指导：指导患者按医嘱用药，学会识别药物的不良反应，避免应用使溃疡加重或复发的药物。

（4）及时识别并发症征象，定期复查，若上腹部疼痛节律发生改变或加剧、出现呕血或黑便时，应立即就诊。

## 六、护理评价

疼痛有无减轻或消失，食欲有无改善，体重是否增加，情绪是否稳定。

# 第四节　胃炎的护理

胃炎是指各种病因引起的胃黏膜炎症，是最常见的消化道疾病之一。临床按发病急缓和病程的长短，可分为急性胃炎和慢性胃炎。

## 一、急性胃炎的护理

### （一）概述

**1. 概念**

急性胃炎（acute gastritis）是各种原因引起的胃黏膜的急性炎症，其主要病变是胃黏膜的水肿、充血、糜烂和出血。本病病程短，病理过程为自限性，如能及时祛除病因，短期内可治愈，少数可因大量出血或反复出血而危及生命。

**2. 病因及发病机制**

急性胃炎的病因众多，常见的原因如下。

（1）幽门螺杆菌感染引起的胃炎。

（2）除幽门螺杆菌外，其他病原体感染引起的急性胃炎。常见致病微生物有沙门菌、嗜盐菌等；常见毒素有金黄色葡萄球菌及肉毒杆菌产生的毒素，主要通过进食被细菌或毒素污染的不洁食物而致病。

（3）急性糜烂性出血性胃炎的病因：①药物因素，如阿司匹林、吲哚美辛，肾上腺糖皮质激素、乙醇、铁剂、某些抗生素、抗肿瘤药物、利血平等均可引起胃黏膜糜烂和出血；②急性应激，如全身感染、严重创伤、严重烧伤、颅内高压、大手术、休克等，可使胃黏膜血流减少，黏膜缺血和缺氧而发生糜烂、出血；③乙醇，由于具有亲脂和溶脂功能，可破坏胃黏膜屏障，引起上皮细胞损害进而造成胃黏膜糜烂和出血。

### （二）护理评估

#### 1. 健康史

询问患者饮食卫生情况、有无酗酒，近期有无服用阿司匹林、吲哚美辛、糖皮质激素等有损胃黏膜的药物，有无接受过大手术、休克、大面积烧伤及严重脏器疾病等病史。

#### 2. 身体状况

轻者可无明显症状，或仅出现上腹部饱胀不适、隐痛、恶心、呕吐等。非类固醇类抗炎药或急性应激所致者，胃出血常见，甚至为首发症状，胃出血多为呕吐物略带血性，也可表现为呕血和黑便。若为沙门菌、金黄色葡萄球菌及其毒素所致，常在进食不洁食物数小时发病，多伴有发热、腹痛、恶心及呕吐，如有肠炎会伴随出现腹绞痛、水样便等症状。严重者出现水、电解质及酸碱平衡紊乱。体检时上腹部可有不同程度的压痛。

#### 3. 心理和社会状况

患者常因起病急，突然上腹痛、恶心、呕吐，甚至消化道出血而导致出现紧张、焦虑等心理。

#### 4. 实验室和其他检查

（1）粪便检查：大便隐血试验可呈阳性。

（2）纤维胃镜检查：急性胃镜检查通常在大量出血 24 ~ 48 小时内进行，对于急性糜烂出血性胃炎有诊断价值。

#### 5. 治疗要点

本病以去除病因、对症处理、加强原发病防治为基本治疗措施。感染因素所致者，应尽早使用有效抗生素；非甾体类抗炎药等药物引起者，应立即停止用药，并给予抑制胃酸分泌药、$H_2$ 受体拮抗剂、质子泵抑制剂、胃黏膜保护剂等；有急性应激者，应积极治疗原发病，同时给予抑酸剂治疗；呕吐、腹泻剧烈者；可暂停进食，静脉维持营养，纠正水、电解质及酸碱平衡紊乱；腹痛明显者，可给予阿托品或山莨菪碱以解痉、止痛；发生消化道大出血者，应迅速进行抢救。

### （三）主要护理诊断

（1）腹痛，与胃黏膜的急性炎症病变有关。

（2）有体液不足的危险，与胃黏膜炎症所致的出血、呕吐有关。

（3）潜在并发症，如上消化道出血等。

## （四）护理目标

患者腹痛、呕吐或呕血缓解或消失，心理负担解除，焦虑缓解，能说出疾病的病因及防治知识并能积极参与治疗。

## （五）护理措施

### 1.一般护理

（1）休息与活动：轻症患者注意休息，减少活动；重症者保持环境安静、舒适，卧床休息，以减少胃肠蠕动，有助于腹痛的减轻或缓解。

（2）饮食护理：轻症者可进流质或少渣、温凉的半流质饮食，少量多餐；少量出血者，可给牛奶、米汤等流质饮食以中和胃酸，有助于止血和胃黏膜修复；呕吐剧烈、大量出血或伴有明显腹泻的患者，暂停进食，遵医嘱静脉维持营养及纠正水、电解质酸碱紊乱，待病情缓解后逐步恢复正常饮食。

### 2.病情观察

观察上腹部疼痛的部位、性质及程度，有无呕吐、腹泻，严重者需记录24小时出入量，注意观察生命体征、皮肤弹性及温湿度改变，密切监测上消化道出血征象。

### 3.用药护理

遵医嘱给予抑制胃酸分泌药、胃黏膜保护药、解痉药和镇吐药，并注意药物的不良反应。对呕吐剧烈伴腹泻或胃出血量大者，应迅速建立静脉通道，遵医嘱输液、补充电解质、纠正酸碱紊乱，并调整好输液的速度，必要时测定血型、配血、输血，以恢复有效的循环血容量。

### 4.心理护理

解释本病的基本知识，增加与患者交谈的时间，鼓励患者说出其内心感受和忧虑，安慰患者和稳定患者情绪，消除其紧张、焦虑心理。

### 5.健康指导

（1）疾病知识指导：向患者及其家属介绍疾病的基本知识，帮助其掌握本病的防治知识和自我护理方法；对造成急性应激状态的原发疾病；应积极进行治疗。教育患者养成良好的生活习惯，注意劳逸结合，保持轻松愉快的心情。

（2）饮食指导：注意饮食卫生，饮食要有规律，忌过饥、过饱，避免进过冷、过热、坚硬、粗糙、辛辣等食物，忌服浓茶、浓咖啡、烈性酒等。

（3）用药指导：告诉患者避免使用非甾体类抗炎药等对胃黏膜有刺激的药物，若必须要使用时应在医师指导下使用。

### （六）护理评价

患者腹痛、呕吐或呕血、腹泻等有无减轻或缓解，心理状态是否稳定，能否说出本病的病因及基本防治知识。

## 二、慢性胃炎的护理

### （一）概述

#### 1. 概念

慢性胃炎（chronic gastritis）是由多种病因引起的胃黏膜慢性炎症性病变。本病发病率占各种胃病之首，其发病率和萎缩性病变发生率在 50 岁以上者高达 50%，男性多于女性，任何年龄段均可发病，但随着年龄增长，发病率逐渐升高。目前，将胃炎分为浅表性胃炎（又称非萎缩性）、萎缩性胃炎和特殊类型胃炎三大类。浅表性胃炎是指不伴有胃黏膜萎缩性改变，胃黏膜层以淋巴细胞和浆细胞为主的慢性炎症细胞浸润的慢性胃炎；萎缩性胃炎又分为多灶性胃炎和自身免疫性萎缩性胃炎两大类，是指胃黏膜已发生了萎缩性改变，常伴有肠上皮化生。少数萎缩性胃炎常伴中度以上的肠化生和异型增生，有癌变的可能性，应定期复查。

#### 2. 病因及发病机制

慢性胃炎的病因和发病机制目前尚未明了，主要致病因素如下。

（1）幽门螺杆菌感染：是目前公认的导致慢性胃炎的最主要病因，其机制为：①可能通过幽门螺杆菌的鞭毛运动及黏附直接侵袭胃黏膜；②产生的尿素酶分解尿素产生氨和氢氧化铵导致胃黏膜损害；③通过产生的酶降解胃液中的黏液糖蛋白、脂质和脂蛋白，破坏黏液层的完整性；④通过产生的毒素及炎症介质引起胃黏膜炎症反应。

（2）自身免疫：胃炎患者体内壁细胞损伤后，能作为自身抗原刺激机体产生壁细胞抗体和内因子抗体，破坏壁细胞，使胃酸分泌减少，还可影响维生素 $B_{12}$ 的吸收，导致恶性贫血。

（3）理化因素：长期吸烟，大量饮烈性酒、浓茶、浓咖啡，长期进食过冷、过热、过粗糙的食物，均可导致胃黏膜的反复损伤；常期服用非类固醇抗炎药、糖皮质激素等药物，可抑制胃黏膜前列腺素的合成，破坏胃黏膜屏障，为幽门螺杆菌和其他因素的致病创造条件。

（4）其他因素：如幽门功能不全造成的胆汁反流、老年人胃黏膜退行性病变、心力衰竭、肝硬化门静脉高压、尿毒症、高盐饮食等均可使胃黏膜受损。

## （二）护理评估

### 1. 健康史

应了解患者的饮食方式和行为，饮食的规律情况，是否常饮酒、浓茶、咖啡，常食过冷、过热、过粗糙食物，是否有吸烟嗜好；是否长期大量服用阿司匹林、吲哚美辛、糖皮质激素等药物；有无桥本甲状腺炎、白癜风等自身免疫性疾病，有无慢性肝硬化门静脉高压、慢性心力衰竭、口腔和鼻咽部慢性炎症等病史。

### 2. 身体状况

慢性胃炎病程迁延，进程缓慢，缺乏特异性。多数患者常无症状，有症状者主要表现为非特异性消化不良，如上腹不适，餐后较明显，无规律性上腹部隐痛、食欲不振、嗳气、反酸、恶心和呕吐等。严重萎缩性胃炎，尤其自身免疫性胃炎可有厌食、贫血、消瘦、舌炎、腹泻等症状。少数可有上消化道出血。体征可见上腹部有轻微压痛。

### 3. 实验室和其他检查

（1）胃镜及胃黏膜活组织检查：是诊断慢性胃炎的可靠方法。浅表性胃炎病变黏膜表现为充血水肿、黏液分泌增多，可有局限性糜烂和出血点；活检可见黏膜浅层慢性炎症细胞浸润，腺体多正常。萎缩性胃炎胃黏膜可呈灰白色，黏膜皱襞变细或平坦，黏膜层变薄，可透见黏膜下树枝状或网状紫蓝色血管纹。活组织检查显示腺体减少，伴不同程度的慢性炎症细胞浸润，可有肠腺化生、假幽门腺化生及异型增生等。

（2）幽门螺杆菌检查：通过胃镜检查获取的胃黏膜标本可做快速尿素酶试验、组织培养，也可检测血清特异性抗体等，阳性提示炎症的活动性。

（3）血清学检查：萎缩性胃体胃炎血清胃泌素水平常升高，壁细胞抗体、内因子抗体或胃泌素抗体可呈阳性。

（4）胃液分析：浅表性胃炎胃酸多正常。萎缩性胃炎胃酸缺乏，尤其是胃体胃炎更为明显。

（5）X线钡餐检查：萎缩性胃体胃炎可表现为胃黏膜皱襞相对平坦、减少，萎缩性胃窦炎则表现为胃窦黏膜呈钝锯齿状及胃窦部痉挛等改变。

### 4. 心理和社会状况

因本病呈慢性经过，反复发作，症状时轻时重，尤其少数患者因贫血、消瘦，常怀疑患癌症，易产生紧张、不安、焦虑等不良心理反应。

### 5. 治疗要点

（1）抗幽门螺杆菌治疗：对幽门螺杆菌感染引起的慢性胃炎，目前多采用的治疗方案为一种胶体铋剂或一种质子泵抑制剂加上两种抗菌药物。

（2）对症治疗：浅表性胃炎患者，以反酸、腹痛为主要表现者，可给予黏膜保护剂如硫糖铝，$H_2$受体拮抗剂如雷尼替丁，或小剂量质子泵抑制剂；腹胀，饭后更甚者，给予甲氧氯普胺、多潘立酮、西沙必利；胆汁反流明显者，可用胃动力药及中和胆汁的黏膜保护剂如碳酸镁、瑞巴派特等治疗；萎缩性胃炎伴恶性贫血者，可给予维生素$B_{12}$和叶酸治疗；萎缩性胃炎伴重度异型增生者，宜采用预防性手术治疗，目前多采用的是内镜下胃黏膜切除术。

### （三）主要护理诊断

（1）慢性疼痛，与胃黏膜炎性病变有关。

（2）营养失调，与食欲不振、厌食、消化吸收不良等有关。

（3）焦虑，与病程迁延、病情反复、担心癌变等有关。

### （四）护理目标

腹痛缓解或消失；食欲增加，能合理摄取营养，体重增加；能采取有效应对措施，正确面对疾病、保持稳定和乐观的心态。

### （五）护理措施

**1. 一般护理**

（1）休息与活动：轻症者可适当活动，但应避免过度劳累，生活有规律；慢性胃炎急性发作或伴上消化道出血者应卧床休息。

（2）饮食：以进食清淡、易消化的食物为饮食原则。注意饮食卫生，宜少量多餐、定时定量、细嚼慢咽，忌暴饮暴食及餐后从事重体力劳动。避免粗糙、辛辣、过冷、过热等刺激性食物，尽量少吃或不吃烟熏、腌制食物，减少食盐摄入，多吃蔬菜、水果。胃酸缺乏患者最好食用完全煮熟的食物，并多进可刺激胃酸分泌的食物，胃酸偏高者应避免进酸性、脂肪多的食物。鼓励患者晨起、睡前、进食前后刷牙或漱口，保持口腔清洁舒适、促进食欲。

**2. 病情观察**

观察疼痛的部位、性质、程度及其变化，观察呕吐物和粪便的颜色、性状与量，对长期慢性腹痛者应监测体重及大便隐血试验，定期做胃镜检查，及时发现病情变化。

**3. 对症护理**

对腹胀和腹痛患者，注意腹部保暖，避免腹部受凉，也可用热水袋局部热敷，腹部轻轻按摩；腹痛较重应遵医嘱给予解痉、抑酸药物。

**4. 用药护理**

遵医嘱服用药物时，应注意观察药物的疗效及不良反应。胃动力药如多潘立酮、西沙必利等应在餐前服用，不宜与阿托品、山莨菪碱等解痉药合用。胃酸缺乏者使用1%稀盐酸时，宜将药物送至舌根部咽下，服后温开水漱口。用抗胆碱药时，应注意口干、心率加快、汗闭、胃排空延缓等不良反应。

### 5. 心理护理

关心、安慰患者，告诉本病的可能原因、疾病的经过与转归。向患者及其家属介绍治疗有效的病例，使其树立治疗信心、配合治疗，消除忧虑、恐惧心理。

### 6. 健康指导

（1）疾病知识指导：帮助患者认识本病的病因，避免诱因，如不随意使用对胃黏膜有刺激的各种药物。告诉患者按医嘱正确用药，坚持治疗，向患者介绍有关治疗药物的作用、不良反应及其防范措施。

（2）日常生活指导：生活要有规律，保持心情愉快，防止过度劳累；注意饮食卫生，戒烟、忌酒，合理饮食，保证足够营养；教会患者心理自我调整的方法，提高心理适应能力；保持愉悦、稳定的心态。

（3）定期复查：对胃黏膜萎缩严重伴肠腺上皮化生及重度异型增生者，告之定期到医院检查，以便早期发现癌变，及时手术治疗。

## （六）护理评价

疼痛是否减轻、缓解或消失，患者营养状况是否改善，情绪是否稳定。

# 第五节　上消化道出血的护理

## 一、概述

### 1. 概念

上消化道出血（upper gastrointestinal hemorrhage）是指屈氏韧带以上的消化器官，包括食管、胃、十二指肠或胰胆等病变及胃空肠吻合术后的空肠病变引起的出血。大量出血是指在短期内的失血量超出1000 mL或循环血容量的20%。上消化道出血为临床常见急症，主要表现为呕血和（或）黑便，常伴血容量减少引起的急性周围循环衰竭，病情严重者，可危及生命。

### 2. 病因

上消化道疾病及全身性疾病均可引起上消化道出血。临床上最常见的病因是消化性溃疡，其次为食管胃底静脉曲张破裂、急性糜烂出血性胃炎和胃癌。

（1）上消化道疾病：①食管疾病：食管炎、食管癌、食管的物理化学因素损伤、食管黏膜撕裂症等；②胃、十二指肠疾病：消化性溃疡、胃泌素瘤、急性糜烂出血性胃炎、胃癌、急性胃扩张、胃手术后病变等。

（2）门静脉高压：肝硬化、门静脉阻塞出现门静脉高压引起食管胃底静脉曲张破裂出血。

（3）上消化道邻近器官或组织的疾病：见于胆道出血及胰腺疾病。

（4）全身性疾病：见于白血病、再生障碍性贫血、血小板减少性紫癜、尿毒症等。

## 二、护理评估

### 1. 健康史

评估患者有无消化性溃疡、肝硬化、胃癌、胰腺、胆道疾病病史及消化道手术史；有无饮食不当、过度劳累、精神紧张、长期嗜酒或服用损害胃黏膜的药物（阿司匹林、吲哚美辛、保泰松、肾上腺糖皮质激素等）；有无创伤、颅脑手术、休克、严重感染等应激史。了解呕血及黑便发生时间、次数与颜色，可能引起的诱发因素；有无头晕、心慌、四肢无力、口渴、尿少等表现。

### 2. 身体状况

上消化道出血的临床表现主要取决于出血量、出血速度及出血前的全身状态。

（1）黑便与呕血：是上消化道出血的特征性表现。呕血与黑便的颜色、性质与出血部位、出血量和速度有关。出血部位在幽门以上者常有呕血与黑便，在幽门以下者可仅表现为黑便，但出血量少而速度慢的幽门以上病变亦可仅见黑便，而出血量大、速度快的幽门以下病变可因血液反流入胃引起呕血。胃内储血量在 250 ~ 300 mL 可引起呕血。呕血为棕褐色，呈"咖啡样"，提示血液在胃内停留时间长，血液经胃酸作用形成正铁血红素所致。呕血呈鲜红色或有血块，提示血液量大、速度快，在胃内停留时间短，未经胃酸充分混合即呕血。黑便出现，提示每日出血量＞ 60 mL。"柏油样"黑便，黏稠而发亮，是血红蛋白中铁经肠内硫化物作用形成硫化铁所致。当出血量大且速度快时，血液在肠内推进较快，可排出暗红色或鲜红色血便。

（2）失血性周围循环衰竭：急性大量失血由于循环血容量迅速减少而导致周围循环衰竭。一般表现为头晕、心慌、乏力，突然起立发生晕厥、肢体冷感、心率加快、血压偏低等，严重者呈休克状态。

（3）发热：上消化道大量出血后，多数患者在 24 小时内出现低热，多不超过 38 ℃，持续 3 ~ 5 天后可降至正常。

（4）氮质血症：上消化道大量出血后，由于大量血液蛋白质的分解产物在肠道被吸收，血中尿素氮浓度可暂时增高，称为肠源性氮质血症，常于出血后数小时血尿素氮开始上升，24 ~ 48 小时可达高峰，3 ~ 4 天后降至正常。

（5）贫血：大量出血可致贫血，多为正细胞正色素性贫血。

**3. 实验室和其他检查**

（1）实验室检查：红细胞计数、血细胞比容、血红蛋白浓度、白细胞和血小板计数、肝肾功能检查、大便隐血试验等，对失血量和有无活动性出血的估计有重要价值，对治疗效果的判断和协助病因诊断有参考价值。

（2）胃镜检查：是目前诊断上消化道出血病因的首选检查方法，多在出血后 24 ~ 48 小时内进行检查，不但可以明确病因，还可紧急内镜止血治疗。

（3）影像学检查：X 线钡餐检查主要适用于有胃镜检查禁忌证或不愿进行胃镜检查者，检查一般在出血停止数天后进行。

（4）其他检查：选择性腹腔动脉造影、放射性核素扫描、胶囊内镜及小肠镜检查等主要适用于不明原因的消化道出血。

**4. 治疗要点**

上消化道大量出血病情急、变化快，严重者可危及生命，应采取积极措施进行抢救。抗休克、迅速补充血容量治疗应放在一切治疗措施的首位，同时应积极有效止血、去除病因。

（1）补充血容量：立即查血型和配血，尽快建立有效的静脉输液通道，尽快补充血容量。在配血过程中，可用平衡液或葡萄糖盐水、右旋糖酐或其他血浆代用品，严重活动性大出血者尽早输入全血。

（2）止血

1）食管胃底静脉曲张破裂大出血：常用的药物有 2 类：①血管升压素，通过对内脏血管的收缩作用，降低门静脉及其侧支循环的压力，从而控制食管胃底静脉曲张出血；②生长抑素类药物，如奥曲肽，可明显减少门脉及其侧支循环血流量，止血效果好，该类药物已成为近年来治疗食管胃底静脉曲张出血的最常用药物。经上述措施不能控制出血时，可用三腔二囊管压迫止血，必要时内镜直视下止血。大量出血内科治疗无效时，应考虑外科手术。

2）非曲张静脉上消化道大出血：以消化性溃疡所致出血最为常见，常用 $H_2$ 受体拮抗剂或质子泵抑制剂，如西咪替丁、雷尼替丁及奥美拉唑等。如见活动性出血或暴露血管的溃疡应进行内镜止血。

# 三、主要护理诊断

（1）体液不足，与上消化道出血有关。

（2）活动无耐力，与失血后贫血、急性期禁食等因素有关。

（3）有受伤的危险，与气囊长时间压迫食管胃底黏膜、气囊阻塞气道、血液或分泌物反流入气管有关。

（4）恐惧，与呕血、黑便等因素有关。

（5）潜在并发症，如失血性休克。

## 四、护理目标

患者组织灌注量改善，生命体征平稳；乏力改善，活动耐力增加；食管、胃底黏膜未因气囊压迫而损伤，无窒息、误吸、休克发生。

## 五、护理措施

1. 一般护理

（1）休息与体位：减轻精神紧张和减少身体活动有利于出血停止。少量出血者应卧床休息，安置患者于适宜体位，协助患者做好日常生活护理。大出血者绝对卧床休息，取平卧位并将下肢略抬高。呕血时，头偏向一侧，以防窒息或误吸，必要时用负压吸引器清除气道内的分泌物、血液或呕吐物。呕血停止后协助患者漱口，保持口腔清洁。

（2）饮食：少量出血者，可适当进食温凉、清淡、无刺激性的流质饮食。出血停止后，可逐渐改为半流质、软食，少量多餐，逐步过渡到正常饮食。大量呕血时应暂禁食，一般在出血停止2～4小时后，方可开始给予少量的流质饮食。食管胃底静脉曲张出血急性期应禁食，出血停止后48～72小时可给予高热量、高维生素流质饮食，限制蛋白质和钠摄入，避免诱发肝性脑病和加重腹腔积液。避免过硬、粗糙、刺激性的食物，应细嚼慢咽，避免损伤食管及胃黏膜而再次出血。禁食期间应保持热量补充，静脉输入液体和高营养，补充电解质，维持水、电解质平衡，积极预防和纠正体液不足。

2. 病情观察

（1）病情监测：对大出血患者每5～20分钟测量血压、脉搏、心率1次，注意观察生命体征、神志、皮肤色泽、尿量变化，记录24小时出入液量，必要时进行心电监护。一旦发现休克征象，及时报告医师并配合抢救。

（2）出血量估计：密切观察呕血、黑便的性状、量、次数，注意出血方式，以便估计出血量和出血速度。出血量在400 mL以下时，一般不出现全身症状；出血量超过400～500 mL时，出现头晕、心悸及乏力等症状；出血量超过1000 mL即出现周围循环衰竭的表现。

（3）继续或再次出血的判断：观察过程中有下列迹象，提示有活动性出血或再出血：①反复呕血或黑便次数增加，粪质稀薄，血色转为鲜红或暗红，肠鸣音亢进；②周围循环衰竭的表现经足量补容后未见明显改善或又恶化，经快速补充血容量，中心静脉压仍有波动；③红细胞计数、血红蛋白与血细胞比容继续下降，网织细胞计数持续增高；④在足量补液与尿量正常的情况下，血尿素氮持续或再次增高。

3. 治疗

（1）迅速建立静脉通道，遵医嘱尽快补充血容量，尽可能用大号针头输液以备输血应用，但要密切观察，防止输液过多、过快而发生急性肺水肿。认真核查血型并做好输血准备，门静脉高压所致食管胃底静脉曲张破裂出血者，宜输新鲜血液，因库存血含氨量高，易诱发肝性脑病。

（2）用血管升压素止血时，注意观察有无恶心、腹痛、便意、心悸及面色苍白等不良反应，应注意控制滴速，有高血压和冠心病者应禁用。

4. 心理护理

在患者大量呕血时，护士可陪伴患者，使患者有安全感；要耐心解释出血的原因，各项检查的意义和方法、治疗措施，以消除患者和家属的顾虑，配合治疗，关爱患者，给予心理支持；精神过度紧张者，可遵医嘱适当给予镇静剂。

5. 健康指导

（1）向患者和家属介绍上消化道出血的病因和诱因、治疗和护理知识。

（2）教会患者和家属正确识别早期出血征象，指导应急治疗措施。

（3）指导患者养成良好的饮食卫生和生活习惯，合理饮食，保证营养，戒烟、戒酒，心态稳定，保证身心健康。

（4）遵医嘱用药，定期复查原发病。

## 六、护理评价

患者出血是否停止，生命体征是否平稳，活动耐力是否增加，食管胃底静脉是否因气囊受压而损伤，有无窒息、误吸发生。

# 第六节　反流性食管炎的护理

## 一、概述

### 1. 概念

反流性食管炎（reflux esophagitis）是指胃、十二指肠内容物反流入食管所引起的食管黏膜炎症、糜烂、溃疡和纤维化等病变，甚至引起咽喉、气道等食管以外的组织损害，男性多于女性，男女比例大约为（2～3）：1，发病率为1.92%。随着年龄的增长，食管下段括约肌收缩力下降，胃、十二指肠内容物自发性反流，而使老年人反流性食管炎的发病率有所增加。

2. 病因与发病机制

（1）抗反流屏障削弱：食管下括约肌是指食管末端3～4 cm长的环形肌束。正常人静息时压力为10～30 mmHg（1.3～4.0 kPa），为一高压带，防止胃内容物反流入食管。由于年龄的增长，机体老化导致食管下括约肌的收缩力下降引起食物反流。一过性食管下括约肌松弛也是反流性食管炎的主要发病机制。

（2）食管清除作用减弱：正常情况下，一旦发生食物的反流，大部分反流物通过1～2次食管自发和继发性的蠕动性收缩将食管内容物排入胃内，即容量清除，剩余的部分则由唾液缓慢地中和。老年人食管蠕动缓慢和唾液产生减少，影响了食管的清除作用。

（3）食管黏膜屏障作用下降：反流物进入食管后，可以凭借食管上皮表面黏液、不移动水层和表面$HCO_3^-$、复层鳞状上皮等构成上皮屏障，以及黏膜下丰富的血液供应构成的后上皮屏障，发挥其抗反流物对食管黏膜损伤的作用。随着机体老化，食管黏膜逐渐萎缩，黏膜屏障作用下降。

## 二、护理评估

1. 健康史

询问患者的饮食结构及习惯、有无长期服用药物史。

2. 身体评估

（1）反流症状：反酸、反食、反胃（指胃内容物在无恶心和不用力的情况下涌入口腔）、嗳气等，多在餐后明显或加重，平卧或躯体前屈时易出现。

（2）反流物引起的刺激症状：胸骨后或剑突下烧灼感、胸痛、吞咽困难等。常于胸骨下段向上伸延，常在餐后1小时出现，平卧、弯腰或腹压增高时可加重。反流物刺激食管痉挛导致胸痛，常发生在胸骨后或剑突下。严重时可为剧烈刺痛，可放射到后背、胸部、肩部、颈部、耳后，有的患者表现为酷似心绞痛的症状。

（3）其他症状：咽部不适，有异物感、棉团感或堵塞感，可能与酸反流引起食管上段括约肌压力升高有关。

（4）并发症：①上消化道出血：因食管黏膜炎症、糜烂及溃疡可以导致上消化道出血；②食管狭窄：食管炎反复发作致使纤维组织增生，最终导致瘢痕性狭窄；③ Barrett食管：在食管黏膜的修复过程中，食管－贲门交界处2 cm以上的食管鳞状上皮被特殊的柱状上皮取代，称为 Barrett 食管。Barrett 食管发生溃疡时，又称为 Barrett 溃疡。Barrett 食管是食管癌的主要癌前病变，其腺癌的发生率较正常人高 30 ～ 50 倍。

3. 辅助检查

（1）内镜检查：是反流性食管炎最准确、最可靠的诊断方法，能判断其严重程度和有无并发症，结合活检可与其他疾病相鉴别。

（2）24 小时食管 pH 监测：应用便携式 pH 记录仪在生理状态下对患者进行 24 小时食管 pH 连续监测，可提供食管是否存在过度酸反流的客观依据。在进行该项检查前 3 日，应停用抑酸药与促胃肠动力的药物。

（3）食管吞钡 X 线检查：对不愿意接受或不能耐受内镜检查者可行该检查，严重的患者可发现阳性 X 线体征。

4. 心理和社会状况

反流性食管炎长期持续存在，病情反复、病程迁延，因此，患者会出现食欲减退、体重下降，导致患者心情烦躁、焦虑，合并消化道出血时会使患者紧张、恐惧。应注意评估患者的情绪状态及对本病的认知程度。

## 三、主要护理诊断

（1）疼痛，与胃食管黏膜炎性病变有关。

（2）营养失调，与害怕进食、消化吸收不良等有关。

（3）有体液不足的危险，与合并消化道出血引起活动性体液丢失、呕吐及液体摄入量不足有关。

（4）焦虑，与病情反复、病程迁延有关。

## 四、诊断要点与治疗原则

1. 诊断要点

临床上有明显的反流症状，内镜下有反流性食管炎的表现，食管过度酸反流的客观依据即可做出诊断。

2. 治疗原则

以药物治疗为主，对药物治疗无效或发生并发症者可做手术治疗。

（1）药物治疗：目前多主张采用递减法，即开始使用质子泵抑制剂加促胃肠动力药，迅速控制症状，待症状控制后再减量维持。

1）促胃肠动力药：目前主要常用的药物是西沙必利。常用量为每次 5 ～ 15 mg，每日 3 ~ 4 次，疗程为 8 ~ 12 周。

2）抑酸药：①$H_2$受体拮抗剂，西咪替丁 400 mg、雷尼替丁 150 mg、法莫替丁 20 mg，每日 2 次，疗程为 8 ~ 12 周；②质子泵抑制剂，奥美拉唑 20 mg、兰索拉唑 30 mg、泮托拉唑 40 mg、雷贝拉唑 10 mg 和埃索美拉唑 20 mg，每日 1 次，疗程为 4 ~ 8 周；③抗酸药，仅用于症状轻、间歇发作的患者作为临时缓解症状用。反流性食管炎有并发症或停药后很快复发者，需要长期维持治疗。$H_2$受体拮抗剂、西沙必利、质子泵抑制剂均可用于维持治疗，其中以质子泵抑制剂效果最好。维持治疗的剂量因患者而异，以调整至患者无症状的最低剂量为合适剂量。

（2）手术治疗：手术为不同术式的胃底折叠术。手术指征为：①严格内科治疗无效；②虽经内科治疗有效，但患者不能忍受长期服药；③经反复扩张治疗后仍反复发作的食管狭窄；④确证由反流性食管炎引起的严重呼吸道疾病。

（3）并发症的治疗

1）食管狭窄：大部分狭窄可行内镜下食管扩张术治疗，扩张后予以长期质子泵抑制剂维持治疗可防止狭窄复发，少数严重瘢痕性狭窄需行手术切除。

2）Barrett 食管：药物治疗是预防 Barrett 食管发生和发展的重要措施，必须使用质子泵抑制剂治疗及长期维持。

## 五、护理措施

### 1. 一般护理

为减少平卧时及夜间反流可将床头抬高 15 ~ 20 cm。避免睡前 2 小时内进食，白天进餐后亦不宜立即卧床。应避免食用使食管下括约肌压力降低的食物和药物，如高脂肪、巧克力、咖啡、浓茶及硝酸甘油、钙离子通道阻滞剂等，应戒烟、禁酒，减少一切影响腹压增高的因素，如肥胖、便秘、紧束腰带等。

### 2. 用药护理

遵医嘱给予药物治疗，注意观察药物的疗效及不良反应。

（1）$H_2$受体拮抗剂：药物应在餐中或餐后即刻服用，若需同时服用抗酸药，则两药应间隔 1 小时以上。若静脉给药应注意控制速度，过快可引起低血压和心律失常。西咪替丁对雄性激素受体有亲和力，可导致男性乳腺发育、阳痿及性功能紊乱，应做好解释工作。该药物主要通过肾排泄，用药期间应监测肾功能。

（2）质子泵抑制剂：奥美拉唑可引起头晕，应嘱患者用药期间避免开车或做其他必须高度集中注意力的工作。兰索拉唑的不良反应包括荨麻疹、皮疹、瘙痒、头痛、口苦、肝功能异常等，轻度不良反应不影响继续用药，较严重时应及时停药。泮托拉唑的不良反应较少，偶可引起头痛和腹泻。

（3）抗酸药：该药在饭后 1 小时和睡前服用。服用片剂时应嚼服，乳剂给药前应充分摇匀。抗酸剂应避免与奶制品、酸性饮料及食物同时服用。

3.饮食护理

（1）指导患者有规律地定时进餐，饮食不宜过饱，选择营养丰富、易消化的食物。避免摄入过咸、过甜、过辣的刺激性食物。

（2）制订饮食计划：与患者共同制订饮食计划，指导患者及其家属改进烹饪技巧，增加食物的色、香、味，刺激患者食欲。

（3）观察并记录患者每天进餐次数、量、种类，以了解其摄入营养的情况。

## 六、健康指导

1.疾病知识的指导

向患者及其家属介绍本病的有关病因，避免诱发因素。保持良好的心理状态，平时生活要有规律，合理安排工作和休息时间，注意劳逸结合，积极配合治疗。

2.饮食指导

指导患者加强饮食卫生和饮食营养，养成有规律的饮食习惯；避免吃过冷、过热、辛辣等刺激性食物，避免饮浓茶、咖啡等饮料；嗜酒者应戒酒。

3.用药指导

根据病因及病情进行指导，嘱患者长期维持治疗，介绍药物的不良反应，如有异常及时复诊。

# 第七节　溃疡性结肠炎的护理

## 一、概述

溃疡性结肠炎（ulcerative colitis）是一种病因不明的直肠和结肠慢性非特异性炎症性疾病。病变主要位于结肠的黏膜层，且以溃疡为主，多累及直肠和乙状结肠，可向近端扩展，以致遍及整个结肠。主要症状有腹泻、脓血便、腹痛和里急后重。病程较长，病情轻重不一，常反复发作。本病发病原因不明，但其发病可能与免疫机制异常、感染、环境因素、遗传等因素有关，可发生在任何年龄，多见于 20 ～ 40 岁，男女发病率无明显差别。

## 二、护理评估

### 1.健康史

了解患者家族成员有无类似发病现象、患者的生活、患者的饮食情况，有无精神紧张、过劳等诱发因素，询问其病程长短，腹泻、腹痛的轻重、次数等。

### 2.身体状况

起病多数缓慢，少数急性起病，偶见急性暴发起病。病程长，呈慢性经过，常有发作期与缓解期交替，少数症状持续并逐渐加重。

（1）症状

1）消化系统表现：主要表现为腹泻与腹痛。①腹泻为最主要的症状，黏液脓血便是本病活动期的重要表现，粪便中的黏液或黏液脓血，为炎症渗出和黏膜糜烂及溃疡所致，大便次数和便血程度可反映病情程度，轻者每天排便 2～4 次，粪便呈糊状，可混有黏液、脓血，重者腹泻每天可达 10 次以上，大量脓血，甚至呈血水样粪便；②活动期有轻或中度腹痛，为左下腹的阵痛，亦可涉及全腹，腹痛有疼痛－便意－便后缓解的规律，常伴有里急后重，若并发中毒性巨结肠或腹膜炎，则腹痛持续且剧烈；③其他症状：可有腹胀、食欲不振、恶心、呕吐等。

2）全身表现：中、重型患者活动期有低热或中度发热，高热多提示有并发症或急性爆发型。重症患者还可出现衰弱、消瘦、贫血、低清蛋白血症、水和电解质平衡紊乱等。

3）肠外表现：部分患者可出现与自身免疫相关的肠外表现，如口腔黏膜溃疡、皮肤结节红斑、外周叉节炎、虹膜睫状体炎等。这些肠外表现在结肠炎控制或结肠切除后可缓解或恢复。

（2）体征：轻者仅有左下腹轻压痛，有时可触及痉挛的降结肠和乙状结肠。重症者常有明显腹部压痛和鼓肠。若有反跳痛、腹肌紧张、肠鸣音减弱等应注意中毒性巨结肠和肠穿孔等并发症。

（3）并发症

1）中毒性巨结肠：多见于暴发型或重症患者，结肠病变广泛严重，肠壁张力减退，引起急性结肠扩张，一般以横结肠最为严重。

2）直肠结肠癌变：病变累及广泛、病程长者易发生癌变。

3）其他：大出血、急性肠穿孔、肠梗阻等。

### 3.心理和社会状况

因病因不明，病程长，常反复发作，给患者带来痛苦，并且影响工作和生活，易使患者产生自卑、忧虑等不良情绪，甚至对治疗丧失信心。

**4.实验室和其他检查**

（1）血液检查：可有贫血，活动期白细胞计数增高。红细胞沉降率增快和C反应蛋白增高是活动期的标志。重症患者可有血清蛋白下降，钠、钾、氯降低。

（2）粪便检查：粪便肉眼检查常可见血、脓和黏液，显微镜检查可见多量红细胞和脓细胞，急性发作期可见巨噬细胞。粪便病原学检查的目的是排除感染性结肠炎，是本病诊断的一个重要步骤。

（3）结肠镜检查：是确诊本病的最重要手段，可直接观察病变肠黏膜并进行活检。内镜下可见病变黏膜充血和水肿，黏膜上有多发性浅溃疡，散在分布，也可融合，表面附有脓性分泌物，也可见假息肉形成，结肠袋变钝或消失。

（4）X线钡剂灌肠检查：可见黏膜粗乱或有细颗粒改变，也可为多发性小龛影或小的充盈缺损，有时病变肠管缩短，结肠袋消失，肠壁变硬，可呈铅管状。重型或暴发型一般不宜做此检查，以免加重病情或诱发中毒性巨结肠。

**5.治疗要点**

治疗目的是控制急性发作，缓解病情，减少复发，防治并发症。

（1）氨基水杨酸制剂：柳氮磺吡啶为首选药物，适用于轻型、中型或重型经糖皮质激素治疗已有缓解者。活动期4 g/d，分4次口服，用药3～4周病情缓解后可减量使用3～4周，然后改为维持量2 g/d，分次口服，维持1～2年。

（2）糖皮质激素：适用于对氨基水杨酸制剂疗效不佳的轻、中型患者，特别是重型活动期患者及急性暴发型患者。

（3）手术治疗：并发大出血、肠穿孔、中毒性巨结肠、结肠癌或经积极内科治疗无效者，可选择手术治疗。

# 三、主要护理诊断

（1）腹泻，与炎症导致肠黏膜对水钠吸收障碍及结肠运动功能失常有关。
（2）疼痛，与肠道炎症、溃疡有关。
（3）营养失调，与长期腹泻及吸收障碍有关。
（4）潜在并发症，如中毒性巨结肠、直肠结肠癌变、大出血、肠梗阻等。

# 四、护理目标

患者排便次数减少，腹痛程度减轻或消失，营养得到改善。

## 五、护理措施

**1.一般护理**

（1）休息与活动：轻症者注意休息，避免劳累；在急性发作期或病情严重时，应卧床休息，保证充足睡眠，以利于症状减轻和体力恢复。

（2）饮食护理：给予质软、少纤维素、富含营养、有足够热量、低渣易消化的饮食，避免食用生冷食物及多纤维的蔬菜、水果，忌食牛奶和乳制品。急性发作期应给予流质或半流质无渣饮食，病情严重者应禁食，按医嘱给予静脉高营养，以改善全身状况。

（3）肛周皮肤护理：嘱患者每次便后用湿纸巾抹洗肛周，避免用力擦洗，或用肥皂与清水清洗肛周，保持清洁、干燥，必要时，涂无菌凡士林、抗生素软膏或皮肤保护膜保护肛周皮肤。

**2.病情观察**

监测患者的生命体征、腹泻的次数及性质，观察腹痛的性质、部位，以了解病情进展情况，如腹痛性质突然改变，应注意是否发生大出血、肠梗阻、中毒性巨结肠、肠穿孔等并发症。观察患者进食情况，定期测量患者的体重，监测血红蛋白、血清电解质和清蛋白的变化。

**3.用药护理**

应用柳氮磺吡啶时，患者可出现恶心、呕吐、皮疹、粒细胞减少及再生障碍性贫血等，应嘱患者餐后服药，服药期间定期复查血常规；应用糖皮质激素者，不可随意停药，防止反跳现象，要注意激素不良反应。

**4.心理护理**

护理人员应耐心向患者及其家属介绍疾病知识，强调注意饮食、心态及生活规律的重要性。鼓励患者树立信心，以平和的心态应对疾病，自觉地配合治疗。

**5.健康指导**

（1）疾病知识指导：讲解本病一般呈慢性迁延过程，病程长，症状易反复。教育患者及其家属正确对待疾病，保持良好的心理状态，养成规律的生活、饮食习惯。轻型和长期缓解者预后较好，反复发作、暴发性或有并发症者预后较差。

（2）用药指导：嘱患者坚持治疗，不要随意更换药物或停药。教会患者识别药物的不良反应，出现异常情况如疲乏、头痛、发热、手脚发麻、排尿不畅等症状要及时就诊，以免耽搁病情。

（3）定期复查指导：患者学会自我观察病情，病情复发时，应及早就医。

## 六、护理评价

患者能够正确认识本病，坚持按医嘱治疗，本病得到控制及长期缓解，保持良好的营养状态。

# 第八节　急性胰腺炎的护理

## 一、概述

### 1. 概念

急性胰腺炎（acute pancreatitis）是由于各种病因导致胰腺及其周围组织被胰腺分泌的消化酶自身消化的急性炎症。临床上以急性上腹痛、恶心、呕吐、发热和血胰酶增高为特点。病理分为急性水肿型胰腺炎和急性出血坏死型胰腺炎。

### 2. 病因及发病机制

急性胰腺炎的病因很多，我国以胆道疾病为常见病因，尤其以胆结石最为常见。

（1）胆道疾病：急性胰腺炎约 50% 由胆石症、胆道感染或胆道蛔虫等因素导致 Oddi 括约肌水肿、痉挛，使十二指肠壶腹部出口梗阻，胆道内压力高于胰管内压力，胆汁逆流入胰管，激活胰酶引起急性胰腺炎。

（2）胰管阻塞：胰管结石或蛔虫、胰管狭窄、肿瘤等均可引起胰管阻塞，当胰液分泌旺盛时胰管内压增高，使胰管小分支和胰腺泡破裂，胰液与消化酶外溢至间质引起急性胰腺炎。

（3）酗酒和暴饮暴食：均可使胰液分泌增加，并刺激 Oddi 括约肌痉挛，十二指肠乳头水肿，使胰管内压力增高，胰液排出受阻，引起急性胰腺炎。

（4）其他：手术创伤、内分泌与代谢障碍、某些药物（如硫唑嘌呤、噻嗪类利尿剂和糖皮质激素等）、某些病毒感染等均可引发胰腺炎。

## 二、护理评估

### 1. 健康史

了解患者有无胆道结石、胆道感染、胆道蛔虫等胆道疾病史，有无胰腺、十二指肠病史，有无腹部手术、严重创伤、内分泌代谢病、病毒感染等病史，有无使用可致急性胰腺炎的药物如噻嗪类利尿剂或糖皮质激素，有无酗酒和暴饮暴食等诱因。

### 2.身体状况

急性胰腺炎常在饱食、脂餐或饮酒后发生，部分患者无诱因可查。其临床表现和病情轻重取决于病因、病理类型和诊治是否及时。

（1）症状

1）腹痛：为本病的主要表现和首发症状，常在暴饮暴食和酗酒后突然发生。疼痛剧烈而持续，呈钝痛、刀割样痛、钻痛或绞痛，可有阵发性加剧，一般胃肠解痉药无效，进食可加剧。疼痛部位多在中上腹，可向腰背部呈带状放射，取弯腰抱膝位可减轻疼痛。水肿型腹痛3～5天即缓解，坏死型腹部剧痛，持续时间较长，由于渗液扩散可引起全腹痛。极少数患者可无腹痛或轻微腹痛。

2）恶心、呕吐及腹胀：起病时常伴恶心、呕吐，多在进食后出现。呕吐后腹痛并不减轻。大部分患者有腹胀，重症患者可出现麻痹性肠梗阻。

3）发热：多为中度以上发热，一般持续3～5天。如发热持续一周以上，呈弛张型高热，且伴白细胞升高者应怀疑有继发感染，如胰腺脓肿或胆道感染等。

4）低血压或休克：见于急性出血坏死型胰腺炎，可在起病数小时内出现，提示胰腺有大片坏死，也可逐渐出现或在有并发症时出现。表现为烦躁不安、皮肤苍白、湿冷等，极少数可突然发生休克，甚至发生猝死。

5）水、电解质及酸碱平衡紊乱：呕吐频繁者可有代谢性碱中毒，出血坏死型患者尚有明显脱水与代谢性酸中毒，血钾、血镁、血钙均降低，低钙血症引起手足抽搐，常是重症急性胰腺炎与预后不良的征兆，部分患者伴血糖增高。

（2）体征

1）急性水肿型胰腺炎：腹部体征较轻，多有上腹压痛，肠鸣音减少，但无肌紧张和反跳痛。

2）急性出血坏死型胰腺炎：可出现急性腹膜炎体征，伴麻痹性肠梗阻时有明显腹胀，肠鸣音减弱或消失。少数患者因胰酶、坏死组织及出血沿腹膜间隙与肌层渗入腹壁下，导致两侧肋腹部皮肤呈暗灰蓝色、脐周围皮肤青紫。胰头水肿压迫胆总管下端可引起黄疸。

（3）并发症：主要见于急性出血坏死型胰腺炎，局部并发症有胰腺脓肿和假性囊肿。全身并发症有急性呼吸窘迫综合征、急性肾衰竭、心力衰竭与心律失常、消化道出血、弥散性血管内凝血、糖尿病等。

### 3.实验室和其他检查

（1）血、尿淀粉酶测定：血清淀粉酶为早期诊断本病的敏感指标。在起病后6～12

小时开始升高，48 小时开始下降，持续 3 ~ 5 天。血清淀粉酶超过正常值 3 倍可确诊为本病，但升高的程度与病情的严重性无相关性。尿淀粉酶升高较晚，在发病后 12 ~ 14 小时开始升高，下降缓慢，持续 1 ~ 2 周，且受尿量的影响，故敏感度不如血清淀粉酶。

（2）血清脂肪酶测定：血清脂肪酶常在起病后 24 ~ 72 小时开始上升，持续 7 ~ 10 天，对就诊较晚的急性胰腺炎患者有诊断价值，且特异度也较高。

（3）其他血液检查：多有白细胞计数升高和中性粒细胞比例增高，可有暂时性血糖升高，血清钙常下降。

（4）影像学检查：腹部超声与腹部 CT 均可区别急性胰腺炎的类型，帮助诊断胰腺脓肿和假性囊肿并发症。腹部 X 线可排除其他急腹症。

### 4. 心理和社会状况

因本病起病急，病情进展快，自觉症状明显，患者往往缺乏思想准备，故常出现焦虑、恐惧、急躁情绪，希望能尽快解除病痛，加上缺乏对本病的认识，患者常惶惶不安，甚至出现对死亡的恐惧。

### 5. 治疗要点

本病的治疗原则为减少胰腺分泌、解痉止痛、防治并发症。

（1）减少胰腺外分泌：①禁食及胃肠减压；②抗胆碱药，如阿托品和山莨菪碱，可进行肌内注射；③生长抑素、降钙素和胰高血糖素等，尤其生长抑素疗效较好，常用奥曲肽；④$H_2$ 受体拮抗剂，如雷尼替丁、法莫替丁或质子泵抑制剂，如奥美拉唑、兰索拉唑。

（2）解痉止痛：轻者可用抗胆碱药，重者可配合使用喷他佐辛 30 mg，肌内注射，若无效则改用哌替啶 100 mg，肌内注射。禁用吗啡，以免引起 Oddi 括约肌痉挛。

（3）抑制胰酶活性：仅用于出血坏死型胰腺炎的早期，确切疗效尚难肯定，可选用抑肽酶等。

（4）应用抗生素：胆道疾病引起的急性胰腺炎应酌情使用抗生素。

（5）出血坏死型胰腺炎常有休克，应积极抗休克治疗并纠正水、电解质平衡紊乱，早期给予营养支持治疗。

（6）防止各种并发症，并发胰腺脓肿、弥漫性腹膜炎等时需手术治疗。

## 三、主要护理诊断

（1）疼痛和腹痛，与胰腺及周围组织炎症、水肿、坏死或胰腺炎症累及肠道、腹膜有关。

（2）体温过高，与胰腺炎症、坏死或继发感染有关。

（3）有体液不足的危险，与呕吐、禁食、胃肠减压或出血有关。

（4）潜在并发症，如胰腺脓肿、假性囊肿、电解质紊乱、腹膜炎、败血症、心力衰竭、急性肾衰竭、急性呼吸窘迫综合征、弥散性血管内凝血等。

## 四、护理目标

疼痛减轻或缓解，体温恢复正常，生命体征平稳，无水电解质失衡及酸碱平衡紊乱。

## 五、护理措施

### 1. 一般护理

（1）休息与体位：重症者绝对卧床休息，以减少耗能；协助患者取弯腰、屈膝侧卧位，以减轻疼痛；剧痛而辗转不安者防止坠床。

（2）饮食：目的是通过减少胃酸分泌进而减少胰液分泌，有利于减轻疼痛、腹胀。多数患者需要禁食、禁水 1 ~ 3 天，明显腹胀者行胃肠减压，口渴时可含漱或湿润口唇。禁食期间应静脉维持营养和液体平衡，每天液体总量不宜少于 3000 mL，同时注意补充电解质。腹痛和呕吐基本缓解后可由小量低脂、低糖流质饮食开始，逐步恢复到正常饮食，但忌油腻食物和饮酒。

### 2. 观察病情

密切观察神志、生命体征和腹部体征的变化，特别要注意有无高热不退、腹肌强直、肠麻痹等重症表现，及时发现坏死性胰腺炎的发生；观察呼吸频率、节律及其深浅度，遵医嘱抽血做血气分析，及早发现呼吸衰竭；监测尿量、尿比重、肾功能改变，有无出血现象，有无手足抽搐，并定时监测血电解质、酸碱平衡和肝功能等情况。

### 3. 用药护理

遵医嘱用药，注意药物的不良反应。抗胆碱药可引起口干，有青光眼、前列腺肥大者不宜使用；使用抑制胰酶活性药物如抑肽酶时，应注意过敏反应，防止发生过敏性休克；加贝酯可引起低血压、静脉炎等不良反应，静脉滴注的速度不宜过快，防止药液漏出血管外，多次使用应更换注射部位，并现配现用。

### 4. 心理护理

认识到患者的焦虑，对患者表示理解；主动向患者介绍环境，消除患者陌生和紧张感；关心、安慰、体贴患者，多与患者沟通，耐心向患者解释病情、医院规章制度、治疗护理信息，消除心理紧张和顾虑，使其能积极配合治疗和充分休息。

### 5. 重症急性胰腺炎的抢救配合

出血坏死型胰腺炎虽少见，但病情严重、进展快，并发症多，病死率高，应积极做好抢救配合工作。

（1）安置患者于重症监护病房内，严密监测生命体征、神志、尿量等变化，做好记录。准备抢救用品，如静脉切开包、血浆、输液用物、氧气、气管切开包、辅助呼吸机及多种抢救用药。

（2）患者取平卧位，注意保暖，保持呼吸道通畅，给予氧气吸入。

（3）患者体液不足时如有血压下降、皮肤黏膜苍白、尿量减少、冷汗等低血容量性休克的表现，应使患者取平卧位或休克位，注意保暖，同时配血、备血、建立通畅的静脉通路，纠正低血压，使用升压药时应注意滴速，必要时需测中心静脉压。

（4）有急性呼吸窘迫综合征者，应配合气管切开或辅助呼吸治疗。

（5）协助药物治疗，对需行外科手术治疗者，应做好术前准备、术中配合、术后护理。

6. 健康指导

（1）疾病知识指导：向患者及其家属介绍本病的病因、主要诱发因素和疾病的过程，教育患者积极治疗胆道疾病，注意防治胆道蛔虫。

（2）生活指导：指导患者及其家属掌握饮食卫生知识，平时养成规律的进食习惯，避免暴饮暴食。腹痛缓解后，应从少量低脂、低糖饮食开始逐渐恢复正常饮食，应避免刺激性强、产气多、高脂肪和高蛋白的食物，戒烟酒，防止复发。

## 六、护理评价

患者疼痛减轻或缓解，体温恢复至正常范围，生命体征平稳，能够保持良好的精神状态并能了解本病知识，以防止复发。

# 参考文献

[1] 任潇勤. 临床实用护理技术与常见病护理 [M]. 昆明：云南科学技术出版社，2020.

[2] 吴欣娟，李庆印. 临床医疗护理常规（临床医疗护理常规：2019 年版）[M]. 北京：中国医药科技出版社，2020.

[3] 高清源，刘俊香，魏映红. 内科护理 [M]. 武汉：华中科技大学出版社，2018.

[4] 李宏力. 张娣，急救护理 [M]. 成都：四川大学出版社，2017.

[5] 彭德飞，王彦芹，王慧敏，等. 临床危重症诊疗与护理 [M]. 青岛：中国海洋大学出版社，2020.

[6] 潘洪燕. 实用专科护理技能与应用 [M]. 北京：科学技术文献出版社，2020.

[7] 周秉霞. 实用护理技术规范 [M]. 长春：吉林科学技术出版社，2019.

[8] 胡卓弟. 实用临床护理技术 [M]. 长春：吉林科学技术出版社，2019.

[9] 高静. 临床护理技术 [M]. 长春：吉林科学技术出版社，2019.

[10] 程萃华，张卫军，王忆春. 临床护理基础与实践 [M]. 长春：吉林科学技术出版社，2010.

[11] 张晓兵. 临床常见疾病的诊疗与护理 [M]. 昆明：云南科技出版社，2014.

[12] 胡雪慧，康福霞，张敏. 临床常见疾病护理常规 [M]. 西安：第四军医大学出版社，2017.

[13] 牟新军. 神经内科常见疾病诊疗学 [M]. 长春：吉林科学技术出版社，2016.

[14] 马志华，狄树亭，金松洋. 急危重症护理 [M]. 武汉：华中科技大学出版社，2019.

[15] 姚永明. 急危重症病理生理学 [M]. 北京：科学出版社，2017.

[16] 张美齐，郭丰，洪玉才. 实用急危重症处理流程 [M]. 杭州：浙江大学出版社，2017.

[17] 李春盛. 急危重症医学进展 [M]. 北京：人民卫生出版社，2017.